H. Lutzeyer

**Malen mit alten und demenziell erkrankten Menschen**

Heike Lutzeyer

# Malen mit alten und demenziell erkrankten Menschen

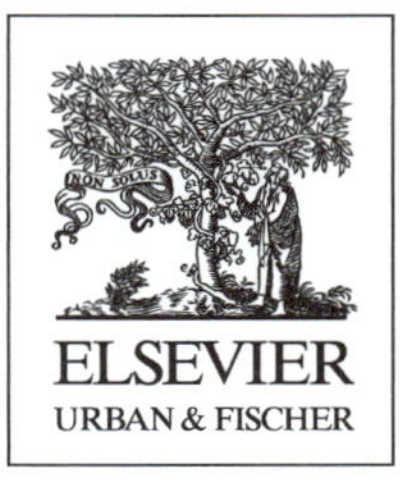


URBAN & FISCHER München

**Zuschriften an:**
Elsevier GmbH, Urban & Fischer Verlag, Hackerbrücke 6, 80335 München
E-Mail: pflege@elsevier.com

**Wichtiger Hinweis für den Benutzer**
Die Erkenntnisse in der Pflege und Medizin unterliegen laufendem Wandel durch Forschung und klinische Erfahrungen. Herausgeber und Autoren dieses Werkes haben große Sorgfalt darauf verwendet, dass die in diesem Werk gemachten therapeutischen Angaben (insbesondere hinsichtlich Indikation, Dosierung und unerwünschter Wirkungen) dem derzeitigen Wissensstand entsprechen. Das entbindet den Nutzer dieses Werkes aber nicht von der Verpflichtung, anhand weiterer schriftlicher Informationsquellen zu überprüfen, ob die dort gemachten Angaben von denen in diesem Werk abweichen und seine Verordnung in eigener Verantwortung zu treffen.

**Für die Vollständigkeit und Auswahl der aufgeführten Medikamente übernimmt der Verlag keine Gewähr.**

Geschützte Warennamen (Warenzeichen) werden in der Regel besonders kenntlich gemacht (®). Aus dem Fehlen eines solchen Hinweises kann jedoch nicht automatisch geschlossen werden, dass es sich um einen freien Warennamen handelt.

**Bibliografische Information der Deutschen Nationalbibliothek**
Die Deutsche Nationalbibliothek verzeichnet diese Publikation in der Deutschen Nationalbibliografie; detaillierte bibliografische Daten sind im Internet über http://www.dnb.de abrufbar.



1. Auflage 2016

Der Urban & Fischer Verlag ist ein Imprint der Elsevier GmbH.

16 17 18 19 20 5 4 3 2 1

Abbildungsnachweis: Alle Abbildungen wurden dem Verlag von der Autorin zur Verfügung gestellt. Abbildungen, bei denen die Autorin nicht Urheberin ist, sind namentlich in der Legende gekennzeichnet. Die Aufmacherbilder von Teil C und in Kapitel 7 – 14 sind von www.colourbox.de.



Um den Textfluss nicht zu stören, wurde bei Patienten und Berufsbezeichnungen die grammatikalisch maskuline Form gewählt. Selbstverständlich sind in diesen Fällen immer Frauen und Männer gemeint.

Planung: Regina Papadopoulos, München
Projektmanagement: Martha Kürzl-Harrison, München
Redaktion: Ute Villwock, Heidelberg; Birgit Prosinger, München
Satz: abavo GmbH, Buchloe/Deutschland
Druck und Bindung: Dimograf, Bielsko-Biała, Polen
Umschlaggestaltung: SpieszDesign, Neu-Ulm
Titelfotografie: Werner Krüper, Steinhagen

ISBN Print 978-3-437-25024-8
ISBN e-Book 978-3-437-17089-8

Aktuelle Informationen finden Sie im Internet unter **www.elsevier.de** und **www.elsevier.com**.

# Vorwort

Die schönsten Stunden meiner Arbeitswoche erlebe ich in der therapeutischen Malstunde im Seniorenheim. Es ist schön zu beobachten, wie viel Kraft und Lebensfreude die Bilder der alten Menschen ausstrahlen, und es ist überaus erfreulich, wenn Talente ohne Erfolgsdruck entdeckt werden, mit Farben und Formen hantiert wird und die Teilnehmer Zutrauen zu sich selbst entwickeln. Verloren geglaubte – oder nie gehobene – Schätze dürfen sichtbar werden.

„Ich habe schon 40 Jahre keinen Pinsel mehr in der Hand gehabt!" … „Für das Malen hatte ich nie Zeit" … „Ha, man kann es ja direkt anschauen" … So und ähnlich lauten die Aussagen der Senioren nach den ersten Malversuchen. Freilich ist am Anfang manchmal eine Hemmschwelle zu überwinden. Den typischen Satz „Ich kann nicht malen…" habe ich auch oft gehört. Deshalb habe ich in diesem Buch immer wieder darauf hingewiesen, wenn einzelne Techniken auch für schwächere Teilnehmer geeignet sind und ein Erfolg garantiert ist.

Haben die Senioren erst einmal erfahren, dass die oben genannte Aussage so plakativ gar nicht stimmt, werden sie gelöster und mutiger. Wenn Alter und Erfahrung, unterschiedliche Malstile und Wesensarten der Teilnehmer in der maltherapeutischen Stunde zusammenkommen und um einen Tisch vereint sind, beginnen interessante und spannende Prozesse.

Ich möchte Sie mit diesem Buch ermutigen, den Schritt in die Praxis zu wagen. Die Senioren werden es Ihnen danken. Sie sind so fröhlich und ermutigt bei der Sache, geben ihr Äußerstes, je nach Tagesform. Aber wohl tut es ihnen immer. So die Aussagen meiner Klienten.

Es scheint mir von großer Bedeutung, die Senioren mit all ihren Anteilen als vollwertige Menschen zu respektieren. Das heißt z. B. aber auch, dass wir sie nicht aus Inhalten des ganzheitlichen Lebensgefühls heraushalten. Haben Sie schon einmal darüber nachgedacht, ob alte Menschen im Seniorenheim noch Wünsche und Träume haben? Sie lassen sich vielleicht nicht mehr realisieren, haben aber dennoch Existenzberechtigung – oder erfüllen sich alle Ihre Träume und Wünsche?

Diese Senioren waren ihr Leben lang produktiv. Einerseits gönnte man sich wenig – andererseits waren existenzielle Sorgen um die Alltagsbelange stets gegenwärtig. Das Alter würdig zu leben, durch Erleben produktiver Individualität je nach Neigung und Interesse, das hielten die Besucher unserer ersten Ausstellung für zentral und einheitlich für wichtig. Da schwingt meines Erachtens auch ein Wunsch mit, das eigene Alter würdig mit der Möglichkeit zu produktiver Individualität gestalten zu können.

Eines möchte ich hier klar und deutlich als Ermutigung sagen: Ich gehe aus jeder therapeutischen Malstunde mit ebenso vielen positiven und freudigen Erlebnissen hinaus, wie ich an Engagement und Vorbereitung hineingegeben haben. Eine Teilnehmerin meiner Malgruppe antwortete auf die Frage, was ihr die Malstunde bedeutet, Folgendes: „Da weiß ich morgens, dass es sich lohnt aufzustehen."

Ich wünsche Ihnen viel Inspiration und gutes Gelingen bei der Anwendung der Malimpulse.

Heike Lutzeyer

# Danksagung

In diesem Kapitel möchte ich allen Malerinnen und Malern danken, die mich in den letzten acht Jahren mit ihren Bildern in den Malstunden erfreut haben und mir ihre Werke zur Veröffentlichung dieses Buches zur Verfügung gestellt haben.

Mein Dank gilt Frau Elfriede Spenst, Herr Kurt Staudacher, Frau Marianne Foschiati, Frau Hilde Wahl, Frau Messmer, Frau Waldenmaier, Lina Lutzeyer, Frau Weissert, Frau Ilse Gruss und Frau Hannel Nitschke-Illg.

Einige der Teilnehmer erreicht der Dank nicht mehr persönlich, da sie bereits verstorben sind. Dennoch waren Sie alle eine große Bereicherung auf meinem Weg, „Malen mit alten und an Demenz erkrankten Menschen“ zu erproben und zu gestalten. Es hat mich berührt, wie Sie sich den Aufgabenstellungen öffneten und eigene Wege der Umsetzung gefunden und verfolgt haben. Durch die individuelle und spontane Art der Umsetzung konnte ich viel von Ihnen lernen, zum Beispiel, dass man auch mit Handicaps durchaus präsent sein kann, dass man im Alter nicht den Mut verlieren, sondern den Humor pflegen sollte. Das haben wir in unseren Maltherapiestunden ja auch wirklich gepflegt! Diese Erfahrungen spornten mich immer wieder aufs Neue an, den Handicaps ein Schnippchen zu schlagen, neue Techniken zu erfinden und neue Brücken zu bauen. Und: Sie waren mit Feuereifer dabei! So entwickelte sich dieses Buch, als eine Art „Trotzreaktion“ auf die Krankheit „Demenz“ – ein beständiges Ausloten an Möglichkeiten, derer es so viele gibt.

Ein weiterer Aspekt, den ich von Ihnen gelernt habe, ist die Präsenz im Augenblick – und auch, dass Leben immer in Bewegung ist. Nur was sich bewegt und wandelt, lebt. Sich auch im hohen Alter auf Fantasie und Kreativität einzulassen – dies vielleicht sogar zum allerersten Mal – ist möglich. Ich war jedes Mal aufs Neue überrascht, welche Werke Sie vollbracht haben.

Seien Sie gewiss, Sie haben mir in den Maltherapiestunden immer mehr gegeben, als ich eingebracht habe. Es ist sehr bereichernd, mit Ihnen zu arbeiten. Herzlichen Dank!

Bedanken möchte ich mich auch bei Matthias Knodel für das Autorenfoto.

# Inhaltsverzeichnis

# Teil A
# Theoretische Grundlagen

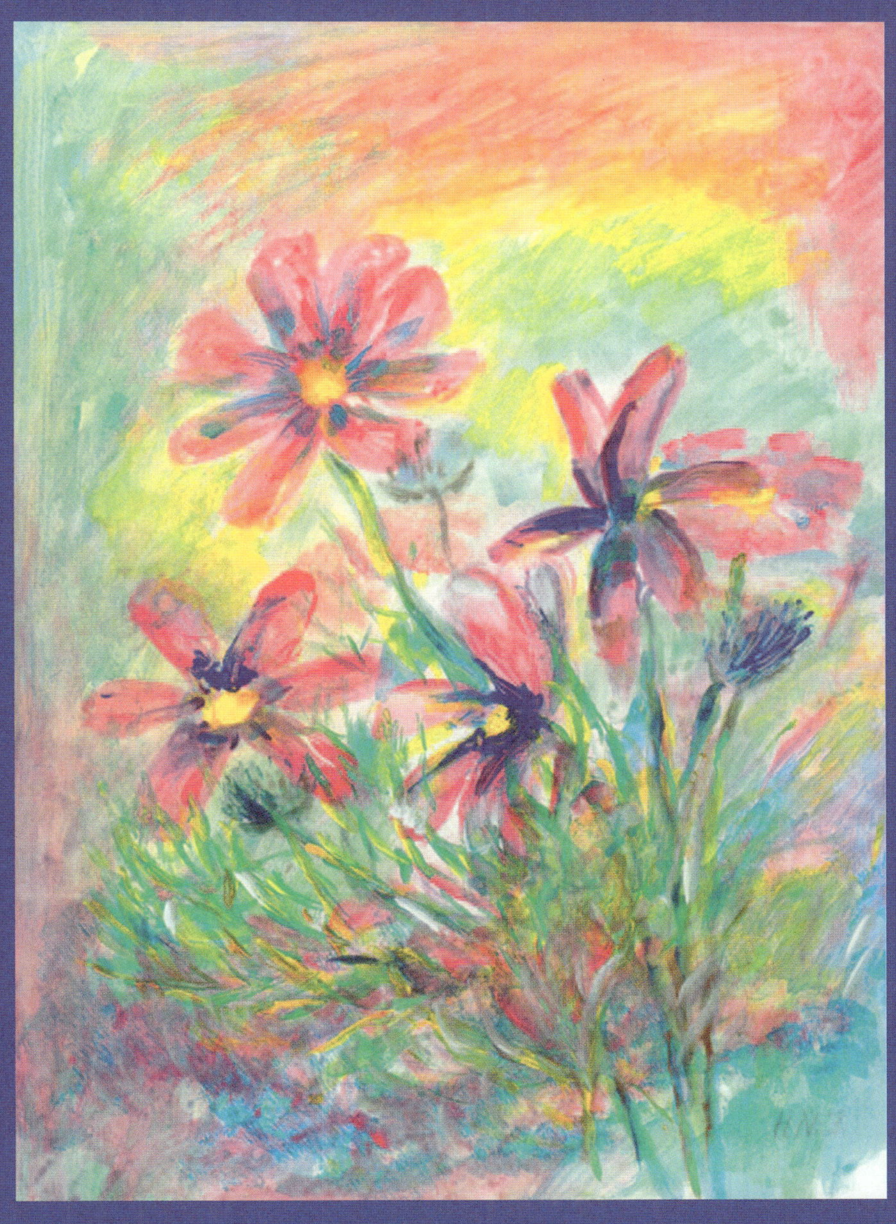

KAPITEL

# 1 Was ist Lebensqualität im Alter?

Wie kann Lebensqualität im Alter erhalten, geschaffen oder sogar erhöht werden? Wer kann dazu in welcher Weise beitragen?

## Lebensqualität im Alter erhalten

Menschen, die an Demenz erkrankt sind, verlieren mehr und mehr das Verhältnis zum zeitlichen Geschehen. Sie „fallen buchstäblich aus der Zeit". Das Leben konzentriert sich immer mehr auf das Leben im Augenblick. Die Zukunft kann immer weniger geplant werden, und ebenso nimmt die Erinnerung an die Vergangenheit mit steigendem Grad der Demenz ab. Die Gestaltung der Gegenwart nimmt in ihrer Bedeutung zu. Sie wird Ausdruck der Lebensqualität. Das bedeutet für die Alltagsgestaltung und die Aktivierung, das Bewusstsein auf die Bedeutung des Augenblicks zu verlagern.

Die englische Ärztin, Sozialarbeiterin und Krankenschwester Cicely Saunders bringt es auf den Punkt:

*„Nicht dem Leben mehr Tage geben, sondern den Tagen mehr Leben!"*

Die Beschäftigung mit künstlerischen Tätigkeiten, sei es Musik oder bildende Kunst, verleiht dem Alltag Glanz. Nach einem Leben, das oftmals von viel Arbeit und Verzicht geprägt war, werden diese Elemente, selbst wenn sie in der Lebensbiografie nicht verankert sind, von den Senioren gerne angenommen. Eine Bauersfrau aus meiner therapeutischen Malgruppe z. B. meint:

*„Gekocht habe ich mein ganzes Leben, jetzt will ich malen!"*

Doch nicht nur die Beschäftigung und das Erleben des Augenblicks spielen eine entscheidende Rolle, wenn es um die Erfahrung von Lebensqualität geht, sondern auch ganz alltägliche Indikatoren. Die sozialen Indikatoren – seien es Einkommen, Gesundheitszustand oder Leistungsfähigkeit als objektive Faktoren – spielen dabei genauso eine Rolle wie die subjektiven. Subjektive Indikatoren – etwa Furcht oder Ängste, Hoffnungen oder Erwartungen, aber auch individuelle Problembewältigungsmuster – haben Einfluss auf die Lebenszufriedenheit und beschäftigen und belasten ältere Menschen sehr.

Die sozialen Indikatoren erscheinen mir von besonderer Bedeutung. Für alte Menschen ist es wichtig, gebraucht zu werden und sich nicht überflüssig zu fühlen. „Ich will keine Last sein", ist ein oft zu hörender Spruch von älteren Menschen. Letztendlich wurde oftmals ein ganzes Leben lang der eigene Wert an der vollbrachten Leistung definiert. Deshalb ist es besonders wichtig für ältere Menschen, Gelegenheiten zu bekommen, die eigene Selbstständigkeit zu erhalten, um möglichst lange mobil und eigenständig zu bleiben.

Ich habe in meiner praktischen Tätigkeit mit den Senioren erfahren, dass sie sich sehr gerne auch auf Neues und Anregendes einlassen, dass das Interesse an Neuem, wenn es in einen verlässlichen und rituellen Rahmen eingebettet ist, durch Demenz nicht verloren geht! Besonders wichtig ist es, sich mit der eigenen Lebensgeschichte zu versöhnen, Verluste zu akzeptieren und auf eine bewältigte Vergangenheit blicken zu können. Letztendlich ist es auch von größter Bedeutung, eine Akzeptanz der eigenen Biografie gegenüber zu entwickeln und schlussendlich die Endlichkeit des eigenen Lebens anzunehmen.

KAPITEL

# 2 Die Bedeutung des malerischen Gestaltens im höheren Alter

## 2.1 Prinzipien des therapeutischen Malens

Das biologische Gesetz der Anpassung besagt: „Was nicht weiter gebraucht wird, geht mit steigendem Alter verloren.“ Bewegungsmuster werden aktiviert/reaktiviert und bleiben erhalten, wenn sie in Übung bleiben.

Künstlerisches Gestalten ist untrennbar mit der Wahrnehmung verbunden. Einem Menschen die Möglichkeit zu geben, sich gestalterisch auszudrücken, ist mehr als nur bloße Beschäftigung. Durch diese Art der Aktivierung wird ein Zusammenspiel von Leib, Seele und Geist gefördert, welches die Person ganzheitlich anspricht und aktiviert. Dabei ist es egal, ob eine Klientin oder ein Klient schon immer gemalt hat oder zuletzt in der Schule. Durch die künstlerisch kreative Arbeitsweise erreichen wir die Menschen. Dies bedeutet, wir fördern nicht nur die Feinmotorik, sondern versetzen das seelische Erleben in Schwingung und fördern die geistige Auseinandersetzung mit den Dingen. Physische und psychische Verfassung einer Person bedingen sich gegenseitig. Das therapeutische Malen bietet eine Möglichkeit, dem eigenen Befinden Ausdruck zu verleihen sowie auch biografisch orientiert zu arbeiten.

Gestaltung ist allgemein gesehen letztendlich der Bestandteil jeder Handlung und somit Teil der Person, die sie ausführt. Wenn man Gestaltung beeinflusst, nimmt man somit immer auch Einfluss auf die Persönlichkeit. Der Mensch – egal welchen Alters – entwickelt sich in Abhängigkeit zu seiner Umwelt und seinen Handlungsmöglichkeiten. Wenn wir die Umwelt der Senioren mit kreativen Handlungselementen bereichern, erweitern wir automatisch die Handlungsmöglichkeiten der Menschen.

Lernen durch Erfahrung ist besonders im Erwachsenenalter eine intensive Lernform, welche die Menschen ganzheitlich anspricht. Wir lernen nicht nur über das Denken, sondern auch über konkrete körperliche und sinnliche Impulse. Sich selbst in Bezug zur gestellten Aufgabe zu erfahren, hält uns gedanklich fit und fördert die innere Flexibilität. Das Ausprobieren der zur Verfügung stehenden Materialien oder das Erproben verschiedener Maltechniken ermöglicht eine persönliche Durchdringung des Themas und somit die Entfaltung der Persönlichkeit.

Durch ein regelmäßig stattfindendes therapeutisches Malangebot leisten wir einen beachtlichen Beitrag, um wertvolle Fähigkeiten und Fertigkeiten der Bewohner und somit ihre Selbstständigkeit zu erhalten, was wiederum zum Erhalt der Lebensqualität beiträgt. Für die Bewohner können regelmäßige Angebote Elemente sein, den Lebensrhythmus bzw. die Struktur des Tages/der Woche bewusster zu erleben. Dies gilt auch für das Erleben der Jahreszeiten, welche im Malen thematisiert werden. Das Erleben von Zeiten des Arbeitens und Schaffens und darauf folgende Ruhezeiten ermöglichen es, eine innere Zufriedenheit zu empfinden, welche die älteren Menschen aus ihrer Arbeitswelt von früher kennen.

Jedes persönliche Lebenskonzept und die Arbeit an der individuellen Biografie fließen in die Planung und Durchführung von therapeutischen Malstunden ein. Die persönliche Biografie, die Anforderungen des Alltags oder die individuelle Tagesbefindlichkeit können Bezugspunkt für die gestalterische Arbeit werden. Manchmal besteht der therapeutische Inhalt einer Malstunde für die Teilnehmer einfach nur aus dem Hantieren mit Farben, dem Malen und Gestalten, als eine Form, dem eigenen Selbst Ausdruck zu verleihen und durch das Tun Freude zu erleben. Dieses handelnde Erleben wirkt sich stabilisierend und lösend auf das seelische Befinden der Teilnehmer aus.

## 2.2 Malen, ein Medium zur Kommunikation

Das therapeutische Malen arbeitet verbal, nonverbal, biografisch orientiert und ressourcenorientiert.

**Ziele im Bereich der Kommunikation:**

- Kommunikation auf allen Ebenen ermöglichen, zwischen Klient und Therapeut und innerhalb der Gruppe (sich mitteilen, erzählen)
- Entscheidungen in Bezug auf die Farbauswahl, Bildaufteilung und Gestaltung treffen
- Biografische Bezüge herstellen, erzählen, Wissen erhalten

**Ziele im affektiv-sozialen Bereich:**
- Empathie der Gruppe und den Werken der anderen Teilnehmer gegenüber entwickeln
- Zu sich und seinem Kunstwerk Stellung beziehen
- Selbstwertgefühl fördern, Ich-Gefühl stärken
- Die Seele über „Mußestunden" und die Tätigkeit ansprechen
- Gefühle wahrnehmen, aussprechen, teilen
- Farbauswahl je nach Gefühlslage gestalten

**Ziele im motorischen Bereich:**
- Durch sensomotorisches Handeln z. B. die Beweglichkeit der Finger erhalten
- In der Gestaltungsphase die Sinne pflegen
- Die Körperhaltung beim Malen aufrichten
- Selbstständigkeit in Bezug auf Alltagstätigkeiten entwickeln
- Fähigkeiten und Fertigkeiten erhalten
- Räumliche und zeitliche Orientierung pflegen

**Ziele im künstlerisch-kreativen Bereich:**
- Ideen entwickeln, verfolgen, verwerfen, gestalten und umgestalten
- Farbe und Motiv auswählen
- Durch verschiedene Materialien und Farben immer neue Wahrnehmungsmöglichkeiten finden
- Farb- und Bildkomposition gestalten, weiterentwickeln
- Bewusst oder unbewusst Perspektiven und räumliche Anordnungen gestalten
- Mit Symmetrie und Formen spielerisch umgehen

Therapeutisches Malen bietet die Möglichkeit, krankheitsbedingte Kompetenzeinbußen zu kompensieren.

## 2.3 Der Schwerpunkt des therapeutischen Malens und Gestaltens in der Seniorenarbeit

Schwerpunkte der therapeutisch-künstlerischen Arbeit mit Senioren:
- Aktivierung der Senioren durch künstlerisch-kreatives Arbeiten
- Psychosoziale Aspekte
- Biografiearbeit

Auf die Bedeutung der Aktivierung wurde bereits eingegangen. Der psychosoziale Aspekt schließt die affektiven, gefühlsbedingten Erfahrungen mit ein.

*Die personenzentrierte Sichtweise stellt nicht die Defizite, sondern die Ressourcen in den Vordergrund. Bei alten Menschen sollte dabei nicht nur auf Ressourcen geachtet werden, die noch da sind, sondern ebenso sehr auf die, welche jetzt da sind. (…)*

*Wenn die intellektuellen Fähigkeiten abnehmen, blühen vielleicht emotionale Qualitäten auf, die lange brachgelegen haben. All das ist Teil des lebendigen Entwicklungsprozesses, der in dieser Phase auf das Ende des Lebens hinführt.*

*Um die damit verbundenen körperlichen und geistigen Veränderungen zu bewältigen, brauchen Menschen jetzt möglicherweise ganz andere Ressourcen als die, welche wir als solche zu sehen gewohnt sind. „Vergessen" z. B., das allgemein als Defizit betrachtet wird, kann zur Ressource werden auf einer Wegstrecke, auf der es auch darum geht, Ballast abzuwerfen. Und zeitweise wird die innere Realität jetzt wichtiger als die äußere. (Pörtner 2006)*

Und gerade hier stellt das therapeutische Malen ein hervorragendes Mittel dar, um die Klienten auf ihrem Weg zu begleiten und sie dabei individuell zu unterstützen. Malen mit demenzkranken Menschen fördert den Betroffenen und trägt u. a. dazu bei, Symbole, Farben und Bilder im Erinnerungsvermögen zu behalten. Dem Verlust der örtlichen Orientierung kann dadurch vorgebeugt werden. (Kerres und Falk 1996, S. 60–61)

*Im Mittelpunkt steht der Mensch. Aber ein Mensch, der im Augenblick sehr weit von sich entfernt ist, verlangt, dass man ihm eine Methode nennt, wie er aus der Entfremdung herauskommt. Ich glaube schon, dass die Kunst das leisten kann, und – radikal gesagt – es gibt überhaupt keine andere Methode, die noch übrig bleibt, als die Kunst. Also werde ich der Kunst auch die zentrale Rolle einräumen. (Beuys 2005)*

Die Bedeutung der Biografiearbeit beim therapeutischen Malen und Gestalten möchte ich im Folgenden erläutern. Biografiearbeit in der Maltherapie findet bei jedem Thema individuell statt. Im Gespräch knüpfen wir an Vergangenes und Erinnerbares zum jeweiligen Thema an. Wird z. B. im Herbst zur Erntezeit ein Ährenstrauß gemalt, berichten die Teilnehmer von der Erntezeit. Möglicherweise erzählen sie dann, wie sie im elterlichen Betrieb mithelfen mussten, dass die Schulzeiten der Ernte angepasst wurden usw. Jede Person bringt ihre Erlebnisse und Erfahrungen zu diesem Thema mit ein. Auch Gefühle werden dabei ausgesprochen, Erlebtes geteilt und Wissen etwa durch das Aufzählen der Getreidesorten erhalten. So oder ähnlich kann man bei fast allen Themen gut und selbstverständlich ins Gespräch kommen.

## 2.4 Stärkung des Selbstwerts und des Selbstbewusstseins



Die Stärkung des Selbstwerts und des Selbstbewusstseins sowie die Orientierung und Rhythmisierung der einzelnen Person stehen im Mittelpunkt. Im Umgang mit den Bewohnern ist die verbale und nonverbale Kommunikation von größter Wichtigkeit. Bei einem an Demenz erkrankten/veränderten Menschen ist im fortschreitenden Krankheitsprozess Folgendes zu beobachten:

- Zunehmender Verlust der Identität
- Erhaltung von Identitätsinseln in der Vergangenheitsorientierung
- Wahrnehmung einer zunehmenden Hilflosigkeit
- Reaktionen darauf in Form von Angst/Hilflosigkeit (Kerres und Falk 1996, S. 61)

*Die gefühlsmäßige Ebene, das Bedürfnis nach Körperkontakt sowie das Bedürfnis nach Achtung und Anerkennung bleiben trotz kognitiver Einbußen und affektiver Veränderungen unverändert bestehen. (Kerres und Falk 1996, S. 61)*

Die US-amerikanische Gerontologin Naomi Feil teilt den Verlauf der Demenz in vier Phasen ein:

- Erste Phase der mangelnden Orientierung
- Zweite Phase der Zeitverwirrtheit
- Dritte Phase der sich wiederholenden Bewegungen
- Vierte Phase des Vegetierens

Diese Einteilung der Phasen ist sehr am Verfall der Betroffenen orientiert. Menschen mit Demenz, aus dieser Sichtweise betrachtet, erscheinen schwer zu motivieren, wirken schon leblos. Die Erfahrung in der Praxis des therapeutischen Malens zeigt mir aber ein ganz anderes Bild. Da sitzen Menschen, die sehr lustig sind, immer einen Spruch auf den Lippen haben und mit ihrer eigenen Desorientiertheit sehr „cool" umgehen, indem sie sagen: „Das weiß ich nicht!" Es präsentieren sich mir, unter anderem, durchaus sehr selbstbewusste Menschen. Ich habe bei meiner Arbeit von Anfang an die Teilnehmer als vollwertige Menschen angenommen, als

Menschen, die eben anders sind. Und sind wir nicht alle „anders" – eine bunte, vielfältige Gesellschaft?

Aus diesem Grund befürworte ich die Einteilung der niederländischen Pflegewissenschaftlerin Cora van der Kooij (1996). Sie unterscheidet ebenfalls vier Phasen. Jedoch fokussiert sie dabei nicht die Defizite der Menschen, sondern stellt das „Ich" in den Vordergrund. Ihre Einteilung unterscheidet folgende Phasen:

- Erste Phase: das „bedrohte Ich"
- Zweite Phase: das „verirrte Ich"
- Dritte Phase: das „verborgene Ich"
- Vierte Phase: das „versunkene Ich"

Sie geht davon aus, dass im Verlauf der Demenz das „Ich" nicht verloren geht, sondern wieder geweckt werden kann. (Ganß 2013, S. 34)

### Vom Eindruck zum Ausdruck

Sehen wir ein Bild an oder hören ein Musikstück, bewegt es uns, löst Erinnerung aus und fördert Gefühle zutage. Das Bild oder die Musik ergreift von uns Besitz, rührt etwas in uns an, lässt uns schwingen und klingen. Ich konnte in meiner Arbeit schon oft beobachten, dass sich ein Gesicht plötzlich erhellt und eine Brücke zur Erinnerung gefunden wurde. Das „Ich" konnte sich plötzlich wieder verorten und auf dem Papier Spuren hinterlassen.

So betrachtet, sind wir „Wegbahner", damit schöpferische Kräfte geweckt und ausgeübt werden können. Dieser Handlungsansatz setzt den Therapeuten und den Klienten auf eine Ebene, die Ebene des Miteinanders. Eindrücke werden in gegenseitiger Wertschätzung geteilt und zum individuellen Ausdruck gebracht.

## 2.5 Auswirkung des Malens auf die Beweglichkeit

Wir unterscheiden zwischen psychischer, geistiger, körperlicher und sozialer Beweglichkeit.

- Die *psychische Beweglichkeit* wirkt sich auf die Balance von Gefühlen und Empfindungen aus.
- Die *geistige Beweglichkeit* hält das Interesse an sich selbst und an anderen Menschen und dem Weltgeschehen wach.
- Die *körperliche Beweglichkeit* ist die Voraussetzung dafür, dass Menschen selbstständig handeln und tätig sein können.
- Die *soziale Beweglichkeit* ist gekennzeichnet durch die Fähigkeit, Kontakte knüpfen und erhalten zu können.

Alles Leben ist Bewegung und Veränderung. Entziehen wir uns diesem Prozess, sind wir nicht mehr lebendig und präsent. Auch Menschen mit Demenz wollen lebendige Mitglieder unserer Gesellschaft sein. So liegt es an uns, diese Möglichkeiten zu schaffen.

Durch maltherapeutische Angebote ermöglichen wir den Menschen, einen Ausdruck ihres Selbst zu finden, eine Art der Kommunikation, ein Sich-Mitteilen. Wenn Ältere und Demenzkranke sich mitteilen und kommunizieren, werden sie wieder Teil des Ganzen – sie gehören dazu. Die Förderung der Beweglichkeit birgt neben den oben ausgeführten Vorteilen die Möglichkeit für die Klienten, ihre eigene Lebensbiografie in gesellschaftlicher Nähe auszuleben und sich trotz ihrer Einschränkungen als vollwertige Mitglieder zu fühlen. Das hat für mich sehr viel mit Menschenwürde zu tun. Dieses künstlerische Prinzip, vom „Eindruck zum Ausdruck" zu gestalten, ist der Schlüssel der Gestaltung schlechthin.

Demenziell veränderte Menschen sind unfreiwillig in diese Situation geraten, aber gerade durch diese Krankheit können Lebensanteile und Begabungen, die ein Leben lang verschüttet waren, entdeckt und gelebt werden.

Die Ganzwerdung der Persönlichkeit – egal unter welchen Umständen – klingt an dieser Stelle an.

## 2.6 Malen mit an Demenz erkrankten Menschen – eine Überforderung?

Die Selbstständigkeit der Klienten soll möglichst lange erhalten werden, ohne eine Überforderungssituation entstehen zu lassen. Bei demenzkranken Teilnehmern werden aufgrund ihrer veränderten Merkfähigkeit neue Informationen nur noch schwer aufgenommen. Das zeigt sich z. B. in Äußerungen wie: „Ich weiß nicht mehr weiter …" oder „Was soll ich tun?" Überforderungssituationen sind zu vermeiden, da diese zu psychophysischen Dekompensationen führen können. Es sollen keine Belastungssituationen entstehen. (Kerres und Falk 1996, S. 64)

Andererseits besagt die Gehirnforschung, dass Lernen lebenslang möglich sei. Durch neu erworbene Handlungsabläufe können neue neuronale Verbindungen hergestellt und auf der Hirnrinde verzeichnet werden, egal in welchem Alter. Auch an dieser Stelle wird deutlich, dass wir uns entscheiden müssen, mit welcher Einstellung wir unsere Arbeit tun wollen: defizitorientiert oder ressourcenorientiert.

### Der andere Blickwinkel

An einer meiner therapeutischen Malgruppen nimmt auch eine professionelle Künstlerin teil. Nach der Malphase betrachten wir die entstandenen Werke in der Gruppe. Sie ist immer sehr begeistert von den Bildern der demenziell veränderten Bewohner und bewundert diese Werke aufrichtig: „Das könnte ich so nie malen, ich überlege zu viel, will zu viel Wissen anwenden …"

Und ich denke, genau in diesem Punkt liegt das Besondere! Menschen mit Demenz stehen in der künstlerischen Arbeitsphase nicht der „Kopf" und die „Ratio" im Weg, sie fangen einfach an, malen drauflos … und aus sich selbst heraus gestaltet sich ein Werk. Friedrich Schiller schreibt in seinen „Briefen über die ästhetische Erziehung des Menschen": „Der Mensch spielt nur, wo er in voller Bedeutung des Wortes Mensch ist, und er ist nur da ganz Mensch, wo er spielt."

**! TIPPS ZUR DURCHFÜHRUNG**

Dieser spielerische Ansatz, mit Farben, Formen und Themen zu agieren, ermöglicht spontanes Handeln, einen Freiraum für Gefühle zu lassen und ein wertfreies Schaffen.

Der kindliche Ansatz spiegelt sich auch oft in der Hilflosigkeit dieser Personen wider. Aber unter einem anderen Blickwinkel gesehen zeigt er uns *unsere* Defizite auf, als Menschen, die immer wissen, wie alles geht und funktioniert. Und es zeigt uns auch auf, wo unsere Blockaden im künstlerischen Schaffen liegen können. So betrachtet, entsteht eine wahre Weggemeinschaft. Wir können voneinander lernen und uns gegenseitig bereichern. Dann wird gemeinsames Malen nicht vordergründig zur Therapie, dann entsteht eine Weggemeinschaft, die sich im Erleben und Gestalten der Bilderausdrückt.

Gemeinsam auf dem Weg sein, nichts anderes soll der Auftrag des therapeutischen Malens sein.

KAPITEL

# 3 Wirkung des therapeutischen Malens auf ältere Menschen und pflegende Angehörige

## 3.1 Ziele der künstlerisch-therapeutischen Arbeit

- Stärkung des Selbstwerts und des Selbstbewusstseins
- Freude über ein geschaffenes Werk
- Sensibilisierung der Körper- und Bewegungswahrnehmung
- Ausschöpfen der vollen Leistungsfähigkeit
- Aufrechterhalten der Muskelkraft, der Elastizität und Beweglichkeit von Händen, Rücken und Schultergürtel
- Gelenkbeweglichkeit in der Feinmotorik
- Finger- und Handgeschicklichkeit
- Wachhalten von Koordination und Reaktionsfähigkeit über situationsbezogene Anpassungsreize durch die einzelnen Mal- und Gestaltungstechniken
- Innere und äußere Beweglichkeit
- Muße, Entspannung
- Gegenseitige Empathie und Anteilnahme an den Ergebnissen

*Da der Körper das Selbstbild entscheidend mit beeinflusst, kommt eine körperliche Entfremdung einer ICH-Entfremdung gleich. (Theune 2009, S. 5)*

## 3.2 Malen zur Unterstützung pflegender Angehöriger

Das therapeutische Malen kann auch als psychosoziale Begleitung für pflegende Angehörige von Bedeutung sein. Pflegende Angehörige befinden sich in einem neuen Lebensabschnitt. Sie kämpfen häufig mit Gefühlen der Überforderung, unter denen sie unter Umständen stark leiden. Erinnerungen an die eigene Kindheit, Rollenkonflikte, Gefühle des Versagens, Verlustängste können entstehen, um hier nur einige Möglichkeiten aufzuzählen.

Da kann es eine wertvolle Unterstützung sein, sich mit der bestehenden Situation auf einer ganz anderen Ebene auseinanderzusetzen. Hier kann das therapeutische Malen auch Angehörige begleiten und unterstützen, eine neue Blickrichtung auf die Situation zu entwickeln. Durch die Gestaltung und im Gespräch können hilfreiche Strategien entwickelt werden, die das eigene Verhalten reflektieren und neue Perspektiven eröffnen. Besonders im ambulanten Bereich müssen die pflegenden Angehörigen den gleichen Anteil an Unterstützung erhalten wie die Pflegebedürftigen.

Für die Angehörigen wie auch für die zu pflegenden Menschen kann es eine wesentliche Hilfe sein, wenn in der letzten Lebensphase Brücken gebaut werden, ein Zusammenfinden unterstützt wird und Versöhnung erlebt werden kann. Ich möchte meine theoretische Abhandlung abschließen durch zwei Zitate von Menschen, die mein Anliegen treffender nicht formulieren könnten:

*Wir handeln dem Bild nach, das wir uns von uns machen. (Feldenkrais 1978)*

*Das Selbstbild beruht auf der Erfahrung, dem Wissen und den Vorstellungen, die wir mit dem eigenen Körper verbinden. Und wir planen und koordinieren all unsere Aktivitäten mit unserem Selbstbild. Daher sind unsere Bewegungen und unser Selbstbild zwei Seiten einer Medaille. (Russel 2004)*

# Teil B
# Basiswissen für die praktische Umsetzung

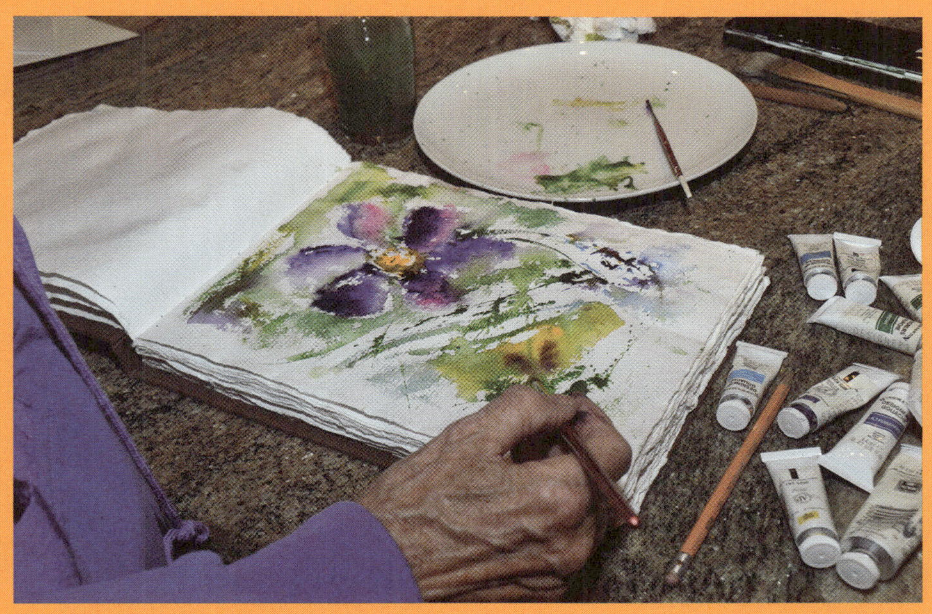

KAPITEL

# 4 Besonderheiten einer Malstunde

## 4.1 Malen in kleinen Schritten

*Apraxie als Krankheitssymptom führt zu Einbußen der Handlungsfähigkeit. Der Kranke kann mehrere aufeinanderfolgende Tätigkeiten nicht mehr sinnvoll koordinieren. (Kerres und Falk 1996, S. 64)*

Deshalb ist es mir wichtig, dieser Einschränkung mit einem erweiterten Blickwinkel zu begegnen. Dies hat vor allem für die praktische Organisation unserer therapeutischen Malstunden Konsequenzen. Wenn Menschen, die von Apraxie betroffen sind, also nicht fähig sind, Körperteile zweckmäßig zu bewegen, obwohl die Wahrnehmung und Bewegungsfähigkeit selbst intakt ist, unsere Maltherapiestunde besuchen, so ist es besonders wichtig, kleinschrittig zu verfahren. Das bedeutet für die praktische Durchführung, dass ich eine Maltechnik nicht in allen Einzelheiten und Details auf einmal erkläre. Sondern ich erläutere die Vorgehensweise für Schritt 1 und 2, dann folgt die Durchführungsphase. Danach erkläre ich Schritt 3 und 4, woran sich die Durchführungsphase von Schritt 3 und 4 anschließt.

Ich stelle nicht alle Farben zur Verfügung, sondern gebe die Farbe, die zu einem bestimmten Zeitpunkt gebraucht wird, auf einen Teller. So kann man durch organisiertes Vorgehen die Teilnehmer unterstützen, damit sie Handlungssicherheit aufbauen können.

Mehr zum Ablauf von therapeutischen Malstunden finden Sie im Praxisteil (ab ➤ Kap. 7).

**Verhaltenstherapeutische Grundsätze:**

- Komplexe Handlungen werden in Bestandteile zerlegt.
- Selbstständiges Handeln wird durch „Modelllernen" gefördert.
- Auf Gegenstände und Tätigkeiten des Alltags wird zurückgegriffen.

**Generell gilt bei der Aktivierung durch die therapeutische Malstunde:**

Das genaue Beobachten und Beachten der vorhandenen Kompetenzen der Teilnehmer sowie die Beachtung der Belastungsgrenzen sind immens wichtig, damit eine Überforderung ausgeschlossen werden kann. Dies gilt auch für einen methodischen Wechsel zwischen Ruhe und Bewegung, damit einer psychischen und körperlichen Überbeanspruchung entgegenwirkt werden kann. (Kerres und Falk 1996, S. 64)

**Somit ergeben sich folgende mögliche Übungsstufen:**

- Von basaler zur komplexen Materialerfahrung Angebote mit einfachen Maltechniken zu komplexeren Vorgängen steigern
- Von zufälliger zur geplanten Materialerfahrung, z. B. von Zufallstechniken zu geplanter Materialerfahrung steigern
- Erworbene Erfahrung selbstständig anwenden
- Kleinschrittige Anweisungen umsetzen

## 4.2 Malen zur Musik

*Stark demenziell veränderte Menschen sind darauf angewiesen, nicht zu vielen Reizen bzw. Reizquellen ausgesetzt zu sein. Das Ausschalten von einzelnen Reizquellen (optischer, akustischer Art) unterstützt das Sicherheitsbedürfnis und die Orientierungsfähigkeit der Bewohner. (Kerres und Falk 1996, S. 61)*

Auf die meisten Teilnehmer wirkt das Malen zur Musik erfrischend und belebend. Der Rhythmus bietet Sicherheit und erinnert an vergangene Tanzabende. Heute tanzt man eben mit dem Stift, damals mit den Füßen.

Ich biete während einer therapeutischen Malstunde immer leise Musik im Hintergrund an. Musik ist nach meiner Erfahrung immer eine willkommene Begleitung und lässt eine konzentrierte Arbeitsatmosphäre entstehen. Nebengeräusche, die durch andere Bewohner im Haus entstehen, können so abgeschwächt werden. Es ist ratsam, über einen längeren Zeitraum immer die gleiche Hintergrundmusik anzubieten. Durch dieses Ritual bekommen die Bewohner einen zusätzlichen Rahmen, der ihre Handlungssicherheit aufbaut. Oftmals konnte ich schon beobachten, wie einzelne Bewohner beim Malen die Melodie leise mitsummten.

Der emotionale Gehalt der Musik erreicht auch Menschen in weit fortgeschrittenen Stadien der Demenz. Gefühle, welche in der Musik ausgedrückt werden, können intensiv emotional erlebt werden, selbst wenn der Bewohner unter Wahrnehmungsbeeinträchtigungen leidet oder seine kognitive Verarbeitung begrenzt ist. (Hörmann 2010, S. 47)

Malen zur Musik bietet uns die Möglichkeiten, rhythmisches Formenzeichnen anzubieten oder thematisch zur Musik zu malen.

Auf das rhythmische Formenzeichnen gehe ich in ➢ Kap. 13 „Formen zeichnen – Malschwungübungen" ausführlich ein.

KAPITEL

# 5 Thematisch zur Musik malen

Thematisch zur Musik zu malen, knüpft an frühere Gewohnheiten an, wie etwa Konzertbesuche oder das gezielte Hören einer Langspielplatte. Lieblingskomponisten und Werke können ausgetauscht werden. Der eine oder andere wird sich möglicherweise daran erinnern, wie er sich für den Konzertbesuch schick gemacht hat. Vielleicht hat man auch, weil Konzertkarten zu teuer waren, am Abend gemeinsam mit dem Ehepartner ein Konzert im Radio angehört.

Da der Musikgeschmack sehr vielfältig sein kann und eng mit dem biografischen Erleben, dem Alter, der regionalen Herkunft und der lebensgeschichtlichen Bedeutung verbunden ist, lässt sich Musik nicht pauschal in „geeignet“ oder „ungeeignet“ kategorisieren (Hörmann 2010, S. 32). Gute Erfahrungen habe ich beim themengebundenen Malen zur Musik jedoch mit den sogenannten Standardwerken gemacht, z. B. mit der „Moldau“ von Smetana (siehe Kasten), der „Feuerwerks- oder Wassermusik“ von Händel, mit Mozarts „Kleiner Nachtmusik“ oder den „Vier Jahreszeiten“ von Vivaldi.

**DIE MOLDAU – VERTONTE LEBENSSTATIONEN**

Lebensbildarbeit und intuitives Malen fordern immer einen Einstieg über z. B. eine Fantasiegeschichte oder Fantasiereise. In diesem Praxismodell hat diese Aufgabe die Musikkomposition übernommen. Zudem wurde davor die Musik mit Bewegung, Tanz und Sprache (Lied) gestaltend in der Gruppe umgesetzt. Die Moldau-Komposition erzählt von folgenden Stationen:

Die Quelle – Die Jagd – Die Hochzeit – Tanzende Nymphen im Mondschein – Die Stromschnellen – Die Burg – Breites Dahinströmen – Die Mündung.

Was dies für die persönlichen Lebensstationen bedeuten kann, vgl. ➢ Kap. 7.10.1.

### Wir malen ein Herbstbild

**Beispiel:** Themengebundenes Malen zur Musik zu einem Satz aus den „Vier Jahreszeiten“ von Vivaldi.

**Teilschritt 1:** Zuerst wird die Musik bewusst angehört. Inhalte, die die Musik liefert, z. B. die Herbststürme, können beim bewussten Hören bereits angesprochen werden.

**Teilschritt 2:** Ist die Musik verklungen, beginnen wir, über den Herbst zu sprechen. Biografische Erlebnisse und das Wissen über den Herbst werden zusammengetragen.

**Teilschritt 3:** Die so entstandenen „inneren Bilder“ können durch das Betrachten von naturgetreuen Fotos oder Kalenderbildern angeregt werden und zu weiteren Gesprächsanlässen führen. Auch bieten sie bei der Bildaufteilung und Farbauswahl eine gute Orientierungsmöglichkeit. Eine Variante dieser Idee finden Sie im Praxisteil ab ➢ Kap. 7.

KAPITEL

# 6 Malen in der Gruppe

Das Malen in der Gruppe bietet für 5–6 Teilnehmer etwa 60 Minuten lang eine angenehme Plattform, sich neu zu erproben und kreative Fähigkeiten zu entdecken. Das Gestalten in der Gruppe ermöglicht Kommunikation und das Erleben einer Gemeinschaft. Die eigene Persönlichkeit wird in Bezug auf die Umsetzung einer Maltechnik und den Umgang mit den unterschiedlichsten Materialien herausgefordert. Wenn der Kursleiter ansprechende Themen auswählt und sich auf die individuellen Bedürfnisse und Möglichkeiten der Teilnehmer einstellt, trägt dies hier entscheidend zum Gelingen der Stunde bei.

Jeder ist in der Gruppe gleich wichtig. Deshalb ist es bei der Gruppenzusammenstellung besonders wichtig, darauf zu achten, dass die Teilnehmer gut zusammenpassen. Nach meiner Erfahrung ist eine Mischung aus schwächeren und stärkeren Teilnehmern gut zu bewältigen. Besonders positiv entwickelt sich ein Zusammengehörigkeitsgefühl, wenn die Teilnehmer der Malgruppe eine fest bestehende Gruppe sind. Ich habe beobachtet, dass jeder Malende seinen ganz eigenen Malstil entwickelt. Es ist spannend, in der Gruppe die individuellen Lösungen eines Malimpulses zu betrachten. Die Teilnehmer bringen den Werken und den Gruppenmitgliedern persönliche Wertschätzung entgegen. Mischt man die Teilnehmer stockwerkübergreifend, lernen sich Menschen kennen, die sich sonst nicht sehen. Das kann zu wertvollen neuen Kontakten innerhalb der Hausgemeinschaft führen.

## 6.1 Vorbereitung einer Gruppenstunde

**Vorbereiten des Maltischs:**

- Tischdecken auflegen
- Wassergläser füllen
- Schürzen bereitlegen
- Alle Malmaterialien (Pinsel, Farben, Farbteller etc.) bereitstellen
- Jeder Teilnehmer hat ein Malbrett, auf dem das Malpapier mit einem Klebeband befestigt ist
- Diese Materialien können bei einer geübten Malgruppe bereits auf den Tisch gestellt werden
- CD-Player anstellen, damit die ankommenden Teilnehmer schon stimmungsvoll empfangen werden
- Thematisch wird eine gestaltete Mitte (z. B. Blumenstrauß, Bilder zum Thema) auf dem Maltisch in der Mitte vorbereitet

Die bereits anwesenden Teilnehmer haben die Gelegenheit, sich in der Zeit, in der die restlichen Teilnehmer abgeholt werden, das aktuelle Thema und das Bildmaterial anzuschauen und sich in das heutige Thema einzustimmen.

## 6.2 Stundenablauf

**Begrüßung und Einstimmung ins Thema:**

- Sind alle Teilnehmer um den Tisch vereint, beginnt die Malstunde mit einem Ritual, z. B. einem Sitztanz oder einem Begrüßungslied.
- Das aktuelle Thema wird genannt. Dazu werden abwechselnd ein Text oder ein Gedicht zum Thema vorgelesen. Anschließend findet ein kurzes Gespräch über das Thema statt.
- Kalenderbilder oder Kunstbilder zum Thema werden betrachtet, wenn es passt, werden Künstlerporträts vorgestellt. Ebenso gibt es die Möglichkeit, Kunstbilder zum Thema miteinander zu vergleichen. So sehen die Teilnehmer, dass auch Künstler unterschiedliche Lösungen gefunden haben, das Thema zu malen.
- Damit ist das Ziel verbunden, den Teilnehmern Impulse für die eigene Gestaltung zu geben.

**Beginn der Durchführungsphase:**

- Malschwungübungen/Formenzeichnen (➤ Kap. 13) werden in unregelmäßigen Abschnitten durchgeführt, je nach Gruppe und thematischer Eignung, bezogen auf das Thema.
- Die Malutensilien werden nun ausgeteilt, falls dies im Vorfeld in der Raumvorbereitung nicht möglich war.
- Schürzen werden angelegt.

**Gestaltungsphase:**

- Die Maltechnik wird Schritt für Schritt vorgestellt.
- Jeden Teilschritt (z. B. drei Teilschritte) zeige ich auf meinem eigenen Blatt Papier und halte es hoch, damit die Teilnehmer sehen können, was ich erklärt habe und wie es nun gestaltet aussieht. Nach dem Vorführen führen die Teilnehmer den Teilschritt selbst durch.
- Individuelle Fertigstellung des Bildes
- Tipps/Anregungen zur eigenen Lösung der Aufgabe

**Schlussphase:**

- Zeigen der Ergebnisse: Jedes Bild wird in ein Passepartout gegeben und hochgehalten, damit es von der Gruppe betrachtet werden kann. Durch das Passepartout bekommt jedes Bild einen ganz besonders schönen letzten Schliff, den auch die Teilnehmer jedes Mal als besondere Aufwertung ihres Werkes betrachten.
- Reflexion der Stunde, des Verlaufs und der individuell gefundenen Lösung der Bildgestaltung und des Gestaltungsprozesses
- Vorschläge, Wünsche, Bedürfnisse für die Gestaltung der nächsten Stunde werden gesammelt.
- Nach der Trocknungsphase werden die Bilder gerahmt und im Seniorenheim in der „Bewohnergalerie“ aufgehängt.

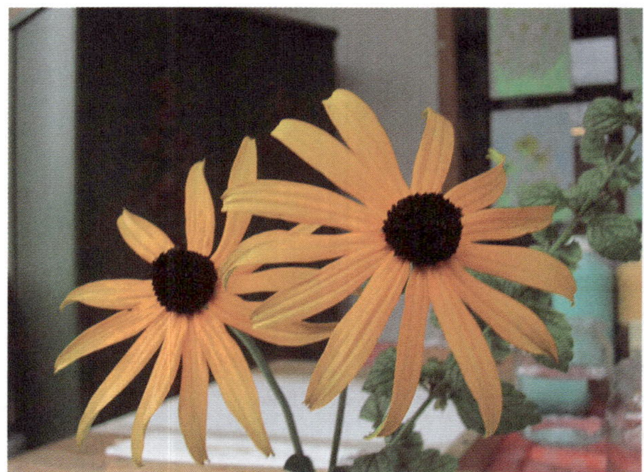

**Abb. 6.1** „Sonnenhut" in der Vase

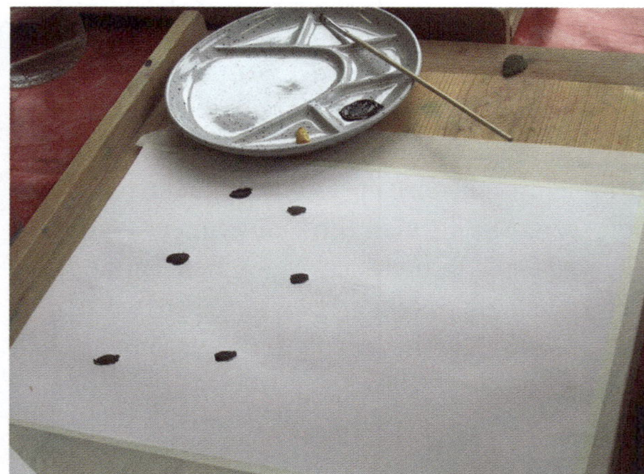

**Abb. 6.2** Der Arbeitsplatz mit Malteller und 1. Schritt der Umsetzung

6

Es ist auch möglich, die Stunde mit einem Abschiedslied zu beschließen oder als Abschlussritual die Hände einzucremen.

**! TIPPS ZUR DURCHFÜHRUNG**

Wichtig ist es in jedem Fall, sich als Gruppe mit den geschaffenen Werken noch einmal wahrzunehmen und zu verabschieden.

## Schrittweise entsteht ein Bild

Lebendiges Anschauungsmaterial (➤ Abb. 6.1)

Schritt 1: Der Arbeitsplatz mit Malteller und 1. Schritt der Umsetzung des Themas (➤ Abb. 6.2)

Schritt 2: Um die Blütenmittelpunkte werden die Blütenblätter gemalt (➤ Abb. 6.3)

Schritt 3: Weiterarbeit an der Blüte (➤ Abb. 6.4)

Teilnehmer konzentriert bei der Arbeit (➤ Abb. 6.5)

Ein Motiv und mögliche Umsetzung (➤ Abb. 6.6)

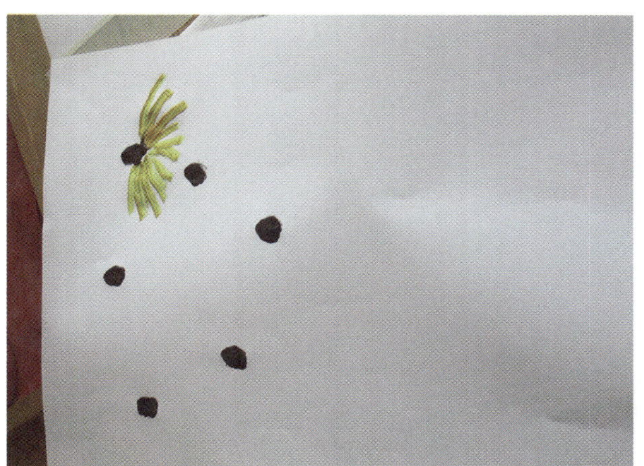

**Abb. 6.3** Schritt 2: Um die Blütenmittelpunkte werden die Blütenblätter gemalt

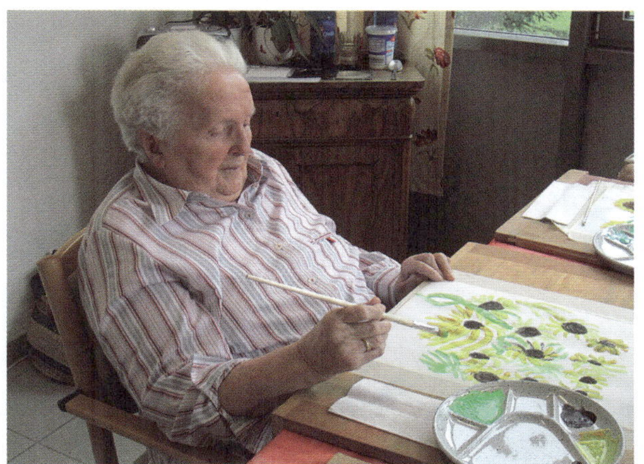

**Abb. 6.5** Teilnehmer konzentriert bei der Arbeit

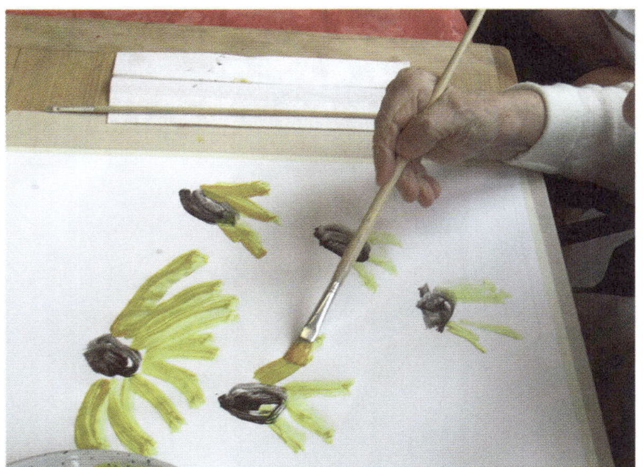

**Abb. 6.4** Schritt 3: Weiterarbeit an der Blüte

6

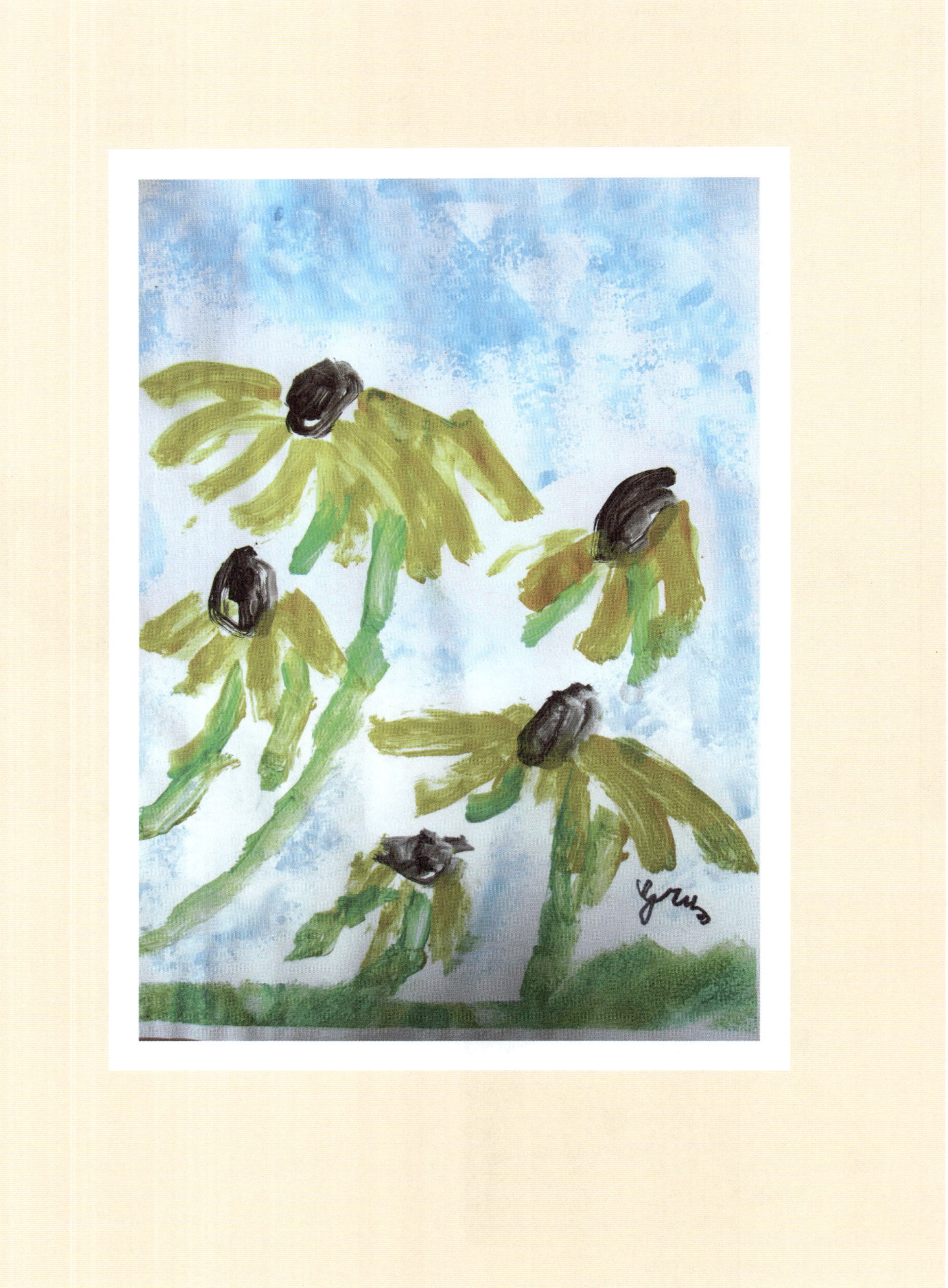

**Abb. 6.6** Umsetzung Sonnenblumenbild (gemalt von Ilse Gruss)

## 6.3 Geeignete Techniken, Methoden, Materialien

### 6.3.1 Allgemeines zu den Techniken

In den folgenden Kapiteln möchte ich Techniken beschreiben, die für mich in der alltäglichen Praxis eine Bereicherung geworden sind. Generell ist das freie Malen der Teilnehmer einer Technik vorzuziehen. Ich stellte jedoch in meiner Arbeit fest, dass das Angebot einer Technik den Teilnehmern einen gewissen Orientierungsrahmen und Sicherheit im Handeln gibt. Es wird immer sehr gerne angenommen.

Farben und Techniken sind unterschiedlich gut geeignet, z. B. ist es für motorisch eingeschränkte Teilnehmer äußerst mühsam, einen Tiegel mit Wasserfarben anzurühren oder mit Wachsstiften der herkömmlichen Art zu malen. Ebenso fällt es den Teilnehmern schwer, mit harten Buntstiften zu malen, da der Kraftaufwand sehr hoch ist, um ein leuchtendes Farbergebnis zu erzeugen. Je nach Krankheitsverlauf kann es schwierig sein, einen Mittelpunkt festzulegen und strahlenförmig, wie z. B. bei einer Blume, die Blütenblätter anzulegen. Die Gestaltungsebenen wie oben, unten, vor einem Objekt, dahinter etc. können krankheitsbedingt aufgehoben sein.

Das hat mich dazu veranlasst, nach Techniken zu suchen, die den Teilnehmern von ihren Möglichkeiten her entgegenkommen und dennoch auch ein Ergebnis darstellen, an dem sie sich erfreuen können. Der Schwerpunkt liegt auf dem Finden individueller Lösungsmöglichkeiten. Die jeweils geplante Technik oder das vorgeschlagene Thema sind immer nur Impulse. Jeder Teilnehmer entscheidet für sich selbst, ob er dem Impuls folgen oder etwas Eigenes gestalten möchte.

Es ist hilfreich, sich über die Lieblingsfarben der Teilnehmer zu informieren. Hat ein Bewohner einen schlechten Tag, so kann das Anbieten der Lieblingsfarbe eine gute Starthilfe sein.

### 6.3.2 Ausstattung des Malraums

**Pro Teilnehmer:**

- Malbrett 35 × 45 cm (➤ Abb. 6.7)
- Zeichenpapier DIN A3
- Aquarellpapier DIN A3
- Klebeband zum Befestigen des Malblatts auf dem Malbrett
- Passepartout
- Bilderrahmen zum Aushängen der Bilder im Seniorenheim
- Flache Borstenpinsel in folgenden Größen: Nr. 8, 14, 16 und Fächerpinsel (➤ Abb. 6.8)
- Weiche Haarpinsel, z. B. Größe Nr. 16 (➤ Abb. 6.9)
- Wollfilzpinsel und Kieferpinsel (➤ Abb. 6.10)
- Schaumstoffpinsel
- Mehrere Malschwämme
- Mehrere Wäscheklammern
- Schaumstoffwalze mit Wanne
- Großes Wasserglas (am besten ein Einweckglas)
- Mehrere Papiertücher oder Stofflappen
- Bleistift
- Radiergummi
- Teelichtgläser
- Blumenuntersetzer aus Ton
- Teller (gut geeignet sind Fondueteller, da sie abgeteilte Flächen haben)
- Dicker schwarzer Eddingstift
- Schere
- Klebestift
- Schürze

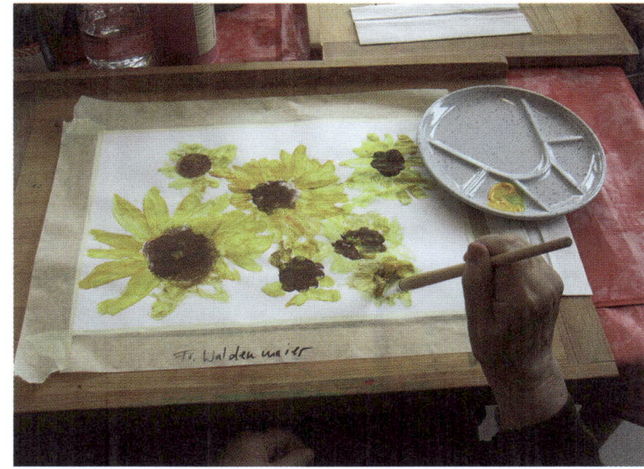

**Abb. 6.7** Der Arbeitsplatz

- Sammelmappe für die Bilder zur Aufbewahrung
- Kleiner Igelball für die Handmassage

**Allgemeine Materialien:**

- Wachstischdecken zum Abdecken der Tische
- Signierstift, alternativ ein dünner Eddingstift
- Blumenvasen für das Anschauungsmaterial
- Tischstaffelei zum Ausstellen des Bildmaterials (Kalenderbilder, Postkarten, Kunstdrucke ...)
- CD-Player
- CD mit Entspannungsmusik als Hintergrundmusik beim Malen, des Weiteren eine kleine Sammlung von CDs nach dem Geschmack der Teilnehmer, z. B. Johann Strauss „Walzer" (geeignete Musik ➤ Kap. 13.11)
- Duftlampe mit ätherischen Ölen
- Getränke und Gläser
- Papierhandtücher
- Handcreme
- Papiertaschentücher



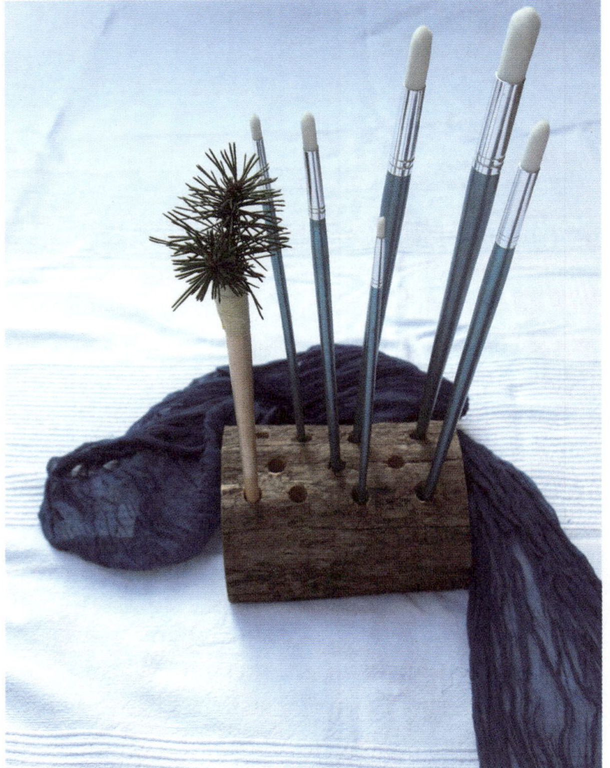

**Abb. 6.9** Kieferpinsel und Haarpinsel

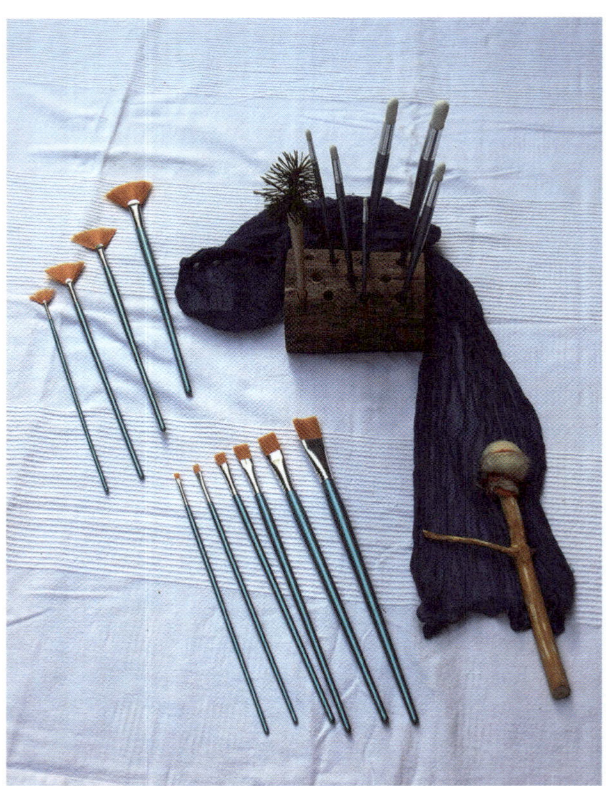

**Abb. 6.8** Fächerpinsel und flache Borstenpinsel (im Bild links und unten)

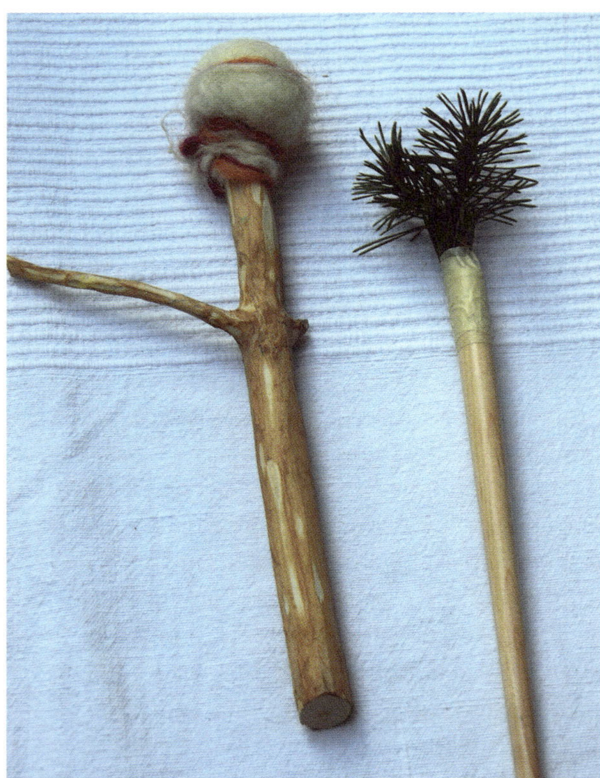

**Abb. 6.10** Wollfilzpinsel und Kieferpinsel (vergrößert)

# Teil C
# Mal- und Gestaltungstechniken

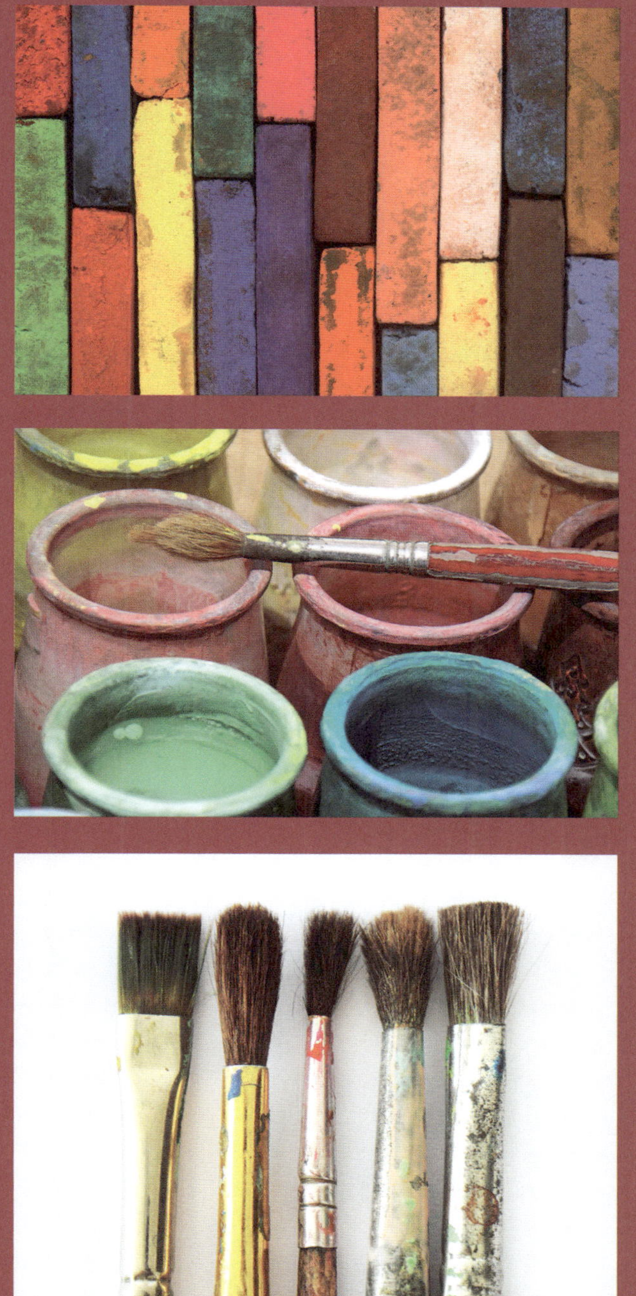

KAPITEL

# 7 Praktische Umsetzung – Malen mit Gouache-Farben

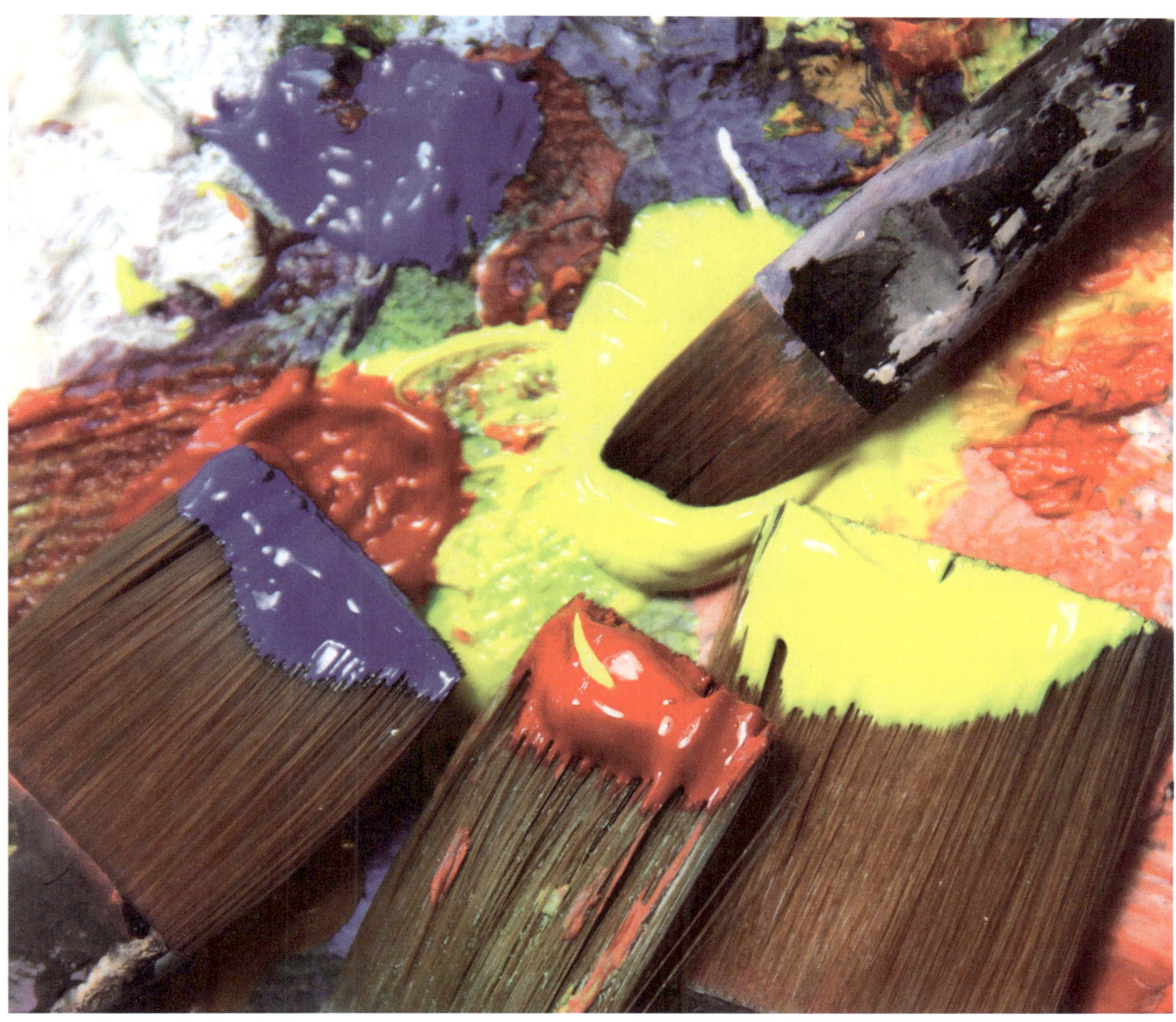

Das Malen mit Gouache-Farben hat sich sehr gut bewährt. Die Farben sind leicht durch ihre pastöse Konsistenz aufzutragen. Sie leuchten und motivieren die Teilnehmer zum mutigen Experimentieren mit den Farben und sind untereinander mischbar, so kann man auch individuelle Farbwünsche bedienen. Das Malen mit den Pinseln ist für manche Teilnehmer etwas schwierig. Gerne nehmen diese das Angebot an, mit Schwämmen zu malen. Schaumstoffpinsel oder Schaumstoffwalzen eignen sich ebenso hervorragend, da manche Teilnehmer sich nicht gerne die Hände schmutzig machen.

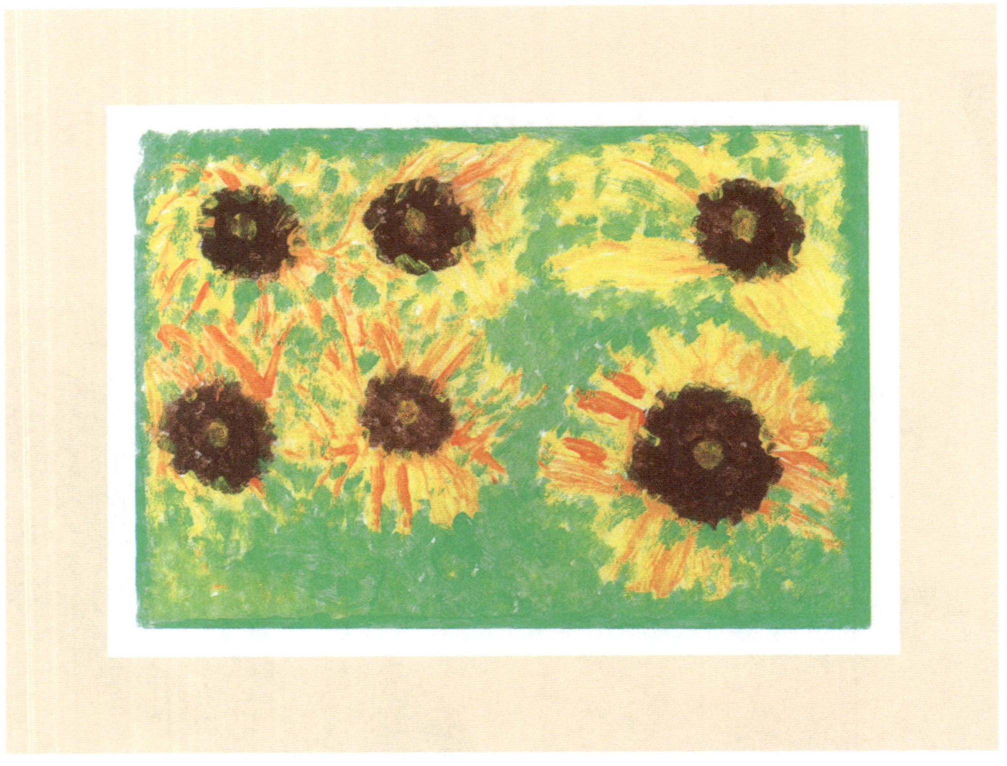

**Abb. 7.1** Sonnenblumen (gemalt von Elfriede Spenst)

## 7.1 Malen mit Schwämmen

### 7.1.1 Künstlerporträt Vincent van Gogh: „Die Sonnenblumenbilder"

**Man braucht:** Pro Person: ein Wasserglas, ein Malbrett, Papier DIN A3, Klebeband, eine Schürze, einen dicken, flachen Borstenpinsel, z. B. Nr. 8, 14, 16, eine Wäscheklammer, eine Scheibe vom Malschwamm, eine Schaumstoffwalze und eine Farbwanne, einen Malteller, Papiertücher, Gouache-Farben, Tischstaffelei, CD, CD-Player, Bilderbuch „Zu Besuch bei Vincent van Gogh". (Breunesse 2007)

**Durchführung:** Man schneidet eine Scheibe von einem Haushaltschwamm ab und entfernt die, meist grüne, Putzfläche. Nun wird der Malschwamm mit einer Wäscheklammer zusammengezwickt. Durch die Befestigung an der Wäscheklammer entsteht nun ein „Haltegriff", an dem der Schwamm in die Farbe getaucht werden kann. Je nach Thema kann der Schwamm auch so verändert werden, dass der Abdruck wie ein Blütenblatt oder ein Blatt aussieht. So können z. B. Blumen ganz einfach auch von schwächeren Teilnehmern gedruckt werden.

**Einstieg und Einstimmung:** Das Künstlerporträt des Malers Vincent van Gogh wird anhand des Bilderbuchs „Zu Besuch bei Vincent van Gogh" betrachtet. Die Teilnehmer lernen seine Biografie und einige seiner Werke kennen. Da das Bilderbuch ursprünglich für Kinder erarbeitet wurde, schildert es übersichtlich und einfach die wichtigsten Lebensepochen und Bildwerke des Malers. Es ist einfach geschrieben und sehr schön gestaltet. Nimmt man sich für die folgenden therapeutischen Malstunden weitere Motive des Künstlers als Beispielmotive vor, dann kann man das Bilderbuch bzw. die Biografie Vincent van Goghs in mehrere Einheiten aufteilen. Geeignete Bilder wären z. B. „Sternennacht", „die Zugbrücke" oder das Blumenbild „Iris".

Wir betrachten die verschiedenen Sonnenblumenbilder van Goghs und sprechen anschließend darüber. Durch die Unterschiedlichkeit der Sonnenblumenbilder entstehen Malinspirationen für das eigene Gestalten des Sonnenblumenbildes. Ebenso kommen die Teilnehmer über die Bildkomposition ins Gespräch. Die Teilnehmer bekunden, was passend und gelungen erscheint, und werden dadurch animiert, sich ein eigenes Bild zu machen und eine eigene Meinung zu bilden.

Nun betrachten wir einen Sonnenblumenstrauß und stellen die Besonderheiten fest. Eine Blume geht von Teilnehmer zu Teilnehmer. Ich mache die Teilnehmer auf Details aufmerksam, sie schauen ganz intensiv auf die Blütenmitte, die Blütenblätter und die Blätter der Sonnenblume. Der Sonnenblumenstrauß wird anschließend in die Mitte des Tischs gestellt, sodass ihn alle während des Malens sehen können. Jeden Teilschritt zeige ich auf meinem eigenen Blatt Papier vor und halte ihn hoch, damit die Teilnehmer sehen können, was ich erklärt habe und wie es nun gestaltet aussieht.

**Teilschritt 1:** Die Blütenmitte wird gestaltet: Mit einem Pinsel werden mehrere unterschiedlich große, braune Mittelpunkte auf dem Blatt verteilt gemalt. Die Blüten werden von oben betrachtet.

**Teilschritt 2:** Die Blütenblätter werden gestaltet: Nun tupfen die Teilnehmer einen gelben Kranz mit dem Schwamm um den braunen Mittelpunkt herum.

**Teilschritt 3:** Die Teilnehmer legen mit einem Pinsel die Blätter an. Ich weise nochmals auf die Besonderheiten des Blatts hin bzw. biete kleine Hilfestellungen, wie die Blätter gut platziert werden können.

**Teilschritt 4:** Danach wird der Hintergrund mit einem dicken Pinsel mit stark verdünnter Farbe grün oder blau ausgemalt oder mit der Schaumstoffwalze ausgewalzt. Der Maler signiert anschließend das Bild.

**Schlussphase:** Nun werden die Bilder vom Malbrett abgelöst und hinter ein Passepartout gelegt und betrachtet. Die Gruppe bestaunt die einzelnen Ergebnisse (➤ Abb. 7.1).

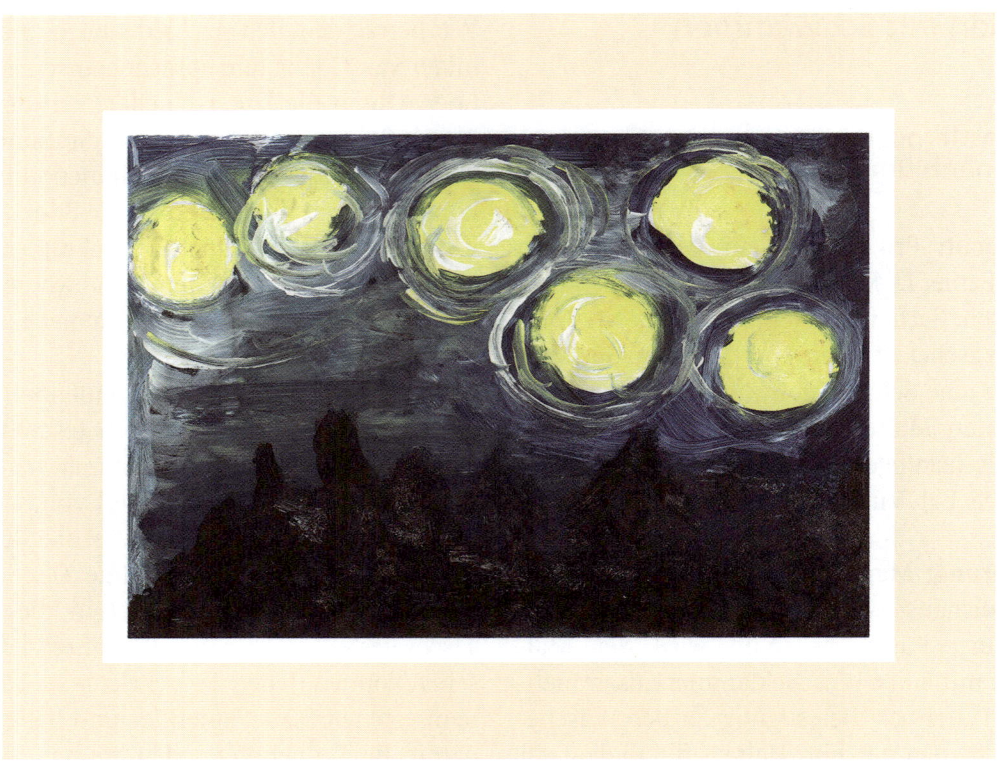

**Abb. 7.2** Sternennacht

### 7.1.2 Stilkopie – Künstlerporträt Vincent van Gogh: die „Sternennacht"

**Man braucht:** Pro Person: ein Wasserglas, ein Malbrett, Papier DIN A3, Klebeband, eine Schürze, einen dicken, flachen Borstenpinsel, z. B. Nr. 8, 14, 16, eine Schaumstoffwalze und eine Farbwanne, einen Haushaltsschwamm, einen Malteller, Papiertücher, Gouache-Farben, Tischstaffelei, CD, CD-Player, Bilderbuch „Zu Besuch bei Vincent van Gogh" aus dem Prestel Verlag.

**Durchführung:** ... vielleicht denken Sie: „Ist es sinnvoll, mit an Demenz erkrankten Menschen eine Stilkopie zu malen?" Ich denke schon! In meiner Arbeit konnte ich beobachten, dass die Teilnehmer diese Themenstellung gerne annehmen. Es stellt ein klar umrissenes Thema für sie dar, und sie gehen es spielerisch mit den ihnen zur Verfügung stehenden Mitteln an – wohl wissend, kein van Gogh zu sein. Menschen, die an Demenz erkrankt sind, stehen die Ratio und das ergebnisorientierte Schaffen von Kunstwerken nicht mehr im Weg. Sie „tun" einfach und zensieren nicht jeden Pinselstrich. Es ist für die Teilnehmer nach meiner Erfahrung und Beobachtung sogar ein gigantischer Beweis ihres Maltalents, wenn ihr Bild dem Original in etwa (!) ähnelt. Damit dies aber der Fall ist, benötigt der Therapeut eine gute methodische Struktur seiner Stunde und muss die Bildbesonderheiten genau erfassen.

**! TIPPS ZUR DURCHFÜHRUNG**

Themen – und stilorientierte Kopien großer Künstler – bieten genügend Material, um eine Ausstellung zusammenzustellen. Denn Kunst beinhaltet immer die Variation und Improvisation eines Themas.

**Einstieg und Einstimmung:** Wir betrachten das Bild die „Sternennacht" im Zusammenhang mit seinen Besonderheiten und seiner Bildaufteilung.

**Teilschritt 1:** Wir beginnen mit der in Schwarz gehaltenen Dorflandschaft. Die Teilnehmer malen mit dem Pinsel eine Stadtsilhouette und den Umriss mit schwarzer Farbe aus.

**Teilschritt 2:** Ich biete den Teilnehmern einen Haushaltsschwamm an, mit dem sie durch eine Drehbewegung des Schwamms gelbe Kreise als Sterne an den Himmel malen. Alternativ kann auch die Schaumstoffwalze, mit dem „Kopf" zum Kreis gedreht, oder ein Topfkratzer verwendet werden.

**Teilschritt 3:** Nun wird der Himmel als Hintergrund mit Preußischblau gestaltet, wahlweise mit der Schaumstoffwalze oder einem Pinsel.

**Teilschritt 4:** Um die Sterne wird nun der Himmel kreisförmig weiß getupft. Mit weißer Farbe werden Akzente gesetzt. Es entsteht eine sehr schöne, individuelle Sternenlandschaft.

**Teilschritt 5:** Der Maler signiert anschließend das Bild.

**Schlussphase:** Nun werden die Bilder vom Malbrett abgelöst und hinter ein Passepartout gelegt und betrachtet. Die Gruppe bestaunt die einzelnen Ergebnisse (➤ Abb. 7.2).

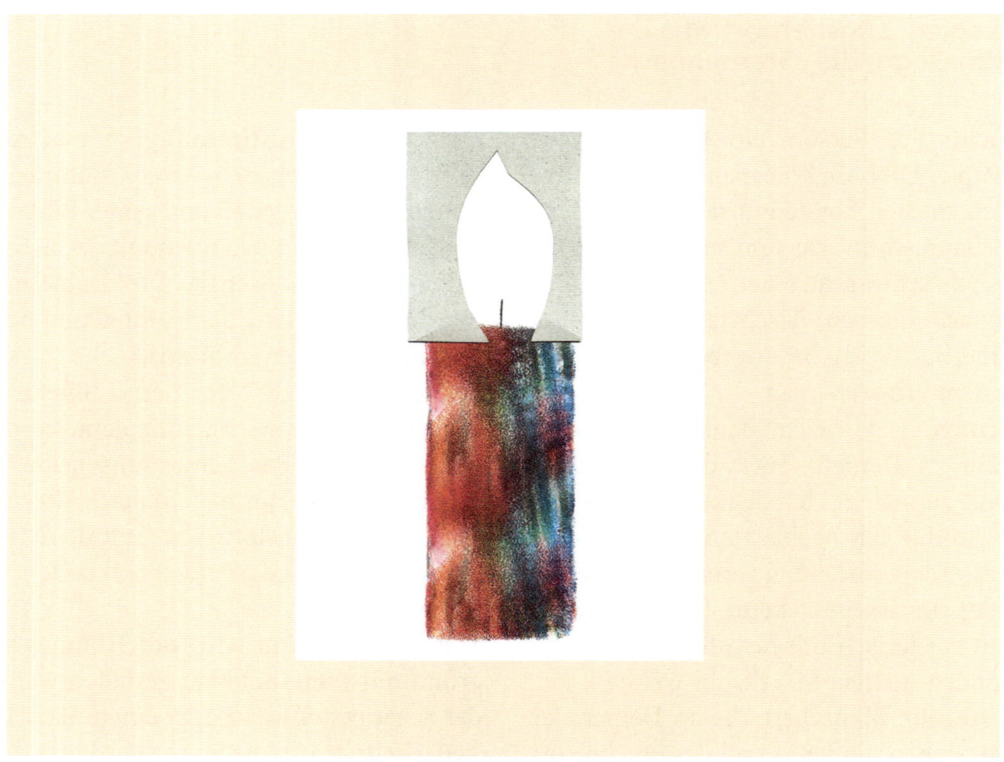

**Abb. 7.3** Schablonentechnik



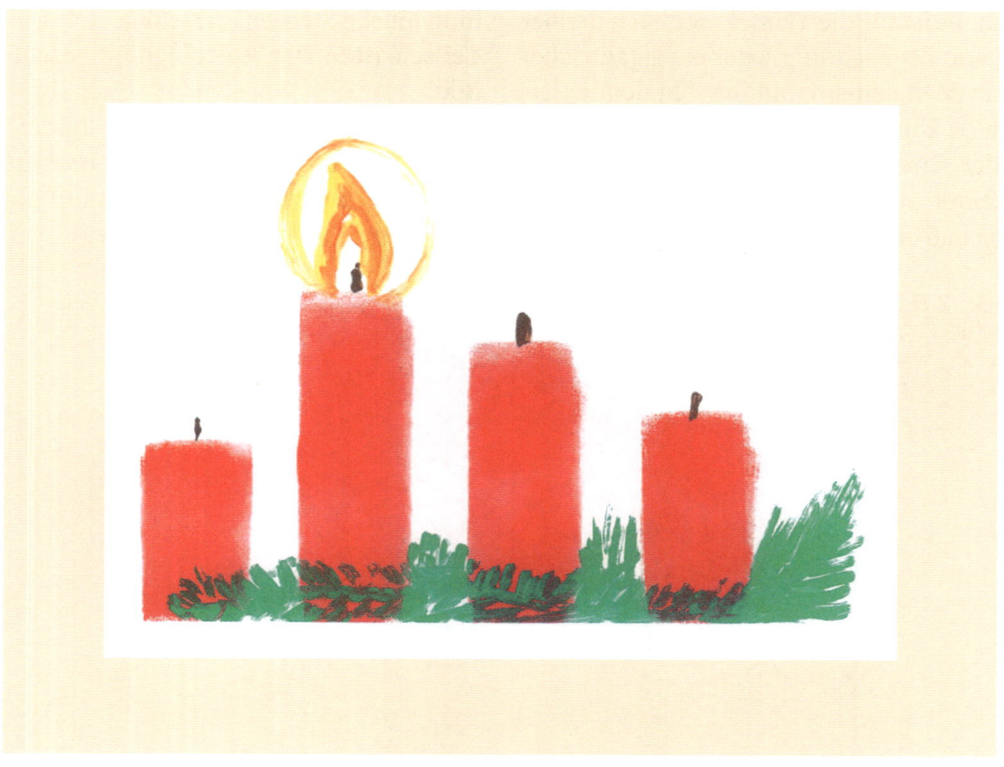

**Abb. 7.4** Kerzen mit Schablonen-Flamme (gemalt von Elfriede Spenst)

## 7.2 Schablonentechnik – Gestalten mit Schaumstoff und Walzen

**Man braucht:** Pro Person: ein Wasserglas, ein Malbrett, Malpapier DIN A3, Klebeband, eine Schürze, flache Borstenpinsel, z. B. Nr. 8, 14, 16, eine Schaumstoffwalze und eine Farbwanne, eine Schablone aus Karton in Form einer Flamme, einen Malteller, Papiertücher, Gouache-Farben, Weihnachtskarten mit Kerzen als Anschauungsmaterial, Tischstaffelei, CD, CD-Player.

**Durchführung:** Um die Möglichkeit des individuellen Ergebnisses bei dieser Technik sicherzustellen, ist es von entscheidender Bedeutung, welches Element der Bildgestaltung als Schablone ausgewählt wird, z. B. kann man bei der Gestaltung einer Kerze die Flamme als Schablone anbieten (➤ Abb. 7.3). Die Teilnehmer rollen die Kerze z. B. mit einer Schaumstoffwalze und legen die Flamme als Schablone auf. Diese wird nun mit einem Pinsel ausgetupft. Nach der Trocknungsphase gestalten die Teilnehmer das Bild individuell weiter.

Diese Methode ist gut geeignet, um Unsicherheiten oder Schwellenängste der Teilnehmer abzubauen. Sobald man jedoch beobachtet, dass die Gruppe diese Art der Hilfestellung nicht mehr braucht, rate ich, die Teilnehmer nach eigenen Vorstellungen malen zu lassen. Hier ist mit Fingerspitzengefühl abzuwägen, ob man kreative Ergebnisse anstrebt und zu ungeahnten Erfolgen verhelfen möchte oder ob dies vermutlich nicht zu erreichen ist.

**Einstieg und Einstimmung:** Wir betrachten Weihnachtskarten mit Kerzenmotiven. Die Teilnehmer werden auf das „Beiwerk" der Adventskerzen und Gestecke aufmerksam gemacht, z. B. Sterne, Christbaumkugeln, Schleifen. Für die Hintergrundmusik bieten sich Weihnachtslieder an. Jeden Teilschritt zeige ich auf einem eigenen Blatt Papier vor und halte ihn hoch, damit die Teilnehmer sehen können, was ich erklärt habe und wie es nun gestaltet aussieht.

**Teilschritt 1:** Die Kerzen werden mit der Schaumstoffwalze angelegt. Hierbei entscheiden die Teilnehmer über die Anzahl ihrer Kerzen, ebenso über Quer- oder Hochformat. Es ist darauf zu achten, dass noch genügend Platz für die Gestaltung der Flamme im oberen Bildteil bleibt. Die Kerzen werden von vorne betrachtet.

**Teilschritt 2:** Die Teilnehmer malen einen Docht pro Kerze. Während die Farbe trocknet, tragen wir Ideen für die Ausgestaltung des Adventsgestecks zusammen oder singen ein Weihnachtslied. In einer Pause können auch Tee und Weihnachtsgebäck angeboten werden.

**Teilschritt 3:** Nun sucht sich jeder eine Flammen-Schablone aus und legt sie an der ersten Kerze an. Mit einem Pinsel wird jede Flamme mit gelber und oranger Farbe ausgemalt. Ich weise auf die Besonderheiten der Flamme hin, z. B. den Kerzenschein, Farbabstufungen innerhalb der Flamme, wobei diese Detailaufgaben nicht von allen Teilnehmern umgesetzt werden können. Hierbei gilt es, Anregungen zu geben und abzuwarten, wie die Umsetzung erfolgt.

**Teilschritt 4:** Nun wird das Tannengrün gestaltet.

**Teilschritt 5:** Die Ausgestaltung des Adventsgestecks erfolgt nach individuellen Vorstellungen, z. B. mit Anhängern, Sternen, Schleifen.

**Teilschritt 6:** Der Hintergrund wird mit stark verdünnter Farbe, z. B. zartem Gelb, mit einem dicken Pinsel ausgemalt oder mit der Schaumstoffwalze ausgewalzt. Der Maler signiert das Bild.

**Schlussphase:** Nun werden die Bilder vom Malbrett abgelöst, hinter ein Passepartout gelegt und betrachtet. Die Gruppe bestaunt die einzelnen Ergebnisse (➤ Abb. 7.4).

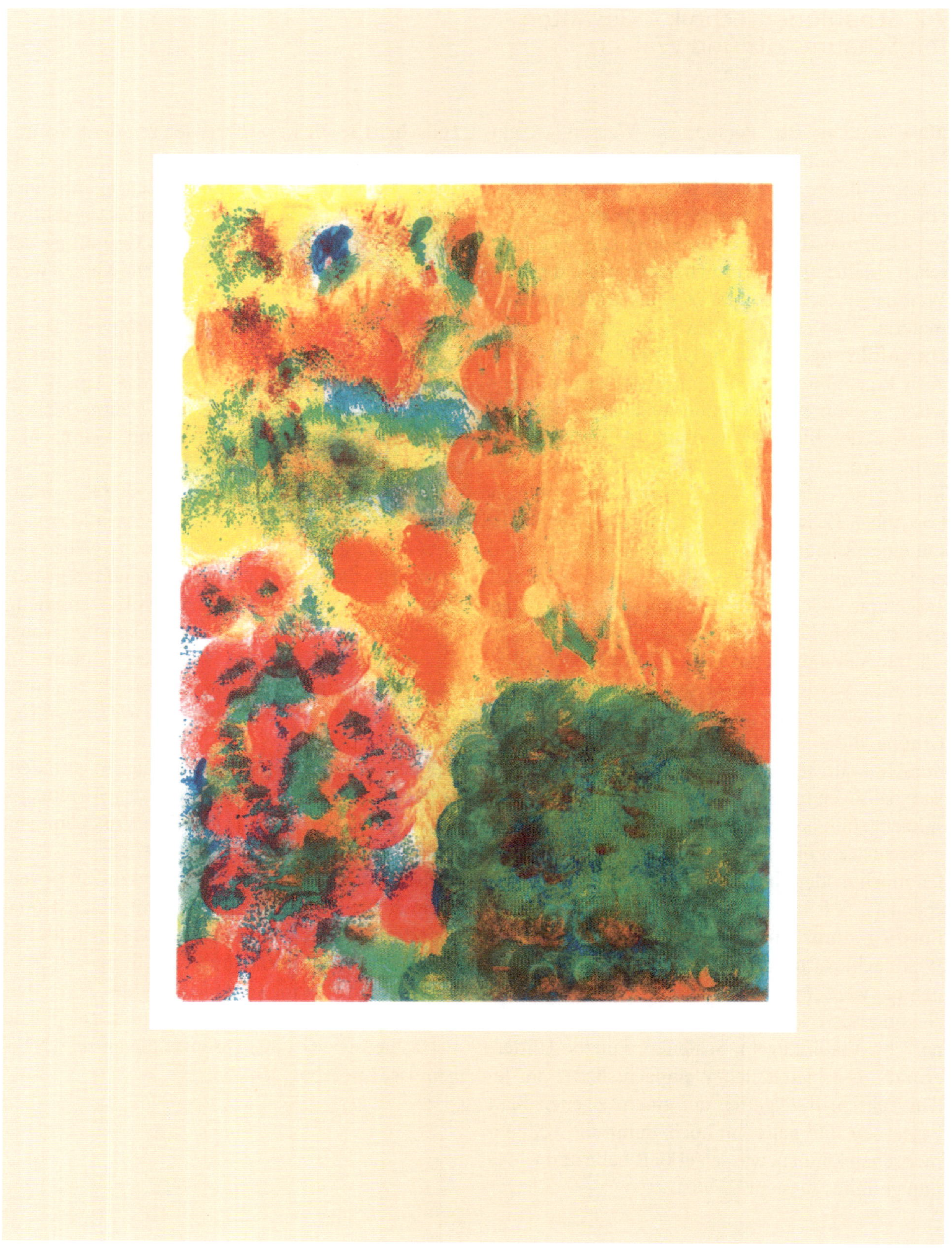

**Abb. 7.5** Gelb-bunte Abklatschtechnik (gemalt von Elfriede Spenst)

## 7.3 Zufallstechnik – Abklatschtechnik

**Man braucht:** Pro Person: ein Wasserglas, ein Malbrett, Malpapier DIN A3, Klebeband, eine Schürze, flache Borstenpinsel, z. B. Nr. 8, 14, 16, eine Schaumstoffwalze und eine Farbwanne, eine Glas- oder Plexiglasplatte DIN A3, einen Malteller, Papiertücher, Gouache-Farben, einige Ersatz-Schaumstoffwalzen, Tischstaffelei, CD und CD-Player.

**Wissenswert:** Die Technik hat einen hohen Farbverbrauch!

**Durchführung:** Die Abklatschtechnik kann als Zufallstechnik thematisch für sich stehen. Es ergeben sich durch den Farbauftrag mit der Schaumstoffwalze auf die Glasplatte und das Abziehen des Bildes von der Glasplatte interessante Zugspuren, dadurch wird die Fantasie des Betrachters sehr angeregt. Die Teilnehmer sehen und assoziieren Berge, Blumen, Personen usw. Dreht man das Bild in eine andere Position, z. B. auf den Kopf, entstehen wieder neue Interpretationen. Als Fortführungsangebot dieser Technik können die Teilnehmer das Interpretierte, Herausgelesene mit einem dünnen Eddingstift in schwarzer Farbe betonen und zum Vorschein bringen. Das macht den Teilnehmern sehr viel Freude, und da diese Technik gerne in einer Massenproduktion endet, bietet es sich an, mit den vielen entstandenen Bildern weiterzuarbeiten.

**WEITERFÜHRENDE TECHNIKEN/VARIANTEN**

Mit dieser Technik ist z. B. das Gestalten der Jahreslosung oder eines Sprichworts gut möglich (➤ Kap. 10.9).

**Einstieg und Einstimmung:** Ich zeige ein Abklatschbild, das ich gefertigt habe, und ein Bild des zweiten Abdrucks, der meistens noch schöner herauskommt. Hier weise ich bewusst auf die Zufälligkeit der Technik hin. Und darauf, dass genügend Papier zur Verfügung steht – dem experimentellen Handeln also nichts im Weg steht. Für einen späteren reibungslosen Ablauf der Malstunde ist es wichtig, genügend Zeitungspapier im Raum auszulegen, damit die Bilder trocknen können. Meistens machen die Teilnehmer mehrere Bilder, da es eine schnelle und unkalkulierbare Technik ist – eben eine Zufallstechnik.

**Teilschritt 1:** Auf dem Malbrett liegt die Glasplatte hochkant. Jeder Teilnehmer hat eine Schaumstoffwalze, die er in der Farbe seiner Wahl in der Farbwanne satt einwalzt. Die Glasplatte wird nun mit der Schaumstoffwalze eingefärbt. Ein Blatt Papier wird daraufgelegt und mit einer sauberen Walze abgewalzt. Dann wird das Papier mit Schwung abgezogen. Es kann, ohne dass man neue Farbe aufträgt, gleich noch ein Abzug gemacht werden.

**Teilschritt 2:** Nun gebe ich jedem Teilnehmer aus der Farbflasche mehrere Spritzer direkt auf die Glasplatte. Es ist ratsam, sich dabei auf drei Farben nach Wahl zu begrenzen, da sonst zu viele Farbmischungen entstehen und das Ergebnis aus einem Farb-Mischmasch nicht sehr motivierend ist.

**Teilschritt 3:** Die Farbspritzer werden nun ebenfalls mit der Schaumstoffwalze auf der Glasplatte verteilt. Für ein schönes Ergebnis sollten die Farben nicht vollständig verwalzt, sondern Stellen mit viel Farbauftrag stehen gelassen werden. Das muss man den Teilnehmern unbedingt sagen, da sie oft dazu neigen, besonders sauber und gründlich zu arbeiten.

**Teilschritt 4:** Nun wird das Malpapier auf die farbige Glasplatte gelegt und mit den Händen glatt gestrichen. Man kann alternativ auch eine Gummiwalze oder eine saubere Schaumstoffwalze verwenden. Zu beachten ist, dass nicht zu lange gewalzt wird, da sonst das Malpapier reißen kann.

**Teilschritt 5:** Nun wird das Papier mit Schwung von der Glasplatte gezogen. Durch das Abziehen entstehen schöne Zugspuren, auch die Leerflächen haben ihren Reiz. Nun beginnt der Prozess von vorne. Es ist ratsam, die Schaumstoffwalzen gut auszuwaschen und auszudrücken, damit sie möglichst wenig feucht sind und das folgende Bild auch schön werden kann. Der Maler signiert das Bild.

**Schlussphase:** Nun werden die Bilder hinter ein Passepartout gelegt und betrachtet. Die Gruppe bestaunt die einzelnen Ergebnisse, beschreibt, was zu sehen ist, und interpretiert (➤ Abb. 7.5).

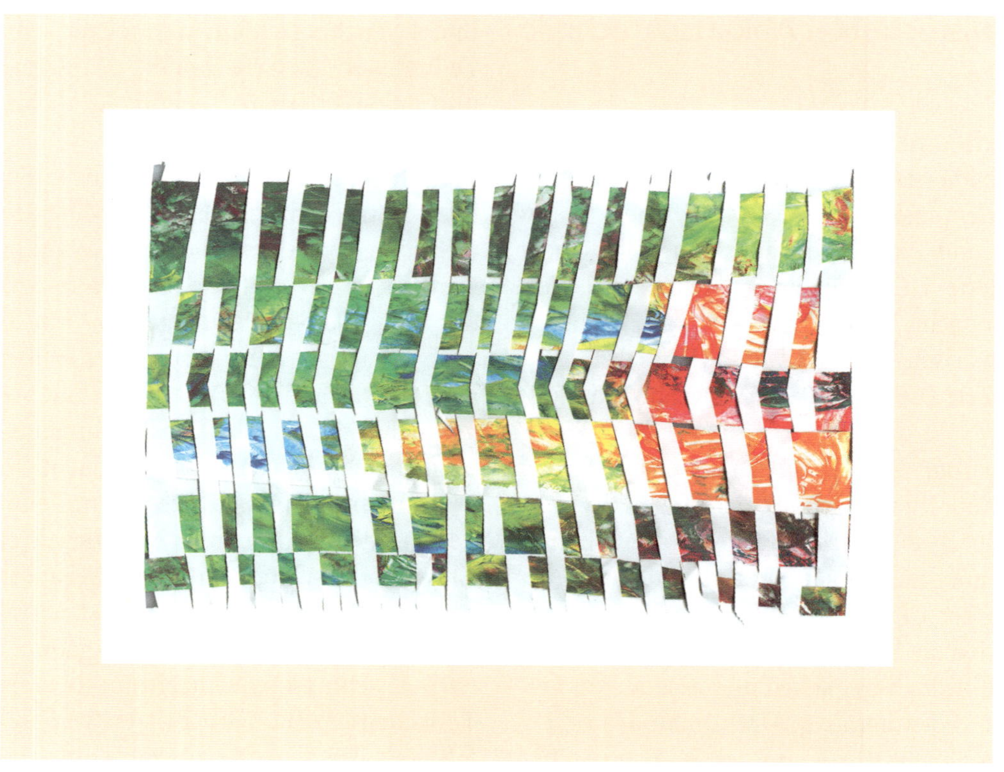

**Abb. 7.6** Papierweben (von Elfriede Spenst)



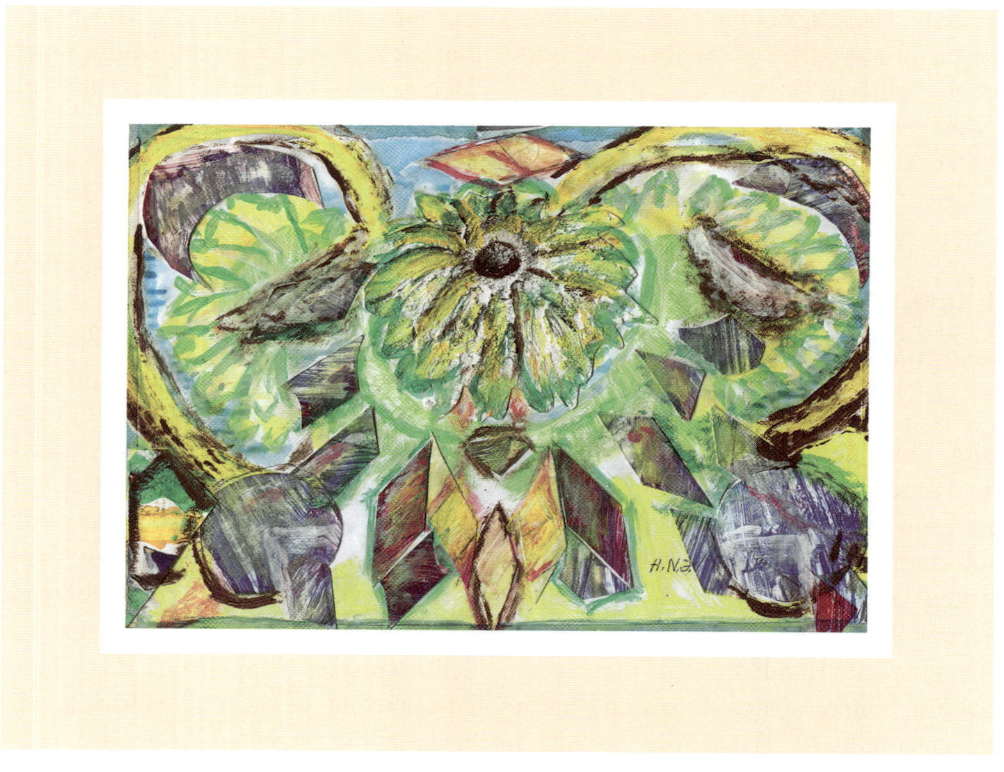


**Abb. 7.7** Collage-Technik (von Hannel Nitschke-Illg)

## Weitere Möglichkeiten der Abklatschtechnik

### Papierweben

Ein DIN-A3-Papier wird der Breite nach vorsichtig halbiert. Dabei darf das Papier nicht gefaltet bzw. abgetrennt werden! Danach schneiden die Teilnehmer mit der Schere gerade oder wellenförmige Einschnitte in das Papier. Je unregelmäßiger die Einschnitte sind, desto interessanter wird das Ergebnis sein! Es sollte ein Rand wie bei einem Passepartout stehen bleiben, der nicht eingeschnitten ist. Aus den Abklatschbildern schneidet man nun farblich interessante Streifen (etwa 4 cm breit) aus. Jetzt wird das eingeschnittene Papier wieder glatt gestrichen und vor die Teilnehmer auf das Malbrett gelegt. Danach können sie die Streifen in das eingeschnittene Papier einweben (➤ Abb. 7.6). Die eingewebten Papierstreifen werden nun mit einem Klebestift auf der Rückseite festgeklebt. Besonders schön wirken die Bilder, wenn man buntes DIN-A3-Tonpapier verwendet, das farblich auf die Papierstreifen abgestimmt ist. Aus den Papierresten lassen sich auch kleinere „Miniaturbilder“ herstellen, die dann als Grußkarte oder Menükarte in der Einrichtung zur Geltung kommen können. Hierfür kann man die im Handel zu erwerbenden Grußkarten-Passepartouts verwenden.

**! TIPPS ZUR DURCHFÜHRUNG**

Ist ein Papierstreifen gewebt, brauchen die meisten Teilnehmer Unterstützung, um einen „gegengleichen Einstieg“ in den weiteren Verlauf des Webens zu finden.

### Collage-Technik

Eine andere Möglichkeit, mit den entstandenen Abklatschbildern weiterzuarbeiten, bietet die Collage-Technik. Aus den Abklatschbildern schneiden die Teilnehmer Teile oder Formen aus, die sie dann z. B. zu einer Landschaft, einer Fantasieblume, einer Blumenwiese oder einem Tier neu auf dem Papier anordnen. Liegt die Anordnung fest, werden die Papierdetails mit einem Klebestift festgeklebt. Der Hintergrund kann mit verdünnter Gouache-Farbe mit dem Pinsel oder der Schaumstoffwalze gestaltet werden (➤ Abb. 7.7). Nach meiner Erfahrung schätzen die Teilnehmer es sehr, wenn man mit Resten ressourcenorientiert weiterarbeitet. Es macht ihnen viel Freude, aus den Resten interessante Farbstellen herauszusuchen und diese wieder neu anzuordnen, denn es ist eine Erfahrung, die sie ihr Leben lang gemacht haben: aus etwas Altem etwas Neues herzustellen.

**! TIPPS ZUR DURCHFÜHRUNG**

Haben Sie Mut, die Teilnehmer auch zu abstrakten Farb- und Form-Collagen zu ermutigen. Besonders schwächeren Teilnehmern fällt dieses leichter. Stellen Sie diese Vorgehensweise unter ein spielerisches Thema, wie z. B. „Farb- und Formenspielerei“. Sie können gemeinsam mit den Teilnehmern interessante Titel für diese Bilder suchen und werden staunen, was da alles benannt wird!

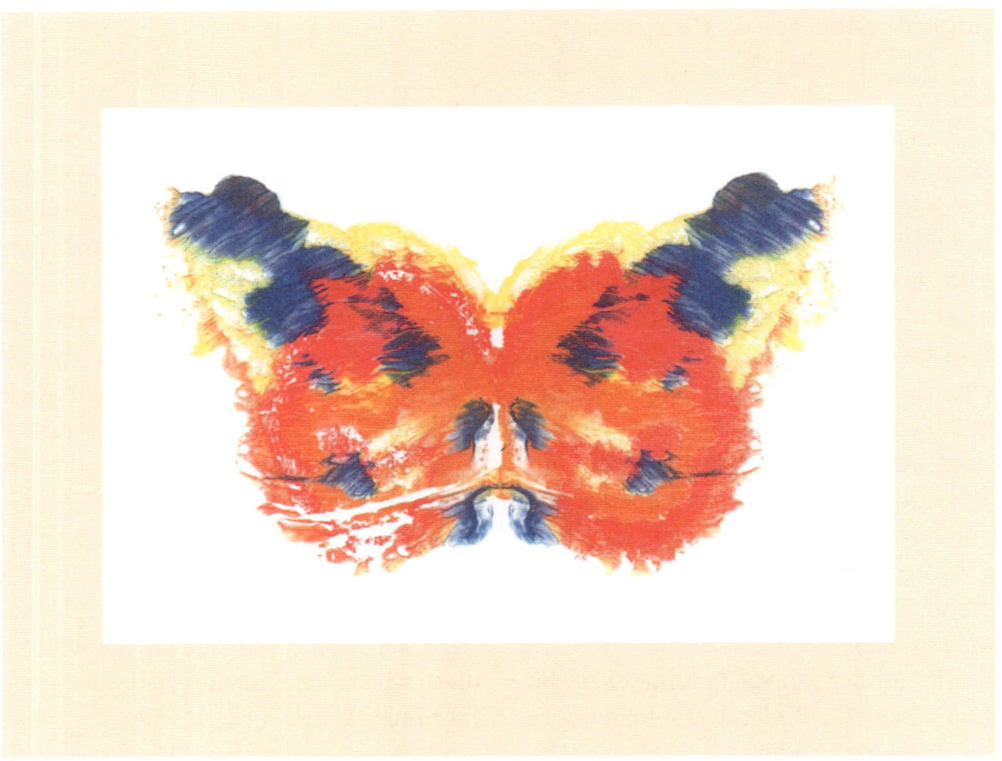

**Abb. 7.8** Schmetterling – Rorschachtest



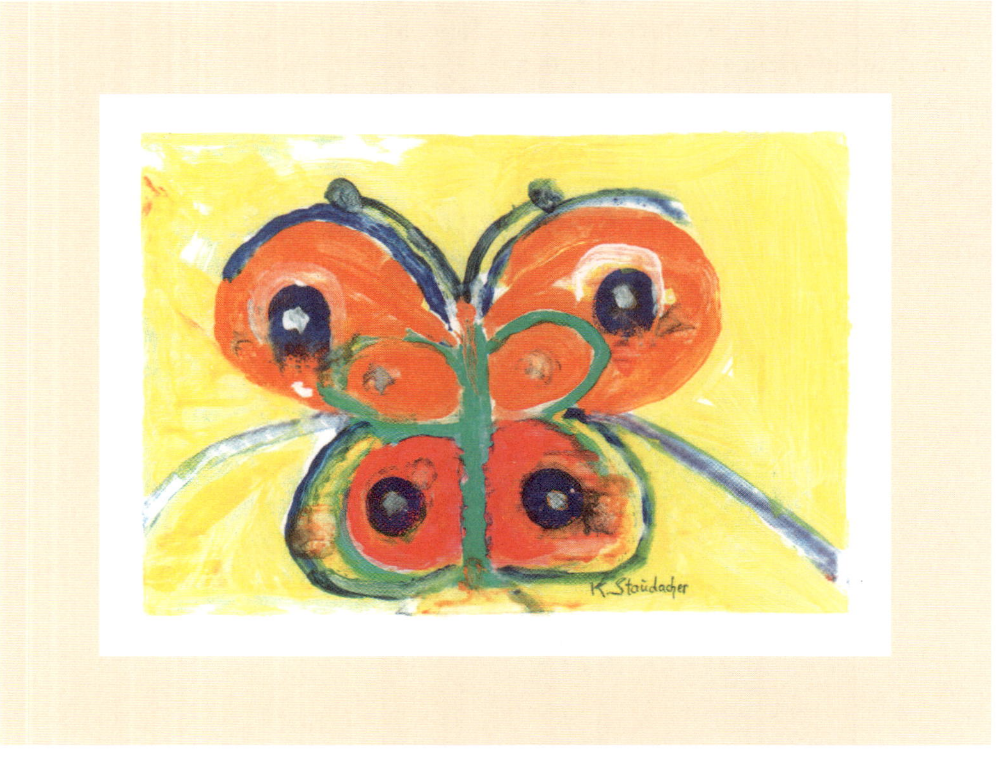


**Abb. 7.9** Schmetterling (gemalt von Kurt Staudacher)

## 7.4 Zufallstechnik: „Bunte Schmetterlinge“

**Man braucht:** Pro Person: ein Wasserglas, ein Malbrett, Malpapier DIN A3, Klebeband, eine Schürze, flache Borstenpinsel, z. B. Nr. 8, 14, 16, eine Schaumstoffwalze und eine Farbwanne, einen Malteller, Papiertücher, Gouache-Farben, Anschauungsmaterial Kalenderbilder, Postkarten mit Schmetterlingsmotiven, Tischstaffelei, CD, CD-Player.

**Durchführung:** Bei dieser Technik arbeiten die Teilnehmer beidhändig mit Ölkreiden. Es werden zwei Halbkreise nebeneinander gemalt, dadurch entsteht ein Schmetterling, der für eine freie Schmetterlingsgestaltung als Formgrundlage genommen werden kann oder einfach nur als Vorübung dient. Ich begleite das Malen sprachlich, indem ich sage: „Von innen nach außen – von außen nach innen.“ Mehrmals wiederhole ich diesen Spruch, bis die Teilnehmer die Form auf dem Papier ein- bis zweimal gut getroffen haben, dann beende ich die sprachliche Begleitung des Malens.

**Einstieg und Einstimmung:** Wir betrachten Kalenderbilder und Postkarten mit Schmetterlingsmotiven. Dann zählen wir verschiedene Schmetterlingsarten auf und unterhalten uns über die Entwicklung von der Raupe zum Schmetterling und tauschen Erlebnisse aus.

**Teilschritt 1:** Ein DIN-A3-Papier wird im Querformat genommen, auf die Hälfte zusammengefaltet und gleich wieder aufgefaltet.

**Teilschritt 2:** Die Teilnehmer suchen sich zum Beispiel vier verschiedene Farben aus, die ich auf den Malteller gebe. Dann verteilen sie mit dem Pinsel die Farbe in Form von zufälligen Farbklek-sen auf eine Papierhälfte.

**Teilschritt 3:** Danach wird das Papier zusammengefaltet. Die Teilnehmer streichen nun über das gefaltete Papier und verteilen dabei die Farbe auf der Innenfläche des Blattes.

**Teilschritt 4:** Das Papier wird jetzt mit Schwung aufgefaltet, es entsteht ein schöner Schmetterling, der dann anschließend von den Teilnehmern mit Gouache-Farben ausgestaltet werden kann. Körper und Fühler werden ergänzt. Man kann auch Korken als Druckstempel anbieten, um ein Muster wie bei einem Pfauenauge o. Ä. zu erzielen.

**Teilschritt 5:** Der Hintergrund wird mit stark verdünnter Farbe, z. B. zartem Gelb, mit einem dicken Pinsel ausgemalt oder mit der Schaumstoffwalze ausgewalzt. Es kann sich hier auch ein kräftiger Hintergrund z. B. in Blau anbieten. Oftmals sind die Teilnehmer von der Zufallstechnik so begeistert, dass sie mehrere Bilder ausprobieren wollen. Dann kann auch auf die Ausgestaltung verzichtet oder dies als Thema der folgenden Malstunde angeboten werden. Der Maler signiert das Bild.

**Schlussphase:** Nun werden die Bilder vom Malbrett abgelöst, hinter ein Passepartout gelegt und betrachtet. Die Gruppe bestaunt die einzelnen Ergebnisse (➤ Abb. 7.8, ➤ Abb. 7.9). Da die Technik meistens pro Teilnehmer mehrere schöne Bildexemplare ergibt, kann wie folgt mit den Bildern weitergearbeitet werden:

- Das Bild mit dem Schmetterling kann laminiert und danach ausgeschnitten und anschließend an einem etwa einem Meter langen Holzstab mit etwas Draht mittig befestigt werden. Schon ist ein dekorativer Gartenstecker entstanden, der den Garten oder Eingangsbereich des Seniorenheims schmücken kann.
- Eine weitere Idee wäre, das laminierte Schmetterlingsbild als Platzset im Essbereich zu nutzen.

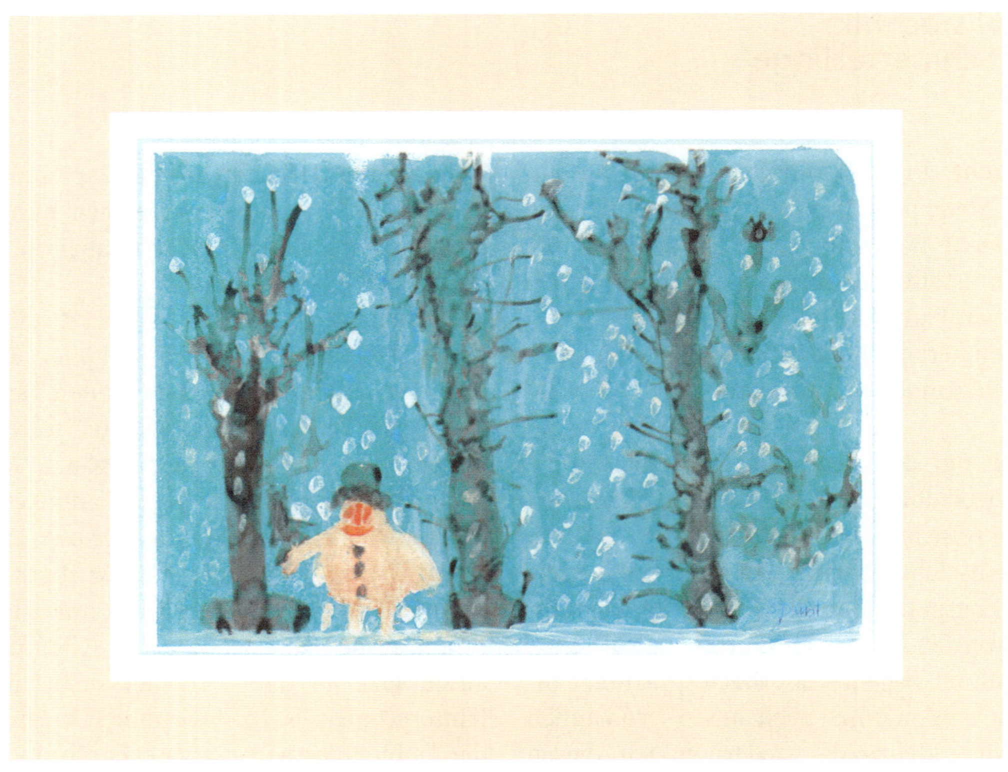

**Abb. 7.10** Gedichtgestaltung mit Pustetechnik und freier Zeichnung (gemalt von Elfriede Spenst)

## 7.5 Malen zum Gedicht

**Man braucht:** Pro Person: ein Wasserglas, ein Malbrett, Malpapier DIN A3, Klebeband, eine Schürze, flache Borstenpinsel, z. B. Nr. 8, 14, 16, eine Schaumstoffwalze und eine Farbwanne, einen Malteller, Papiertücher, Gouache-Farben, Tischstaffelei, CD, CD-Player. Das Anschauungsmaterial stellt in diesem Fall der Inhalt des Gedichtes dar.

**Durchführung:** Ältere Menschen hören oftmals sehr gerne Gedichte und können viele noch auswendig aufsagen, mitsprechen oder sich zumindest teilweise daran erinnern. Dies ist auch bei schwächeren Teilnehmern zu beobachten. Aus diesem Grund bietet es sich an, den Inhalt bekannter Gedichte zu malen. Ich habe in der Praxis erlebt, dass sich die Teilnehmer auch gerne auf kurze moderne Märchen oder neuere Gedichte einlassen. Das hier verwendete Gedicht „Ein Winterbild" lässt die Senioren schmunzeln. Auch ein wichtiger Aspekt, wie ich finde.

**Einstieg und Einstimmung:** Das Gedicht wird mehrmals vorgelesen und der Inhalt nacherzählend besprochen.

**Teilschritt 1:** Ich teile die Malteller, bestückt mit den Farben Weiß, Blau, Schwarz, Braun und Orange, aus.

**Teilschritt 2:** Die Teilnehmer malen das, was sie aus dem Gedicht noch in Erinnerung haben bzw. was wir im Gespräch zusammengetragen hatten. Ich rege die Teilnehmer an, zuerst mit dem kahlen Baum zu beginnen und einen Baumstamm anzulegen, der bis zum Boden geht und sich in der oberen Hälfte verästelt.

**Teilschritt 3:** Nun werden zwei Spatzen gemalt.

**Teilschritt 4:** Danach wird der Hintergrund mit blauer Farbe mit der Schaumstoffwalze angelegt.

**Teilschritt 5:** Individuell können die Teilnehmer noch Ergänzungen malen, die ihnen zum Thema „Winter" einfallen, wie z. B. Schneeflocken, einen Schneemann o. Ä. Der Maler signiert das Bild.

**Schlussphase:** Das Gedicht wird nochmals wiederholt. Nachdem die Bilder vom Malbrett abgelöst wurden, legen wir sie hinter ein Passepartout und betrachten sie. Die Gruppe bestaunt die einzelnen Ergebnisse. Beim Aushängen der Bilder in der „Bewohnergalerie" hefte ich das Gedicht zu den Bildern. So wird auch für Besucher der Einrichtung der literarische Inhalt der Bilder sichtbar (➢ Abb. 7.10).

**Ein Winterbild**

*Ich male mir ein Bild vom Winter!*
*Einen kahlen Baum mit Schnee darauf*
*und dahinter.*
*Schneeflocken tanzen,*
*alles wird weiß*
*– UND! – – LEIS!*
*Selbst die Spatzen, die sonst so viel schwatzen –*
*Rücken zusammen auf dem kahlen Geäst –*
*Wärmen sich und halten Ruh'*
*So wie ich – und du*

Heike Lutzeyer

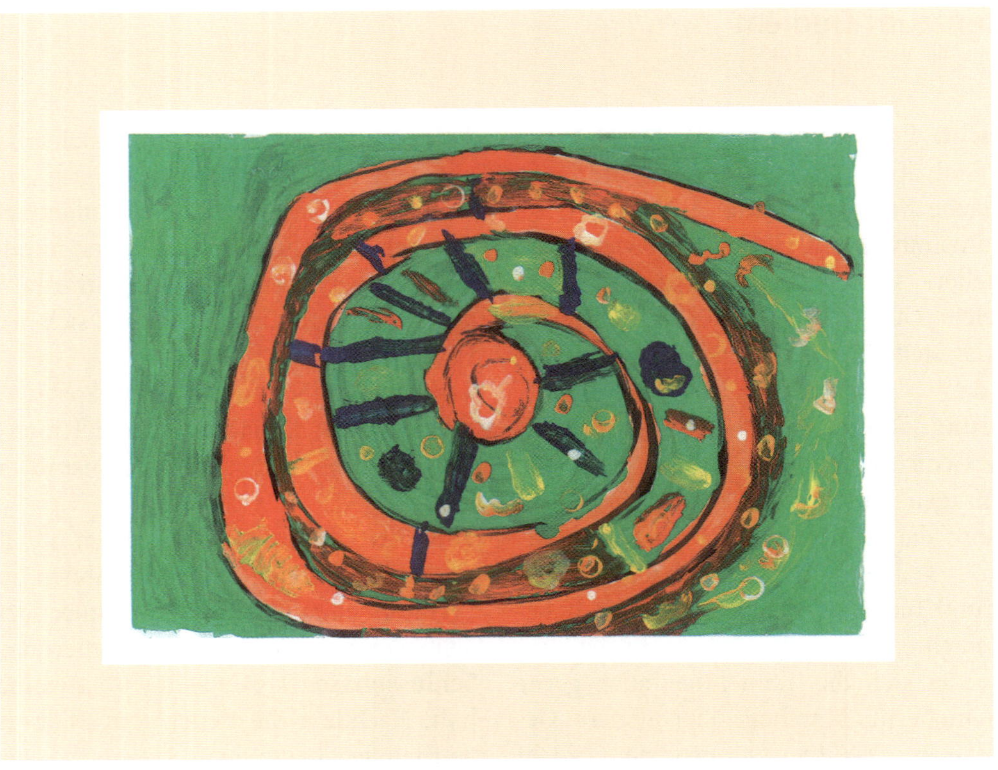

**Abb. 7.11** Hundertwasser-Spirale (gemalt von Elfriede Spenst)

## 7.6 Edding-Technik 1 – Künstlerporträt Friedensreich Hundertwasser: „Die Spirale"

**Man braucht:** Pro Person: ein Wasserglas, ein Malbrett, Malpapier DIN A3, Klebeband, eine Schürze, flache Borstenpinsel, z. B. Nr. 8, 14, 16, eine Schaumstoffwalze und eine Farbwanne, einen dicken Eddingstift, einen Malteller, Papiertücher, Gouache-Farben, Anschauungsmaterial: Bildband von Friedensreich Hundertwasser (Rand 1991), Tischstaffelei, CD, CD Player.

**Durchführung:** Die Spirale als Symbol von Leben und Tod ist bereits in der Kinderzeichnung als Formation vorhanden. Sie ist ein Symbol, das uns Menschen ein Leben lang begleitet. Friedensreich Hundertwasser hat unzählige Bilder mit diesem Motiv versehen.

**Einstieg und Einstimmung:** Die Teilnehmer betrachten Bilder des Künstlers Friedensreich Hundertwasser – Spiralbilder und auch andere. Im Gespräch arbeiten wir die Besonderheiten dieser Bilder heraus, z. B. dass immer wieder silberne oder goldene Flächen eingearbeitet sind und die Detailgröße unterschiedlich gestaltet ist.

**Teilschritt 1:** Die Teilnehmer malen mit dem Eddingstift eine blattgroße Spirale auf das Malpapier.

**Teilschritt 2:** Gestalterische Details werden nun mit dem Eddingstift gemalt.

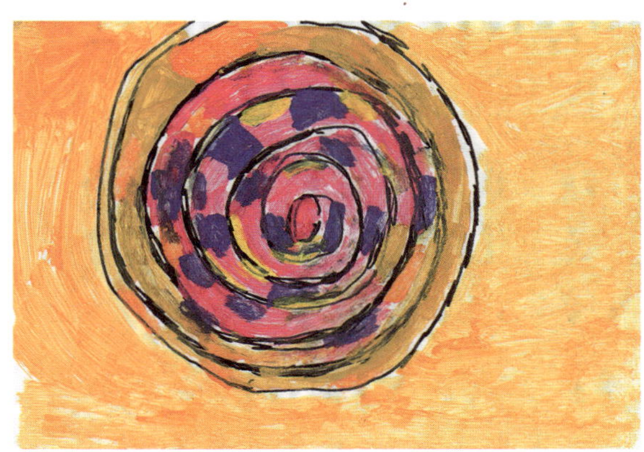

(gemalt von Elfriede Spenst)

**Teilschritt 3:** Nun beginnen die Teilnehmer, die Spirale farblich auszugestalten. Ich weise darauf hin, dass die Farben sich innerhalb der Spirale auch „ablösen" können.

**Teilschritt 4:** Zusätzliche Details werden gemalt. Ich gebe den Impuls, die neu entstandenen Elemente mit dem Eddingstift zu umrahmen.

**Teilschritt 5:** Aus Gold- oder Silberfolie (alternativ Alufolie) werden nun Kreise o. Ä. ausgeschnitten und mit einem Klebestift auf das getrocknete Papier aufgeklebt. Das Bild wird vom Maler signiert.

**Schlussphase:** Nun werden die Bilder vom Malbrett abgelöst und hinter ein Passepartout gelegt und betrachtet. Die Gruppe bestaunt die einzelnen Ergebnisse (➤ Abb. 7.11).

### ! TIPPS ZUR DURCHFÜHRUNG

Den meisten Teilnehmern fällt es leichter, die Spirale von innen nach außen hin anzulegen als von außen nach innen. So kann der zur Verfügung stehende Platz auf dem Papier besser kalkuliert werden. Besonders wichtig ist es, bereits in der Anfangsphase darauf hinzuweisen, dass auch bei Hundertwasser nicht alle Spiralen rund waren. Dies erleichtert den Teilnehmern die Durchführung, da sie nicht unter Druck geraten, eine absolut gleichmäßige Spirale malen zu müssen. Ebenso empfiehlt es sich, den Teilnehmern auf einem Probeblatt die Möglichkeit des schwungvollen Ausprobierens zu geben.

### WEITERFÜHRENDE TECHNIKEN/VARIANTEN

Auch über das Thema Formenzeichnen kann diese Form spielerisch zur Musik erarbeitet werden. Hierbei malen die Teilnehmer zur Musik mehrere Spiralen mit Ölkreiden übereinander. Ebenso ist es möglich, mit einem Tanzband Spiralen zur Musik in die Luft zu zeichnen. Diese vorbereitenden Übungen haben sich in der Praxis sehr bewährt, da die Teilnehmer unbeobachtet und spielerisch die Form erfassen können, sich buchstäblich in die Form einschwingen können (➤ Kap. 13).

7

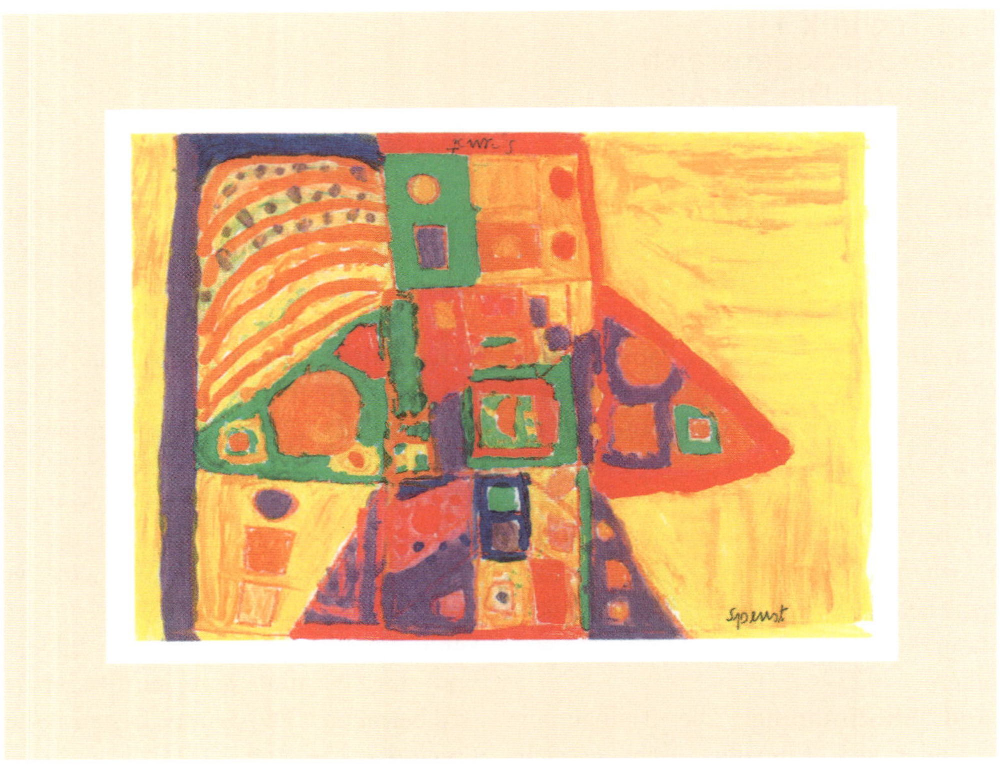

**Abb. 7.12** Hundertwasser Haus/Formen (gemalt von Elfriede Spenst)



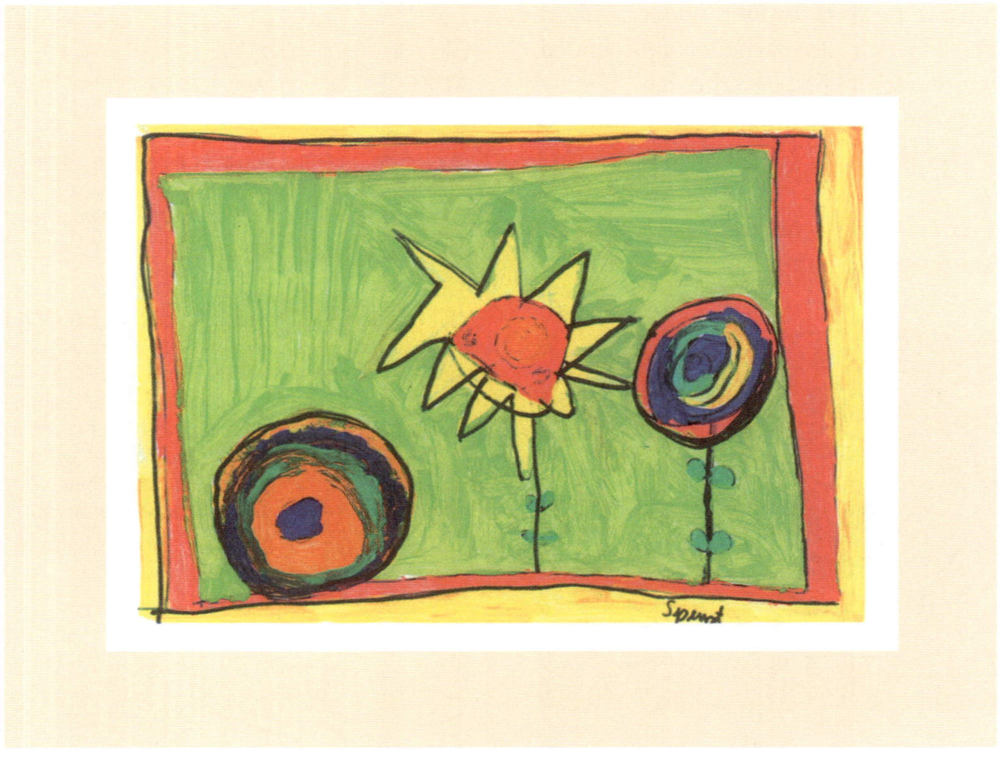

**Abb. 7.13** Hundertwasser Blumen (gemalt von Elfriede Spenst)

## 7.7 Edding-Technik 2 – Künstlerporträt Friedensreich Hundertwasser: „Der Garten"

**Man braucht:** Pro Person: ein Wasserglas, ein Malbrett, Malpapier DIN A3, Klebeband, eine Schürze, flache Borstenpinsel, z. B. Nr. 8, 14, 16, eine Schaumstoffwalze und eine Farbwanne, einen dicken Eddingstift, einen Malteller, Papiertücher, Gouache-Farben, Anschauungsmaterial: Bildband von Friedensreich Hundertwasser (Rand 1991), Tischstaffelei, CD, CD-Player.

**Durchführung:** Die Edding-Technik ist eine Technik, die von den Teilnehmern immer wieder eingefordert wird. Da manche Teilnehmer sehr schlecht sehen, bietet ihnen das Malen eines Motivs mit schwarzem Eddingstift eine optimale Ausgangssituation. Die Formen und Motive können durch den schwarzen Umriss gut gesehen und somit präzise ausgemalt werden. Auch das „überdimensionale" Darstellen, z. B. von Früchten und Blüten, kommt ihnen sehr entgegen. Es muss nichts realistisch dargestellt werden. So entsteht für die Teilnehmer eine freudige und entspannte Malatmosphäre.

**Einstieg und Einstimmung:** Die Teilnehmer betrachten Bilder des Künstlers Friedensreich Hundertwasser (➢ Abb. 7.12). Im Gespräch arbeiten wir die Besonderheiten dieser Bilder heraus, z. B. dass immer wieder silberne oder goldene Flächen eingearbeitet sind und die Detailgröße unterschiedlich gestaltet ist.

**Teilschritt 1:** Die Teilnehmer malen mit einem schwarzen Eddingstift z. B. Blumen oder Früchte des Gartens in überdimensionierter Größe (➢ Abb. 7.13).

**Teilschritt 2:** Gestalterische Details werden nun mit dem Eddingstift bei den Früchten oder Blumen eingezeichnet (➢ Abb. 7.14).

**Teilschritt 3:** Dann werden die einzelnen Früchte mit bunten Gouache-Farben ausgemalt.

**Teilschritt 4:** Zusätzliche Details werden gemalt. Ich gebe den Impuls, die neu entstandenen Elemente mit dem Eddingstift zu umrahmen.

**Teilschritt 5:** Aus Gold- oder Silberfolie (alternativ Alufolie) werden nun Kreise o. Ä. ausgeschnitten und mit einem Klebestift auf das getrocknete Papier aufgeklebt. Das Bild wird vom Maler signiert.

**Schlussphase:** Nun werden die Bilder vom Malbrett abgelöst und hinter ein Passepartout gelegt und betrachtet. Die Gruppe bestaunt die einzelnen Ergebnisse.

**Ergänzungsmaterial:** Details werden mit einem Lackstift in Gold oder Silber gestaltet.

Friedensreich Hundertwasser bietet uns eine Fülle an Themen an, die wir mit den Senioren über eine längere Zeitspanne malen können: vom Formenzeichnen der Spirale (➢ Kap. 13.5) über Spiralbilder (➢ Kap. 7.6), Blumen und Früchte – wie in der hier beschriebenen Edding-Technik – oder auch die Themen Städte, Häuser, Türme, Formen, wie in der folgenden beschriebenen Kratztechnik mit Gouache-Farben (➢ Kap. 7.8) erläutert. Das bietet genügend Material, um eine Ausstellung zusammenzustellen. In diesem Zusammenhang sind die Themen „Vorbereitende Malschwungübung/Formenzeichnen zur Musik" (➢ Kap. 13) und die „Vorbereitung einer Ausstellung" (➢ Kap. 15) wichtig.

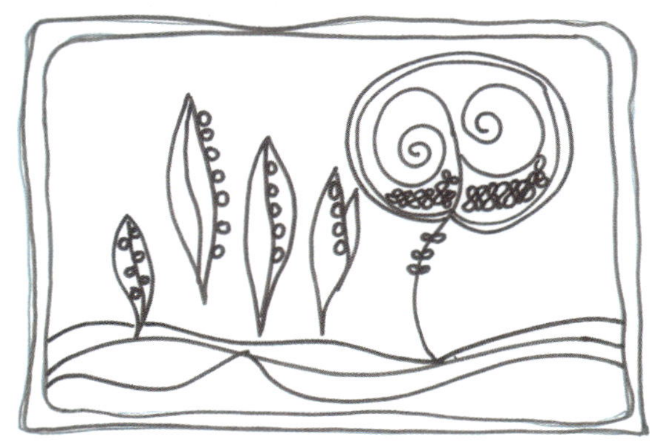

**Abb. 7.14** Hundertwasser Erbsen / Früchte (Edding-Zeichnung)

7

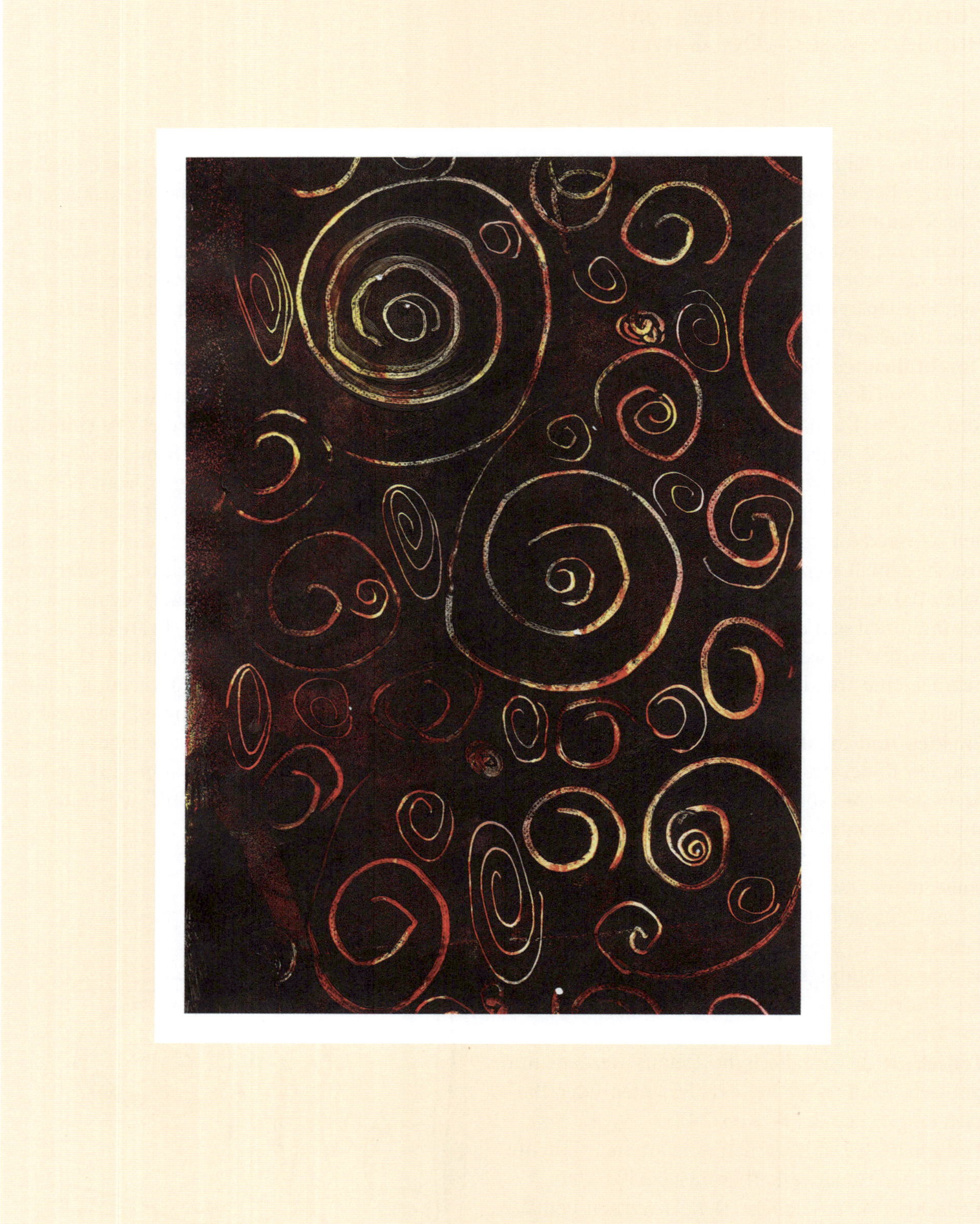

**Abb. 7.15** Kratztechnik (gemalt von Lina Lutzeyer)

## 7.8 Kratztechnik mit Gouache-Farben

**Man braucht:** Pro Person: ein Wasserglas, ein Malbrett, Malpapier DIN A3, Klebeband, eine Schürze, flache Borstenpinsel, z. B. Nr. 8, 14, 16, eine Schaumstoffwalze und eine Farbwanne, einen Malteller, Papiertücher, Gouache-Farben, alte Kämme, Malspachtel, Anschauungsmaterial: Bilder von Friedensreich Hundertwasser, Kunstdrucke etc., Tischstaffelei, CD, CD-Player.

**Durchführung:** Diese Technik ist uns von der Durchführung mit Ölkreiden bekannt. Da aber die Durchführung mit Ölkreiden einen viel zu hohen Kraftaufwand für die Teilnehmer erfordern würde, findet sich in der Variation mit Gouache-Farben ein adäquater Vertreter. Die Bilder leuchten wunderbar und lassen die Teilnehmer staunen, wenn plötzlich durch das Herauskratzen der Farbe, z. B. mit dem Pinselende oder dem Malspachtel, die bunten Farben wieder erscheinen.

**Einstieg und Einstimmung:** Wir betrachten die von mir gemalten Beispielbilder der Kratztechnik. Dabei ist es wichtig, von jedem „Kratzmedium" ein Beispielbild zu haben. Man kann mit den Teilnehmern nun das entstandene Muster dem jeweiligen Kratzmedium zuordnen. Das ist ein nettes Ratespiel und fordert die Teilnehmer heraus. Welcher Gegenstand hinterlässt diese Spur?

**Teilschritt 1:** Das Bild wird mit leuchtenden Farben willkürlich eingewalzt. Man kann die Farbwalzen gut unter den Teilnehmern austauschen, so muss man sie nicht jedes Mal auswaschen.

**Teilschritt 2:** Nach der Trocknungsphase wird das Bild ganz mit schwarzer oder dunkelblauer Farbe eingewalzt.

**Teilschritt 3:** Es folgt eine kürzere Trocknungsphase, bei der die Farbe leicht antrocknet.

**Teilschritt 4:** Nun kann mit Kämmen, dem Pinselende, dem Malspachtel oder alternativen Kratzmedien ein interessantes Muster auf das Bild gezeichnet, beziehungsweise herausgekratzt, werden. Die schwarze Farbe wird somit teilweise herausgekratzt, teilweise bleibt sie bestehen und bildet somit einen interessanten Kontrast zu den wieder neu aufgetauchten bunten Farben. Thematisch können z. B. Spiralen oder Häuser, Städte oder Pflanzen mit dieser Technik ausdrucksstark dargestellt werden.

Ebenso ist eine abstrakte Umsetzung der Technik möglich. Dann werden vor allem Formen und Spuren herausgearbeitet, wobei eher der spielerische Umgang mit den unterschiedlichen Kratzmedien im Vordergrund steht. Es wäre auch gut denkbar, zuerst ein abstraktes Bild zu gestalten, um den Teilnehmern die Handhabung mit den unterschiedlichen Kratzmedien vertraut zu machen, und in einem zweiten Schritt, einer nächsten Malstunde, zu einer gegenständlichen Darstellung zu gelangen. Der Maler signiert das Bild.

**Schlussphase:** Nun werden die Bilder vom Malbrett abgelöst und hinter ein Passepartout gelegt und betrachtet. Die Gruppe bestaunt die einzelnen Ergebnisse (➤ Abb. 7.15).

**! TIPPS ZUR DURCHFÜHRUNG**

Besonders in der dunklen Jahreszeit spricht diese Gestaltung die Teilnehmer sehr an. Hinter dem Dunkel leuchtet das Bunte hervor, eine Möglichkeit, auch über biografisch bedingte dunkle Zeiten ins Gespräch zu kommen und darüber, wie es wieder hell und bunt geworden ist.

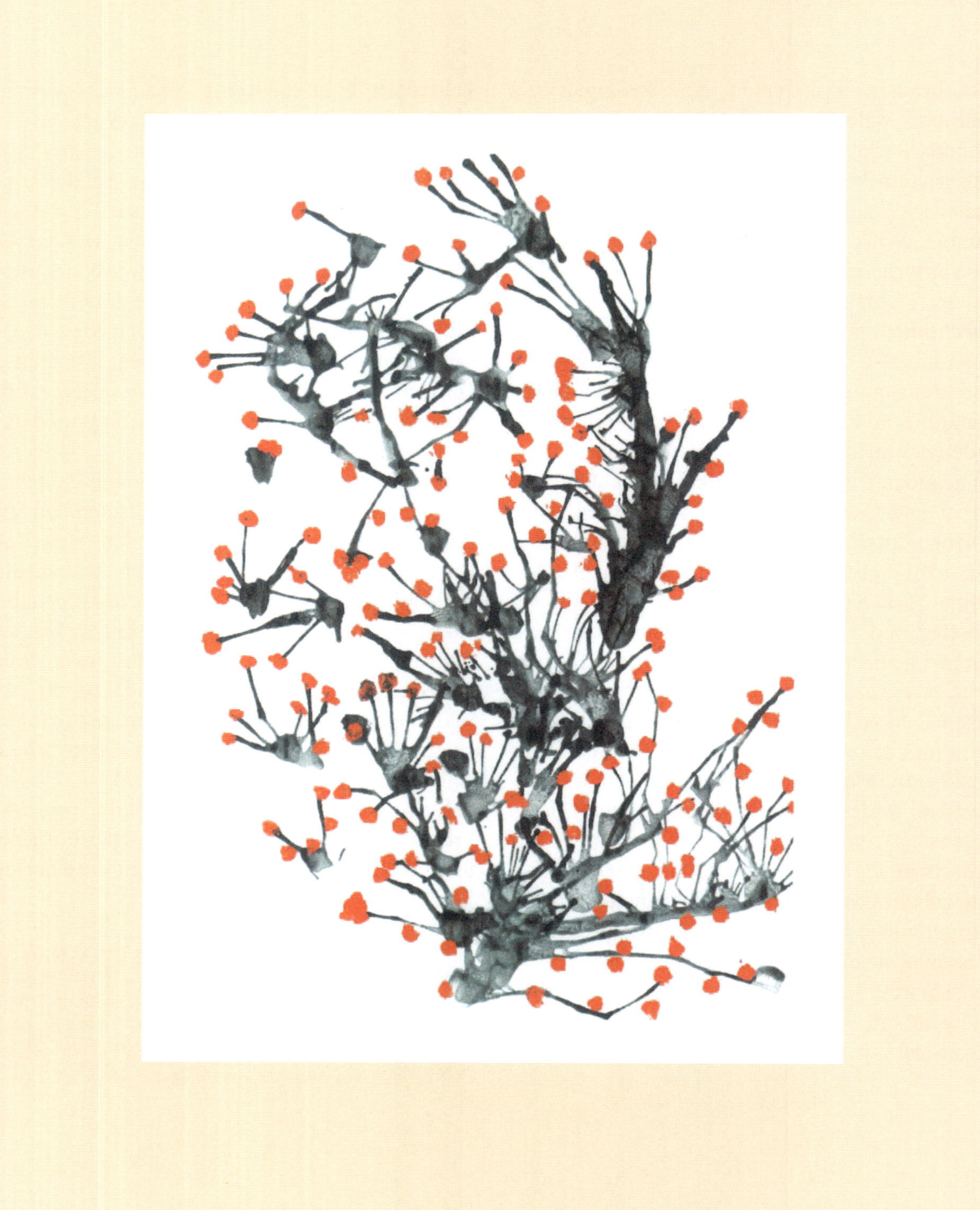

**Abb. 7.16** Japanischer Beerenzweig (gemalt von Elfriede Spenst)

## 7.9 Pustetechnik

**Man braucht:** Pro Person: ein Wasserglas, ein Malbrett, Malpapier DIN A3, Klebeband, eine Schürze, zwei Trinkhalme, flache Borstenpinsel, z. B. Nr. 8, 14, 16, eine Schaumstoffwalze und eine Farbwanne, einen Malteller, Papiertücher, Gouache-Farben, Anschauungsmaterial: Beerenzweig, Kalenderbilder, Kunstdrucke etc., Tischstaffelei, CD, CD-Player.

**Durchführung:** Diese Technik ist die lustigste Technik überhaupt. Ich habe mich jahrelang gescheut, sie anzubieten, da ich sie für gefährlich gehalten habe. Die Praxis gab mir nicht recht – die Teilnehmer pusteten aus Leibeskräften, es war lustig und sehr anregend, die eigene „Puste" unter Beweis zu stellen. So habe ich einmal mehr gelernt, den Menschen etwas zuzutrauen und sie nicht „künstlich zu schonen".

Vorsicht mit dieser Technik bei Asthmatikern!

**Einstieg und Einstimmung:** Wir betrachten das von mir gemalte Beispielbild und die Bilder von Beerenzweigen, japanische Kunstdrucke o. Ä.

**Teilschritt 1:** Stark mit Wasser verdünnte schwarze Gouache-Farbe wird mit einem Pinsel auf das Blatt gespritzt.

**Teilschritt 2:** Nun werden die Farbspuren von den Bewohnern mit dem Trinkhalm verpustet. Es entstehen dabei schöne Zufallsergebnisse, die sich auch mit anderen Techniken, z. B. dem Korkdruck, verbinden lassen. Anschließend muss eine kurze Trocknungszeit eingehalten werden, da es sonst im weiteren Verlauf zu unschönen Farbvermischungen kommen kann.

**Teilschritt 3:** Mit roter Farbe, die auf den Malteller gegeben wird, malen die Teilnehmer mit dem flachen Borstenpinsel Beeren an die Enden der Pustestellen.

**Teilschritt 4:** Um den Charme eines japanischen Bildes zu erhalten, würde ich empfehlen, dieses Mal auf die Hintergrundgestaltung zu verzichten und den Hintergrund weiß zu lassen. Der Maler signiert das Bild.

**Schlussphase:** Nun werden die Bilder vom Malbrett abgelöst, hinter ein Passepartout gelegt und betrachtet. Die Gruppe bestaunt die einzelnen Ergebnisse (➤ Abb. 7.16).

### ! TIPPS ZUR DURCHFÜHRUNG

Es ist unbedingt darauf zu achten, dass mit ungiftigen Farben gearbeitet wird, falls die Teilnehmer über den Trinkhalm damit in Kontakt kommen. Eine kurze Übung, bevor mit der Pustetechnik gestartet wird, ist empfehlenswert. Ich leite die Teilnehmer an, durch den Trinkhalm zu blasen und mit der Hand den Luftstrom zu spüren. Dann demonstriere ich auf einem Probeblatt den Abstand von Trinkhalm und Arbeitsblatt. Dies ist wichtig, denn je flüssiger die Farbe gemischt ist, desto leichter lässt sie sich mit dem Trinkhalm auseinanderpusten. Ist sie zu dickflüssig, gehen die Teilnehmer immer näher mit dem Trinkhalm an die Farbe. Dabei kann es dann passieren, dass durch die Macht der Gewohnheit am Trinkhalm gezogen statt gepustet wird. Ebenso wichtig ist es, die Gruppenmitglieder gut im Blick zu haben, um eine Überbeanspruchung zu vermeiden bzw. sehr motivierte Teilnehmer auch zu Pausen aufzufordern. Alternativ zum Trinkhalm und der eigenen Puste kann auch ein Fön zum Verteilen der Farbspuren verwendet werden.

### WEITERFÜHRENDE TECHNIKEN/VARIANTEN

Diese Technik lässt sich auch ebenso effektreich mit bunten Farben durchführen oder mit der Korkdrucktechnik kombinieren. Dann erinnert sie thematisch an Luftschlangen und Konfetti, eine Technik, die zur Karnevalszeit ihren Einsatz finden könnte. Auch kann das so gestaltete Bild als Grundlage für ein Schmuckblatt (➤ Kap. 10.9) dienen.

7

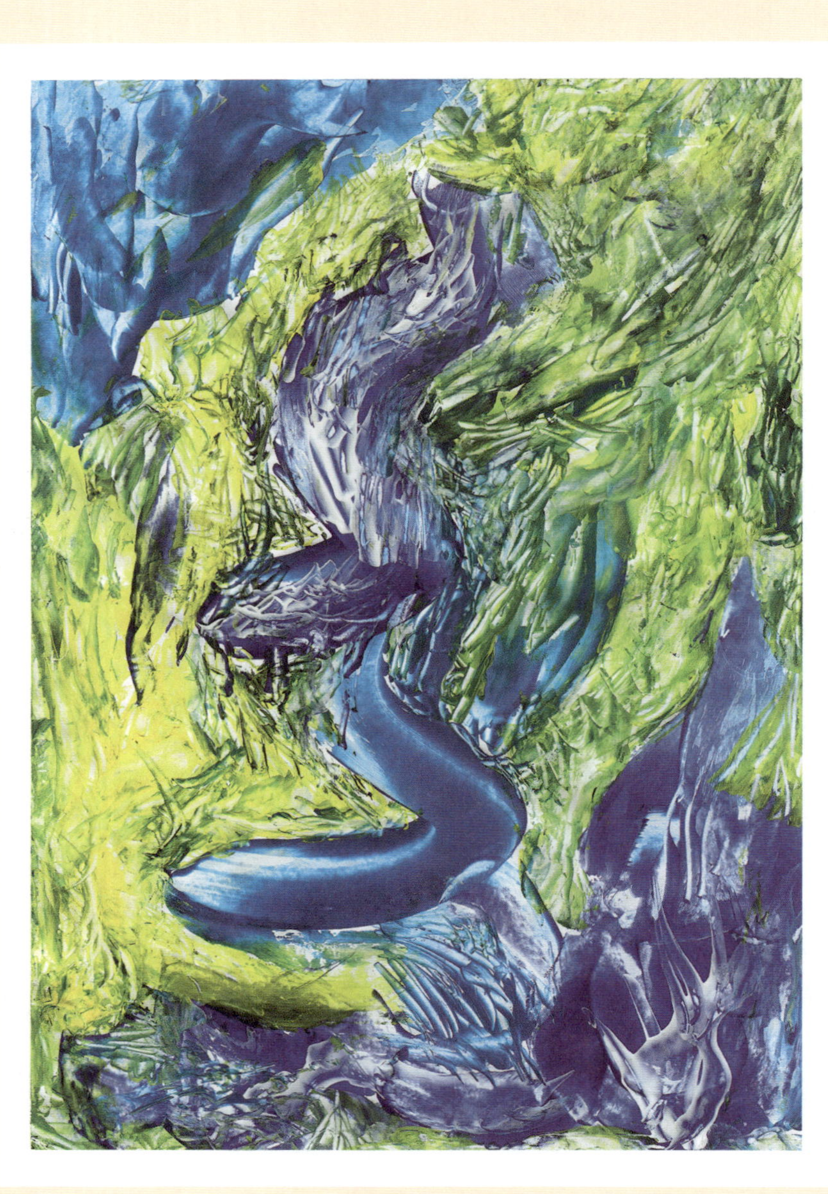

**Abb. 7.17** Moldau (gemalt von Marianne Foschiati)

## 7.10 Gouache-Bilder als Gemeinschaftswerk

### 7.10.1 Die Moldau – vertonte Lebensstationen musikalisch erzählt

**Man braucht:** Pro Person: ein Wasserglas, ein Malbrett, Malpapier DIN A3, Klebeband, eine Schürze, flache Borstenpinsel, z. B. Nr. 8, 14, 16, eine Schaumstoffwalze und eine Farbwanne, einen Malteller, Papiertücher, Gouache-Farben, Anschauungsmaterial: Bilder zu den Stationen der Moldau, Kalenderbilder, Kunstdrucke etc., Scheren, Klebstoff, Tischstaffelei, CD „Die Moldau“ von Smetana, CD-Player.

**Durchführung:** Das Malen eines Gemeinschaftsbildes hat den Vorteil, dass das Gruppengefühl durch das gemeinsame Gestalten gefördert wird. Auch schwächere Teilnehmer können in den Malprozess des Gemeinschaftsbildes gut integriert werden und kommen zu schönen Ergebnissen. Die hier vorgestellte biografische Annäherung an ein Musikstück würde ich jedoch für wenig beeinträchtigte Senioren empfehlen. Legt man den Fokus lediglich auf das Gestalten von Bildern und weniger auf den im Gespräch erarbeiteten biografischen Hintergrund, ist die Technik im Hinblick auf ein Gemeinschaftswerk auch mit schwächeren Teilnehmern machbar (➤ Kap. 5).

**Einstieg und Einstimmung:** Wir hören zur Einstimmung die Moldau von Smetana. Ich ermutige die Teilnehmer zum bewussten Hören der Komposition, indem ich die thematischen Stationen der Moldau ansage. Passend dazu werden Bildbeispiele gezeigt.

**Folgende musikalische Stationen kommen in der Komposition vor:**

- Die Quelle
- Die Jagdgesellschaft
- Die Bauernhochzeit
- Nymphenreigen im Mondenschein
- Stromschnellen
- Vysehrad – die mächtige Burg
- Breites Dahinströmen
- Die Mündung

**Teilschritt 1–2:** Nach ausgiebigem Betrachten der einzelnen Bildbeispiele sprechen wir über den biografischen Gehalt der Komposition. Folgende Gedanken können als Gesprächsimpuls dienen:

**Die Moldau – vertonte Lebensstationen musikalisch erzählt:**

- **Die Quelle:** Wo in meinem Leben beginnt Neues, fängt etwas zu sprudeln an, findet etwas einen zaghaften Durchbruch zu einem großen Strom?
- **Die Jagd:** Wo jage ich etwas hinterher, wo habe ich ein klares Ziel? Wo bin ich Gejagter, wo Opfer und wie begegne ich dieser Situation?
- **Die Hochzeit:** Wo in meinem Leben kommen gerade neue Dinge zusammen, was bewegt mich innerlich, wo vereinigen sich Elemente in meinem Leben, wo beginnt ein neuer Lebensabschnitt mit einem anderen Menschen? Wie stellt sich mir das dar, wie reagiere ich?
- **Die Stromschnellen:** Wo lauern Gefahr, Strudel, gefährliches Gewässer, in dem ich mich befinde, wie schütze ich mich, bringe mich in Sicherheit? Wer kann mich wie unterstützen?
- **Die Burg:** Wo finde ich Zuflucht, was und wer schützt mich?
- **Breites Dahinströmen:** Wo kann ich mich hingeben, loslassen, mich treiben lassen, auf ein Ziel zugehen, für vergangene Anstrengungen belohnt werden?
- **Die Mündung:** Wo habe ich ein Ziel erreicht, den Lauf vollendet, wo bin ich bei mir selbst angekommen und habe die eigene Mitte gefunden?

**Teilschritt 3:** Nun entscheidet sich jeder Teilnehmer für eine Station, die er malen möchte. Malteller mit den individuell gewünschten Farben werden nun bestückt und ausgegeben. Während des Malens hören wir noch einmal „Die Moldau“.

**Teilschritt 4:** Je nach Verlauf kann sich nun ein individuelles Gespräch über die gestaltete Station anschließen. Interessant ist auch die tiefenpsychologische Deutung dieser Symbole, dies kann man beispielsweise in Traumdeutungsbüchern nachlesen.

**Teilschritt 5:** Es besteht die Möglichkeit, die einzelnen Bilder zu einem Gemeinschaftsbild in Form eines Wandfrieses aufzukleben, dann kommen die

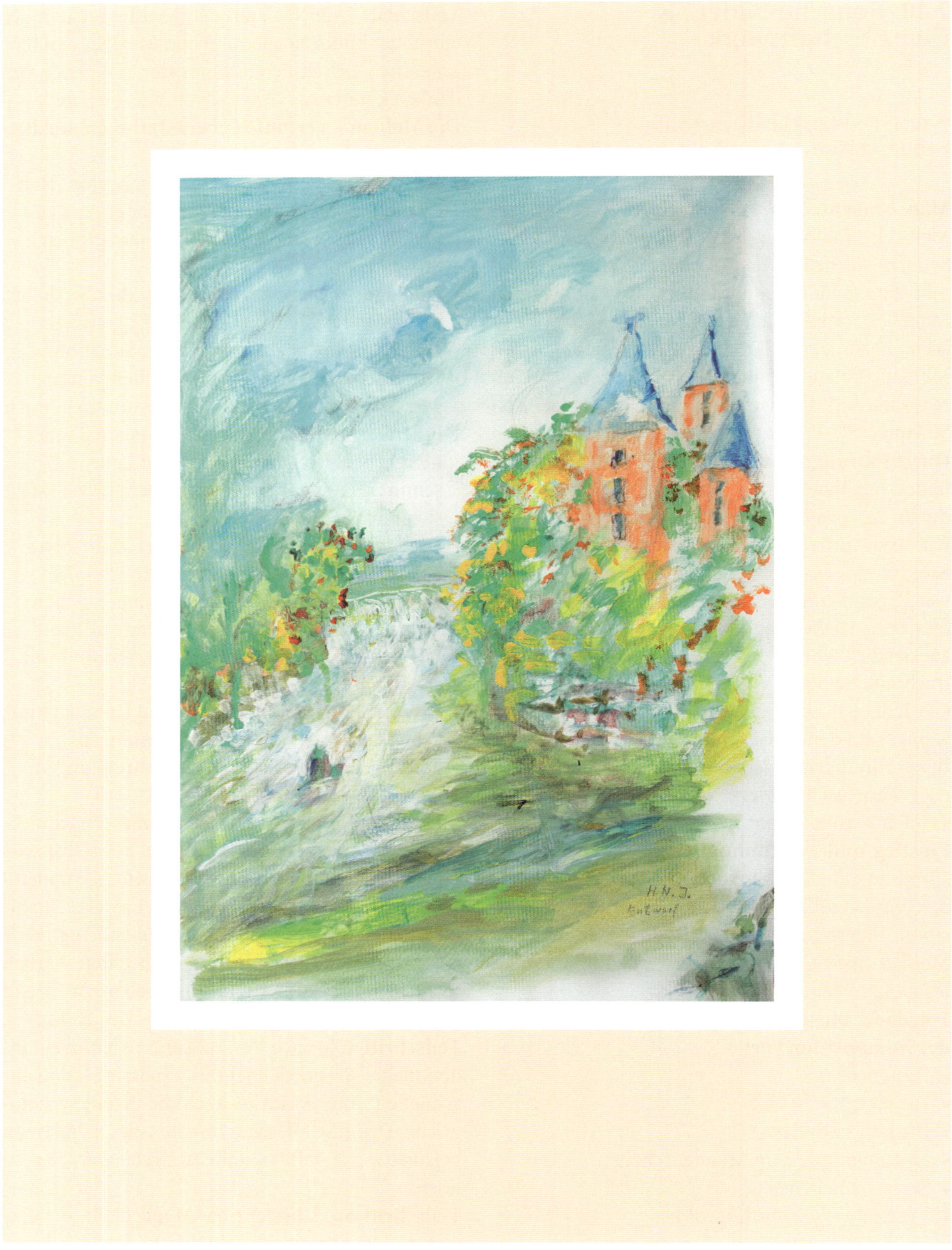


**Abb. 7.18** Burg und Fluss (gemalt von Hannel Nitschke-Illg)

einzelnen Stationen der Komposition schön zur Geltung. Fehlende Stationen können in einem weiteren Malangebot ergänzt werden. Es besteht aber auch die Möglichkeit, die Bilder an der Wand in der Reihenfolge der Komposition aufzuhängen.
**Teilschritt 6:** Der Maler signiert das Bild. Die Gruppe bestaunt die einzelnen Ergebnisse (➤ Abb. 7.18).

### 7.10.2 „Die vier Jahreszeiten" von Antonio Vivaldi

**Man braucht:** Pro Person: ein Wasserglas, ein Malbrett, Malpapier DIN A3, Klebeband, eine Schürze, flache Borstenpinsel, z. B. Nr. 8, 14, 16, eine Schaumstoffwalze und eine Farbwanne, einen Malteller, Papiertücher, Gouache-Farben, Anschauungsmaterial: Bilder von allen vier Jahreszeiten, Kalenderbilder, Kunstdrucke etc., Scheren, Klebstoff, Tischstaffelei, CD „Die vier Jahreszeiten" von Vivaldi, CD-Player.
**Durchführung:** Diese Technik lässt sich alternativ zur in ➤ Kap. 7.10.1. beschriebenen Technik gut mit schwächeren Teilnehmern durchführen.
**Einstieg und Einstimmung:** Wir hören zur Einstimmung einen ausgewählten Satz aus den „Vier Jahreszeiten" von Vivaldi an.
**Teilschritt 1–4:** Wir beginnen mit der aktuellen Jahreszeit, hören den entsprechenden Satz aus „Die vier Jahreszeiten" an und betrachten Beispielbilder. Anschließend sprechen wir über die Jahreszeit und ihre Besonderheiten und Feste. Nach dem gemeinsamen Austausch wird zum Pinsel gegriffen und zur Musik gemalt. Es gibt die Möglichkeit, das Jahreszeitenthema rein farblich zu gestalten oder jahreszeitliche Motive zu malen. Gedichte zu den Jahreszeiten können uns zusätzlich einstimmen und innere Bilder wecken. Fragen wie z. B. „Woran hat Sie der Frühling erinnert?" oder „Der Sommer, fruchtig bunt und heiß – Woran dachten Sie beim Malen?" können den Teilnehmern Gefühle und Erinnerungen bewusst machen.
**Teilschritt 5:** Aus allen Bildern wird nun ein Gemeinschaftsbild, z. B. ein Frühlingsbild, geklebt. Es bietet sich auch an, „Die vier Jahreszeiten" in Kreisform aufzukleben. Als Rahmen kann ein Holzreifen dienen.
**Teilschritt 6:** Die Maler signieren das Gemeinschaftsbild.
**Schlussphase:** Die Gruppe bestaunt das entstandene Ergebnis.

KAPITEL

# 8 Malen mit Aquarellfarben

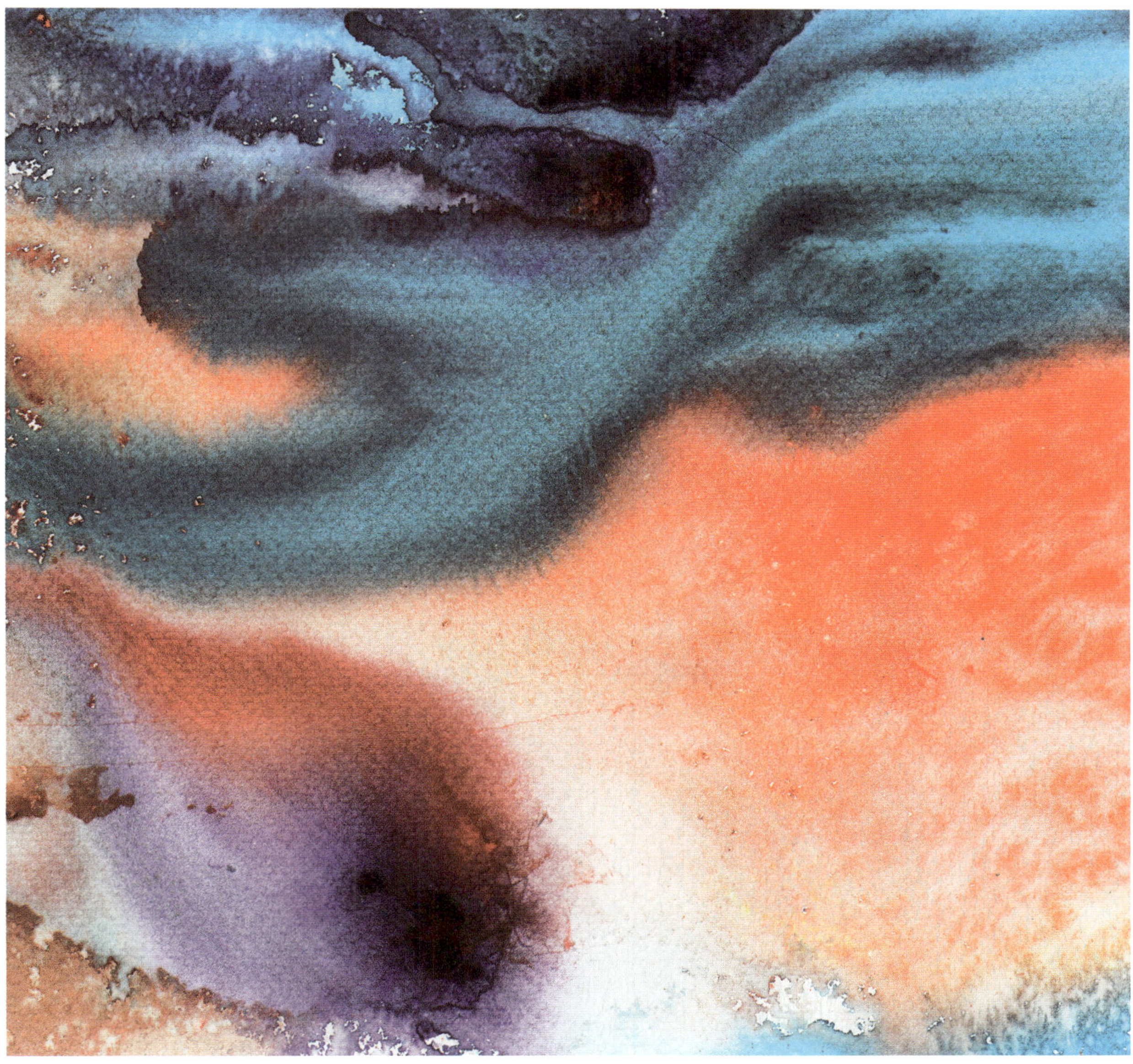

Das Malen mit Aquarellfarben bietet eine Vielfalt von Möglichkeiten, mit den Senioren zu malen. Ob auf nassem oder trockenem Papier gemalt, die Teilnehmer erfreuen sich an Farbenspielereien mit ihren interessanten Farbverläufen, Zufallsergebnissen oder an konkret angelegten Blumen oder Landschaftsmotiven. Die Durchführung der Aquarelltechnik stellt immer einen gewissen Höhepunkt dar.

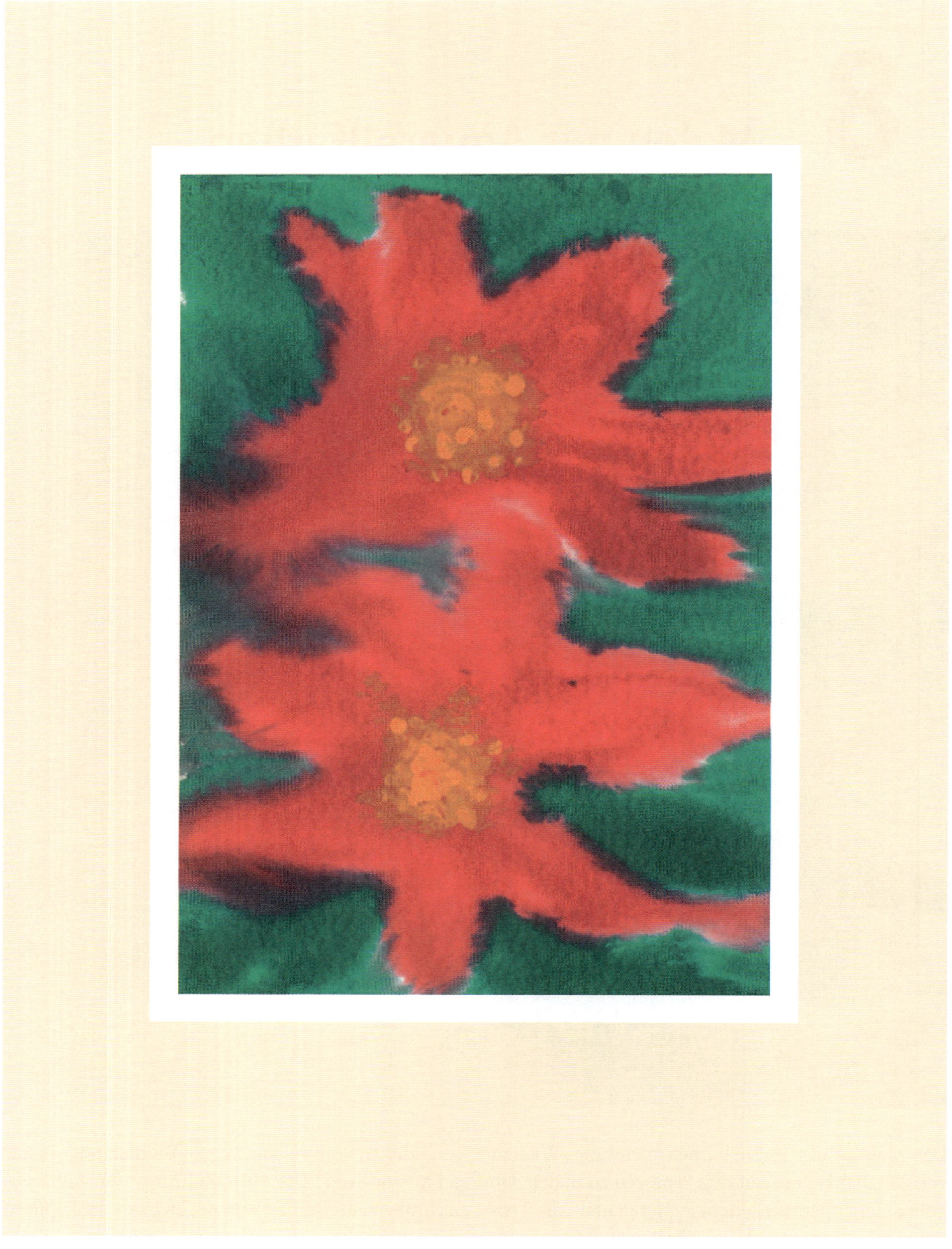

**Abb. 8.1** Nass-in-Nass-Technik

## 8.1 Nass-in-Nass-Technik

**Man braucht:** Pro Person: ein Wasserglas, ein Malbrett, Aquarellpapier DIN A3, Klebeband, eine Schürze, einen dicken Haarpinsel, z. B. Nr. 16, Aquarellfarben, vier Teelichtgläser, einen Teller, Papiertücher, einen Schwamm, Wasserschüssel, Sprühflaschen mit Wasser, Ersatzgläser für vermischte Aquarellfarben, einen Fön, Anschauungsmaterial: Blumen, Kalenderbilder, Kunstdrucke etc., Tischstaffelei, CD, CD-Player.

**Durchführung:** Die Nass-in-Nass-Technik (➤ Abb. 8.1) wird mit Aquarellfarben oder angerührten Farbpigmenten durchgeführt. Ich verwende flüssige Aquarellfarben. Sie werden mit Wasser in einem Schraubglas angerührt. Nach dem Malen lasse ich die Farbgläser offen stehen, das Wasser verdunstet und die Aquarellfarbe bleibt übrig. Die Farbreste können beim nächsten Mal wieder mit Wasser aufgerührt werden. Ich beschränke mich auf die Farben Rot, Gelb, Blau und Grün. Alle anderen gewünschten Farben lassen sich vermischen.

Generell ist zu sagen, dass die „Zufallsergebnisse" bei dieser Technik sehr überzeugen. In der Praxis habe ich beobachtet, dass die Geschwindigkeit der in sich verlaufenden Farben und Formen äußerst herausfordernd sein kann. Es ist eine Frage der Kontrolle und der Bereitschaft, sie aufzugeben, und die Unkalkulierbarkeit des Ergebnisses ist nicht für alle Teilnehmer gut und handhabbar. Das Malgeschehen geht manchmal zu schnell und erzeugt Frustration: „Ich wollte es aber anders." Andererseits kann die Erfahrung der Selbstwirksamkeit auch spannend und bestätigend sein und zu einer großen Stärkung des Selbstbewusstseins beitragen. Gerade das Nicht-planen-Können und dabei doch so schöne Ergebnisse zu erzielen beschenkt die Teilnehmer oftmals sehr.

Durch das fließende Element hat diese Technik auf manche Teilnehmer eine sehr lösende und entspannende Wirkung. Es ist eine Technik, die auch ganz schwache Teilnehmer erfolgreich praktizieren können. Hier muss wieder der Therapeut entscheiden, was er dem Einzelnen oder der Gruppe zumuten kann. In der Einzeltherapie kann gezielter gearbeitet werden. In der Gruppenarbeit gehören Kompromisse dazu.

**Einstieg und Einstimmung:** Ein von mir gemaltes Bild in der Nass-in-Nass-Zufallstechnik oder verschiedene Postkarten mit Blumenmotiven werden betrachtet. Hier weise ich bewusst auf die Zufälligkeit der Technik hin und darauf, dass genügend Papier zur Verfügung steht – dem experimentellen Handeln also nichts im Weg steht. Für einen späteren reibungslosen Ablauf der Malstunde ist es wichtig, genügend Zeitungspapier im Raum auszulegen, damit die Bilder trocknen können. Meistens machen die Teilnehmer mehrere Bilder, da es sich hierbei um eine schnelle und unberechenbare Technik handelt.

**Teilschritt 1:** Das Aquarellpapier wird von mir unter dem Wasserhahn gut von beiden Seiten angefeuchtet, sodass es mit Wasser vollgesogen ist. Da es einige Zeit dauert, bis alle Teilnehmer am Tisch versammelt sind und die Malstunde beginnen kann, ist es meistens vonnöten, das Blatt vor Beginn nochmals zu wässern. Dies geschieht mit einem Schwamm. Beide Seiten des Blatts werden befeuchtet, dabei besonders die Ränder gut einfeuchten. So verhindert man, dass sich das Blatt wellt. Die Unterseite befeuchte ich, die Oberseite können die Teilnehmer selbst mit Wasser benetzen.

**Teilschritt 2:** Die Teilnehmer haben je einen Teller mit vier Teelichtgläsern, gefüllt mit Aquarellfarben in den Farben Rot, Gelb, Blau und Grün, neben ihrem Malbrett stehen, ebenso einen großen weichen Haarpinsel. Ich ermutige die Teilnehmer, großzü-

**! TIPPS ZUR DURCHFÜHRUNG**

- Diese Technik kann auch von ganz schwachen Teilnehmern durchgeführt werden.
- Es empfiehlt sich, die Technik auf einem separaten Blatt zuerst einmal ausprobieren zu lassen.
- Am besten mit zwei Farben beginnen.
- Der Pinsel muss nach jedem Farbwechsel gut ausgewaschen werden, um unerwünschte Farbvermischungen zu vermeiden.
- Geben Sie von vornherein wenig Farbe in die Farbgläschen der Teilnehmer. Das Reinigen der Pinsel wird öfters vergessen!
- Halten Sie Ersatzgläser bereit für ungewollte Farbmischungen und bieten Sie diese als „neue" Farbe den Teilnehmern an.

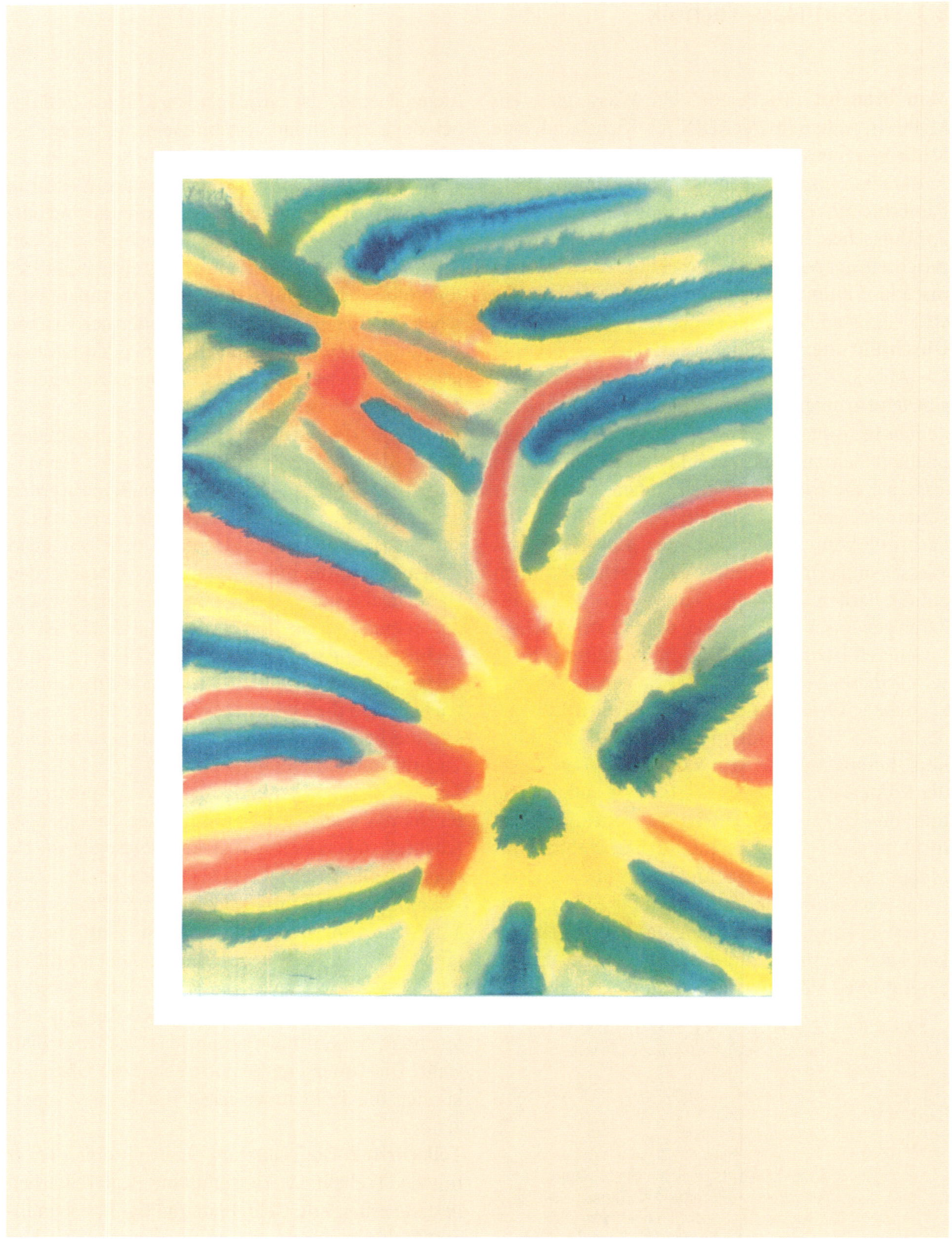

**Abb. 8.2** Nass-in-Nass-Sterne (gemalt von Elfriede Spenst)

gig Farben auf das Papier aufzutragen. Durch Kippen des Malbretts kann die Verlaufsströmung der Farben ineinander begünstigt werden. Wird eine Stelle trocken, kann mit einer Wassersprühflasche nachgefeuchtet werden.

**Teilschritt 3:** Je nachdem, ob einfach nur „Farbspiele" praktiziert werden oder jetzt ein konkretes Blumenmotiv angestrebt wird, führe ich die Teilnehmer weiter zum nächsten Detailschritt. Es bietet sich an, die erste Stunde nur mit den Farbspielereien zu verbringen. Die Teilnehmer brauchen Zeit, sich mit der Technik und den Zufallsergebnissen vertraut zu machen.

### WEITERFÜHRENDE TECHNIKEN/VARIANTEN

**Ist Holzbeize eine Alternative?**

Alternativ zu den Aquarellfarben kann man diese Technik kostengünstiger mit Holzbeize durchführen (➢ Abb. 8.2). Dazu rührt man ein Päckchen Holzbeize in ¼ Liter heißem Wasser in einem Schraubglas an und lässt sie erkalten. Da die Holzbeize aber gesundheitsschädlich ist, kann man diese Alternative nur bei den Teilnehmern anbieten, bei denen man sicher ist, dass sie die Farben nicht in den Mund nehmen oder trinken! Flecken aus Holzbeize sind von Kleidern, Händen und Fußböden schwer bis gar nicht zu entfernen.

**Teilschritt 4:** Blüten anlegen, zuerst den Blütenmittelpunkt, dann die Blütenblätter nach außen hin anlegen.

**Teilschritt 5:** Stiele und Blätter werden gemalt.

**Teilschritt 6:** Der Hintergrund wird – wenn nötig – mit stark verdünnter Farbe angelegt. Bei Aquarellbildern ist es wichtig, auch weiße Stellen stehen zu lassen, da sie dem Bild Leichtigkeit geben. Der Maler signiert das Bild.

**Schlussphase:** Das zuletzt gemalte Bild muss auf dem Malbrett trocknen, damit es nicht wellig wird. Da meistens mehrere Bilder pro Person entstanden sind, kann man diese hinter in ein Passepartout gelegt betrachten. Wenn es nötig ist, kann man mit einem Fön die Trocknungszeit beschleunigen. Die Gruppe bestaunt die einzelnen Ergebnisse (➢ Abb. 8.2).

### ! TIPPS ZUR DURCHFÜHRUNG

Einfache Landschaftsmotive lassen sich mit der Aquarelltechnik sehr schön gestalten. Durch den schrittweisen Aufbau der Farbverläufe entsteht wie von selbst eine interessante Landschaft. Auch Motive wie ein Regenbogen oder Sonnenuntergang eignen sich sehr gut.

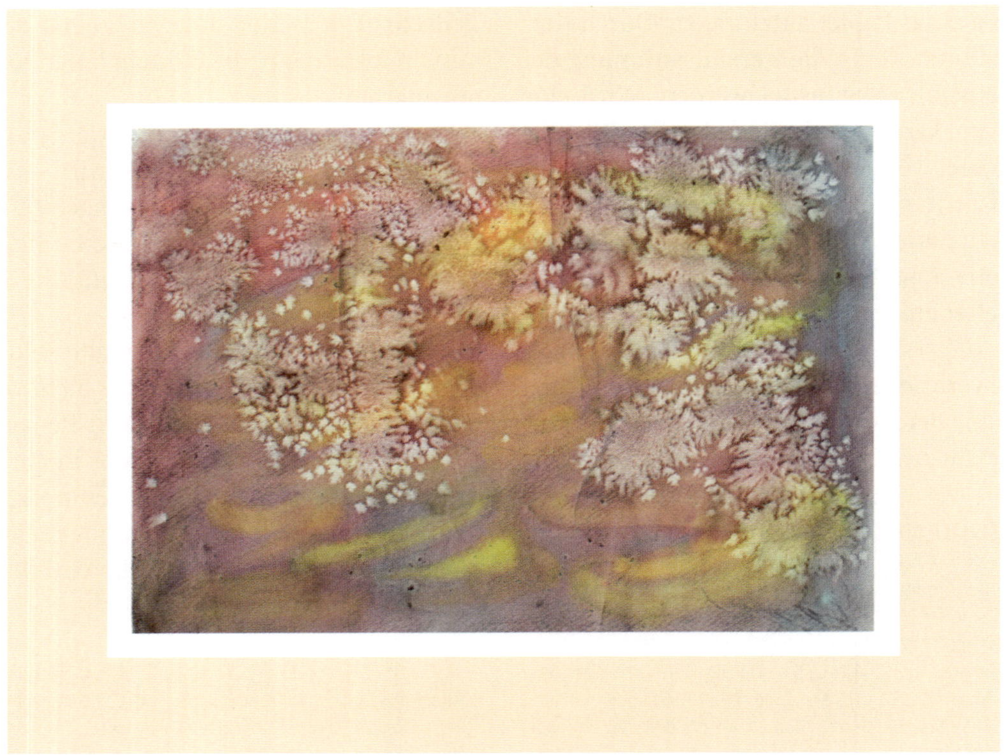

**Abb. 8.3** Nass-in-Nass-Technik mit Salz (gemalt von Elfriede Spenst)

## 8.2 Variation: Nass-in-Nass-Technik mit Salz

**Man braucht:** Pro Person: ein Wasserglas, ein Malbrett, Aquarellpapier DIN A3, Klebeband, eine Schürze, einen dicken Haarpinsel, z. B. Nr. 16, Aquarellfarben, vier Teelichtgläser, einen Teller, einen Salzstreuer, Papiertücher, einen Schwamm, eine Wasserschüssel, Sprühflaschen mit Wasser, Ersatzgläser für vermischte Aquarellfarben, einen Fön, Anschauungsmaterial, Tischstaffelei, CD, CD-Player.

**Durchführung:** Die Salztechnik ist eine Erweiterung der Nass-in-Nass-Technik. Diese Art der Farbspielerei ist von allen Teilnehmern gut durchführbar. Sie eignet sich als Erweiterung der Nass-in-Nass-Technik bestens, bevor man mit den Aquarellfarben konkrete Motive angehen will. Mit dem Salzstreuer umzugehen, ist den Teilnehmern vertraut, und es macht ihnen Spaß, einmal „ein Süppchen so richtig zu versalzen."

**Einstieg und Einstimmung:** Ein von mir gemaltes Bild in der Nass-in-Nass-Zufallstechnik mit Salz wird gemeinsam betrachtet. Es sollte genügend Papier zur Verfügung stehen, damit dem experimentellen Handeln nichts im Weg steht. Für einen späteren reibungslosen Ablauf der Malstunde lege ich genügend Zeitungspapier im Raum aus, damit die Bilder trocknen können. Meistens fertigen die Teilnehmer mehrere Bilder an, da es eine schnelle und unberechenbare Technik ist.

**Teilschritt 1:** Das Aquarellpapier wird von mir unter dem Wasserhahn gut von beiden Seiten angefeuchtet, sodass das Papier mit Wasser vollgesogen ist. Möglicherweise muss das Blatt vor Beginn nochmals mit einem Schwamm gewässert werden. Beide Seiten des Blatts werden befeuchtet, besonders die Ränder. So verhindert man, dass sich das Blatt wellt. Die Unterseite befeuchte ich, die Oberseite können die Teilnehmer selbst mit Wasser benetzen.

**Teilschritt 2:** Die Teilnehmer haben je einen Teller mit vier Teelichtgläsern, gefüllt mit den Aquarellfarben Rot, Gelb, Blau und Grün, neben ihrem Malbrett stehen, ebenso einen großen weichen Haarpinsel. Die Teilnehmer tragen nun Farben auf das Papier auf. Durch Kippen des Malbretts kann die Verlaufsströmung der Farben ineinander begünstigt werden. Wird eine Stelle trocken, kann mit einer Wassersprühflasche nachgefeuchtet werden.

**Teilschritt 3:** Nun liegt das Bild mit seinen interessanten Farbspielereien und Verläufen vor den Teilnehmern. Ich teile nun die Salzstreuer aus und demonstriere an meinem Bild das Auftragen des Salzes. Ich erkläre, dass das Salz die Farbe aufsaugt und an dieser Stelle das Bild kleine weiße Kreise bekommt. Nun beginnen die Teilnehmer „zu würzen". Ich verwende gerne diese Bildsprache, da sich die Teilnehmer gut daran orientieren können.

**Teilschritt 4:** Nach der Trocknungszeit wird das Salz mit der flachen Hand vom Blatt heruntergebürstet – zum Vorschein kommen interessante kleine, weiße Kreise und Zugmuster, die das Salz entstehen ließ. Man kann mit einem Fön die Trocknungszeit beschleunigen.

**Teilschritt 5:** Das Bild wird nun in den Rahmen gegeben und aufgehängt. Der Maler signiert das Bild.

**Schlussphase:** Nun werden die Bilder vom Malbrett abgelöst, hinter ein Passepartout gelegt und betrachtet. Die Gruppe bestaunt die einzelnen Ergebnisse (➤ Abb. 8.3).

**WEITERFÜHRENDE TECHNIKEN/VARIANTEN**

- Man kann kleine Quadrate aus den entstandenen Papieren schneiden und in Schachbrettform aufkleben. Die Zwischenfelder können mit passender Farbe ausgemalt werden.
- Ebenso lassen sich Grußkarten, Menükarten, Einladungskarten etc. aus den Papierresten gestalten.
- Auch zur Umgestaltung zu einer Collage mit den Themen: „Unterwasserwelt", „Blumenwiese", „Ostereier" etc. laden die entstandenen Werke ein.

KAPITEL

# 9 Malen mit Pastellkreide

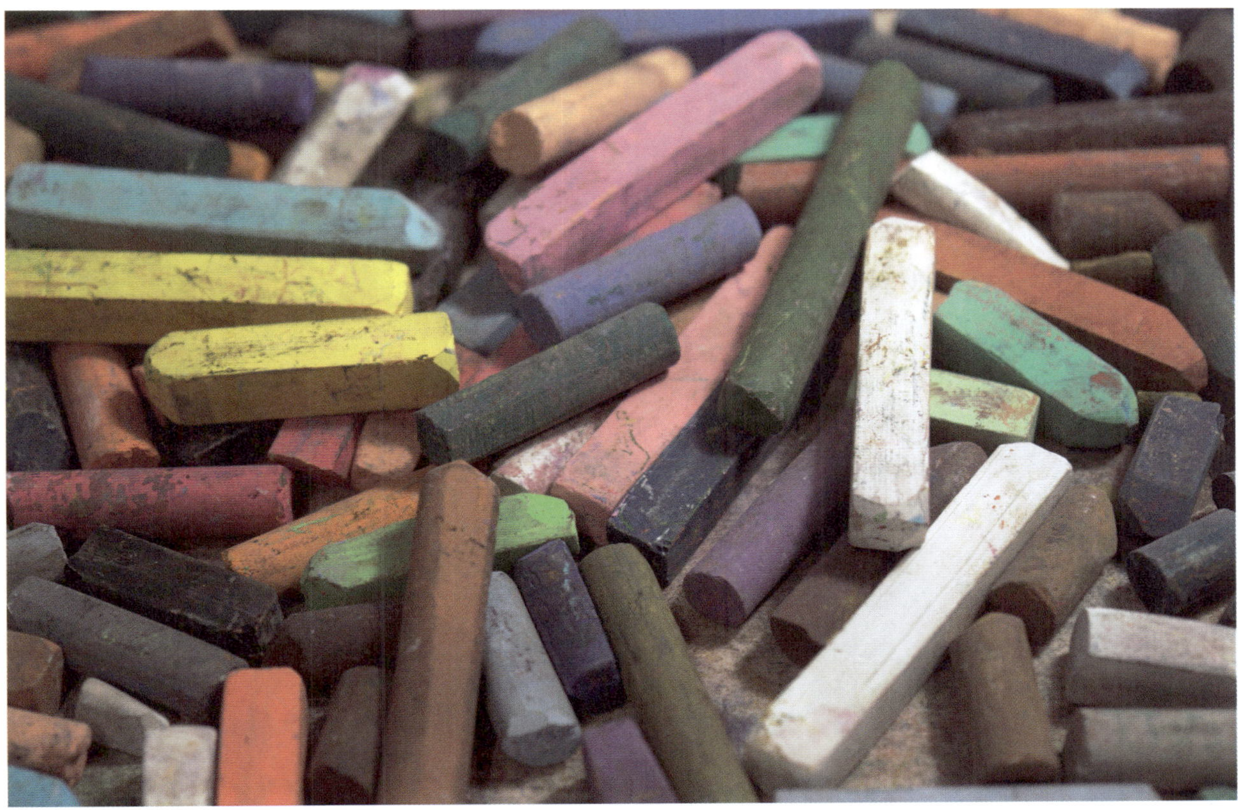

Das Malen mit Pastellkreiden wird von den Teilnehmern sehr gerne angenommen. Das Auftragen der Farben erfordert wenig Kraft und ist auch von ganz schwachen Teilnehmern gut zu leisten. Bei dieser Technik wird besonders die Förderung der taktilen Wahrnehmung angesprochen, da die aufgetragenen Farben mit den Fingern verrieben werden. Die Technik hat außerdem den Vorteil, dass die Vorstellung der Teilnehmer sehr exakt umgesetzt werden kann, da sie mit den Pastellkreiden wie mit einem Stift genau malen können. Durch das Verreiben der aufgetragenen Farben mit den Händen entstehen schöne Farbmischungen und Übergänge.

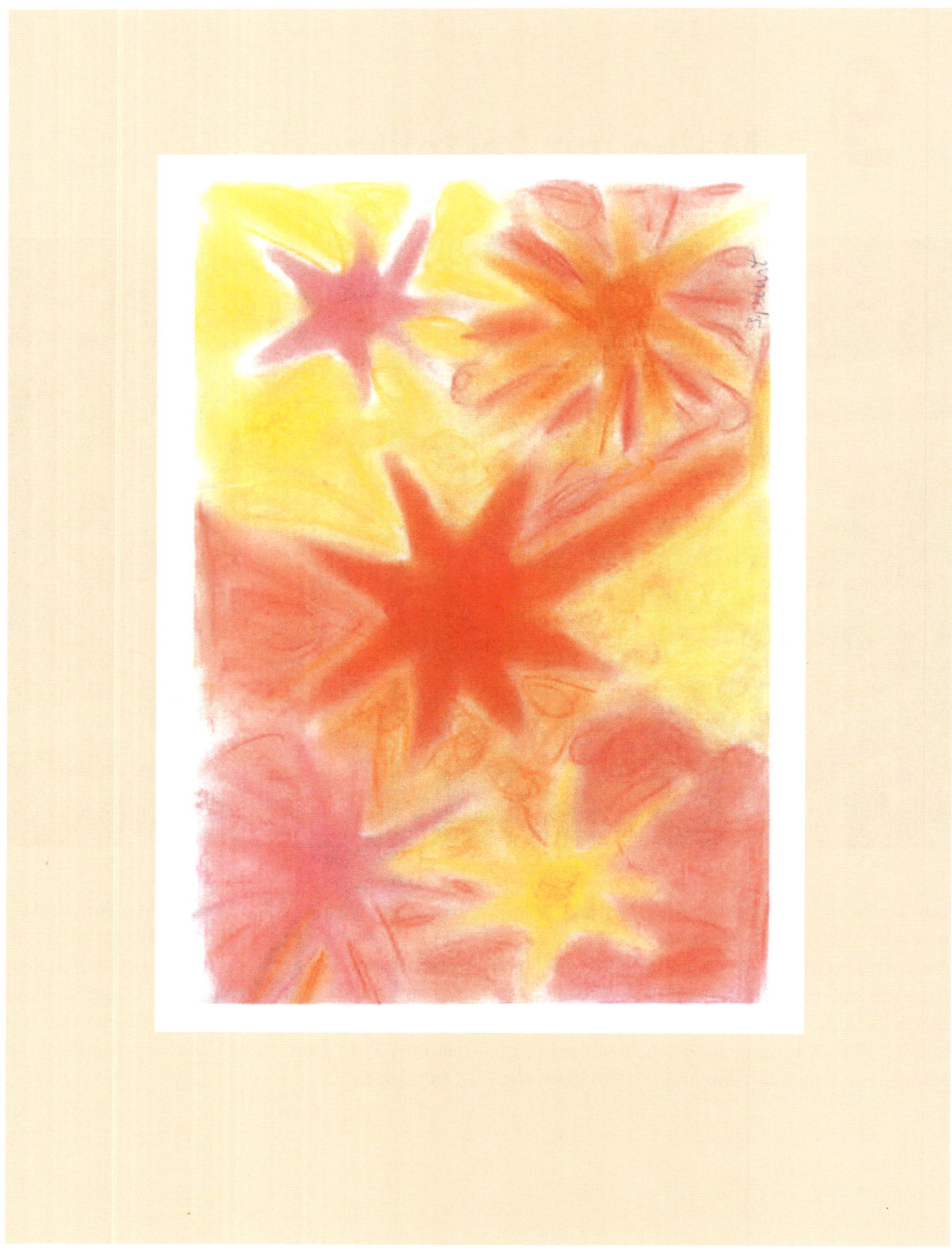

**Abb. 9.1** Sterne (gemalt von Elfriede Spenst)

## 9.1 Themenbezogenes Malen mit Pastellkreiden

**Man braucht:** Pro Person: ein Malbrett, Malpapier DIN A3 (Kopierpapier), Klebeband, eine Schürze, einen Malteller, Papiertücher, drei große Packungen Pastellkreiden, Anschauungsmaterial: Blumen, Kalenderbilder, Kunstdrucke etc., Tischstaffelei, CD, CD-Player, Haarspray.

**Durchführung:** Softpastellkreiden entziehen sich einer klaren Struktur. Es entstehen sanfte Malergebnisse, die von großer Stimmung zeugen. Der direkte Kontakt zur Farbe und das Malerlebnis mit den Fingern kann als schön und „ganz mit der Gestaltung verschmelzend" empfunden werden, aber auch als staubig. Oftmals können wir im Seniorenheim beobachten, wie mit der Hand mehrfach oder unentwegt über einen Tisch oder die eigenen Oberschenkel gerieben wird: ein Ausdruck des Bedürfnisses, sich selbst wahrzunehmen und zu spüren und über die taktile Erfahrung einen Kontakt zu sich und der Außenwelt herzustellen. Das Malen mit Pastellkreiden fördert den Einsatz der Finger und der Hand auf künstlerische Weise. Zur Erdung der Stimmung auf den gemalten Bildern können Buntstifte hinzugenommen werden, die durch ihre Kontur Bodenhaftung in die Gestaltung bringen. (Rickert 2009, S. 51)

**! TIPPS ZUR DURCHFÜHRUNG**

- Das taktile Malerlebnis fördert die Wahrnehmung und unterstützt das Körpergefühl, das bei seelischen Erkrankungen fast immer vermindert ist.

**Einstieg und Einstimmung:** Wir betrachten ein Beispielbild, das ich mit den Pastellkreiden gemalt habe. Das von mir vorgeschlagene Thema „Sterne im Advent" wird vorgestellt. Zur Einstimmung kann man ein Weihnachtsgedicht lesen oder auch das bekannte Lied „Weißt du, wie viel Sternlein stehen" singen.

**Teilschritt 1:** Wir betrachten unterschiedliche Sterne und stellen fest, dass sie jeweils unterschiedlich viele Zacken haben, die dem Stern eine individuelle Wirkung verleihen. Ich weise auf die Möglichkeit hin, auch ganz eigene Sternkreationen anzulegen. Das kommt den Teilnehmern gewöhnlich entgegen, denn es ist schwer für sie, die Sternform symmetrisch zu malen.

**Teilschritt 2:** Jeder Teilnehmer sucht sich zuerst eine Farbe aus, mit der er den ersten Stern auf das Papier malt. Zum Ausmalen des Sterns rege ich an, die Pastellkreide waagrecht über das Papier zu schieben. Mit dem so entstandenen Farbpulver wird mit den Fingern die Innenfläche des Sterns ausgestrichen.

**Teilschritt 3:** Ich erfrage, welche Farbkombinationen sich die Teilnehmer zu ihrem Sternenbild vorstellen. Meiner Erfahrung nach werden die Bilder am schönsten, wenn man sich auf maximal 3 oder 4 Farben beschränkt. Nun teile ich die gewünschte zweite Farbe aus, die Teilnehmer verfahren wie in Teilschritt 2.

**Teilschritt 4:** Nun wird die dritte und vierte gewünschte Farbe ausgeteilt, die Teilnehmer verfahren wie in Teilschritt 2. Selbstständig entscheidet nun jeder Teilnehmer, wie viele Sterne in welcher Farbe und Größe gemalt werden.

**Teilschritt 5:** Das meist zuhauf entstandene Farbpulver der einzelnen Sterne wird nun mit dem Finger als Hintergrund verrieben. Es entstehen schöne Farbmischungen, die dem Bild ein harmonisches Ganzes geben. Nun werden die Umrisse der Sterne vorsichtig mit dem Finger verrieben, sodass ein schöner Übergang zum Hintergrund entsteht. Der Maler signiert das Bild.

Zum Schluss fixieren wir die Bilder mit Haarspray, um die Haltbarkeit zu gewährleisten. Man muss jedoch bedenken, dass sich die Farben durch das Haarspray verändern. Die Bilder werden dunkler und verlieren etwas von ihrer Leichtigkeit.

**Schlussphase:** Die Bilder werden vom Malbrett abgelöst und hinter ein Passepartout gelegt. Die Gruppe bestaunt die einzelnen Ergebnisse (➤ Abb. 9.1).

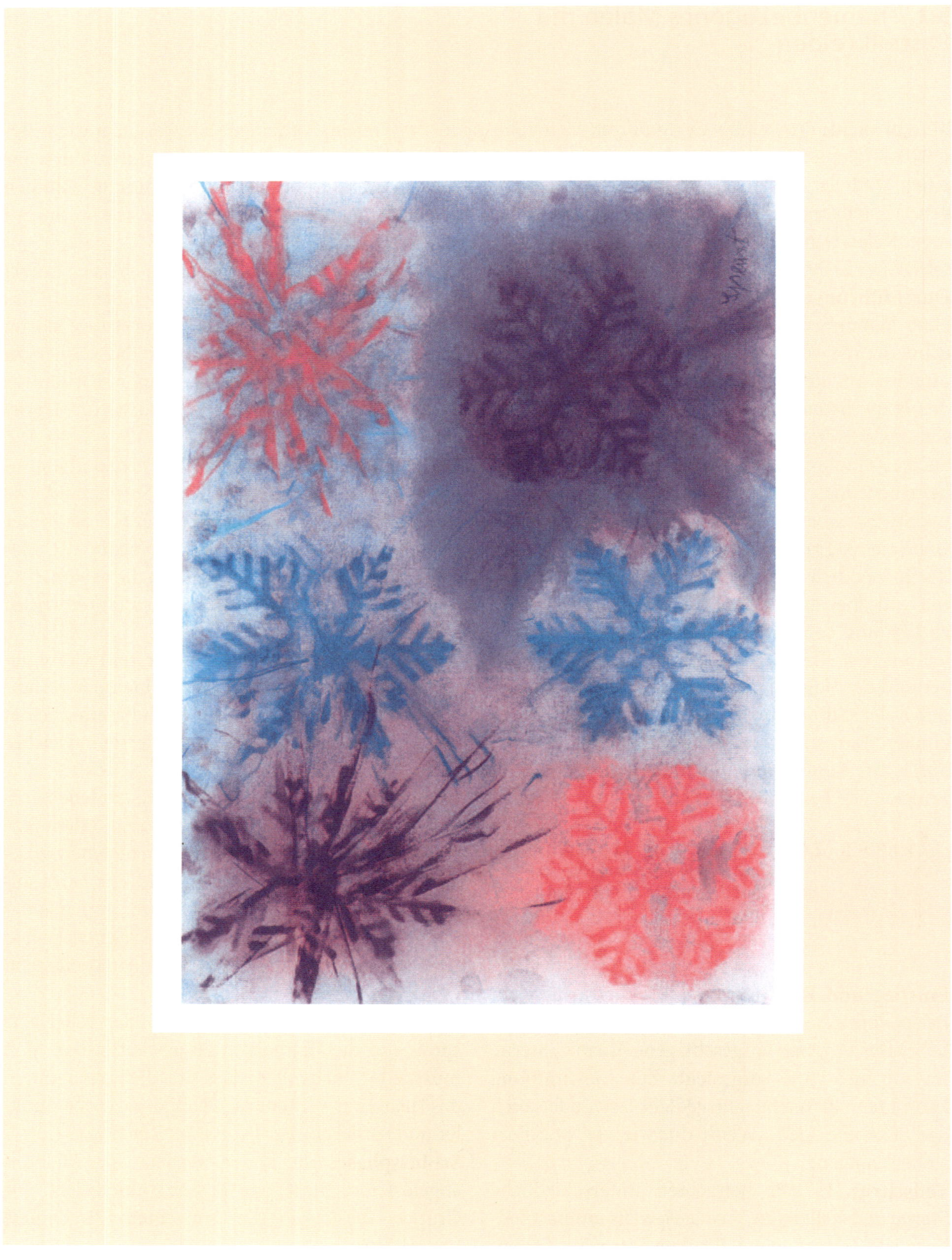

**Abb. 9.2** Eiskristalle (gemalt von Elfriede Spenst)

## 9.2 Monotypie/Frottage-Technik mit Pastellkreiden

**Man braucht:** Pro Person: ein Malbrett, Malpapier DIN A3 (Kopierpapier), Klebeband, eine Schürze, einen Malteller, Papiertücher, drei große Packungen Pastellkreiden, eine Schablone aus Karton oder Filz (einige mehr als Teilnehmer), Anschauungsmaterial, Tischstaffelei, CD, CD-Player, Haarspray, Handcreme, Feuchttücher.

**Durchführung:** Diese Technik eignet sich auch für schwächere Teilnehmer sehr gut. Es gibt im Deko-Angebot immer wieder motivische Filzanhänger, die man als Schablone verwenden kann. Ebenso eignen sich Schablonen aus Holz. Hat man kein geeignetes fertiges Motiv, zeichnet man die Schablone auf nicht zu dicken Karton und schneidet sie aus. Das ist in der Vorbereitung etwas aufwendig. Jedoch kann man die Schablonen zu späteren Anlässen wieder zum Einsatz bringen.

**Einstieg und Einstimmung:** Wir betrachten ein Beispielbild, das ich mit den Pastellkreiden und der Frottage-Technik gemalt habe. Das von mir vorgeschlagene Thema „Eiskristalle im Winter" wird vorgestellt. Es folgt ein Gespräch über kalte Winternächte, schlecht isolierte Fenster, an denen morgens Eisblumen waren, usw. Erlebnisse werden ausgetauscht. Zur Einstimmung kann auch ein Wintergedicht (➤ Kap. 18.4) vorgelesen werden.

**Teilschritt 1:** Ich demonstriere die Technik an meinem Arbeitsplatz. Auf das Malbrett lege ich nun einen Eiskristall und decke ihn mit einem DIN A3-Papier (Kopierpapier) zu. Nun reibe ich mit der Pastellkreide, die ich flach auf das Papier lege, sanft mehrfach darüber, bis der Eiskristall in seiner ganzen Form sichtbar wird. Manche Teilnehmer kennen diese Technik, da man früher auf diese Weise mit Geldmünzen Spielgeld gerubbelt hat. Für manche grenzt es an „Hokuspokus", den Eiskristall auf einmal auf dem weißen Blatt zu sehen. Deshalb wiederhole ich den Vorgang mit einer anderen Farbe an einer anderen Stelle des Blattes. Eventuell sogar ein drittes Mal.

**Teilschritt 2:** Die Teilnehmer erhalten je einen Eiskristall und eine Pastellkreide nach Wahl. Sie legen nun den Eiskristall aus Filz unter das Papier und beginnen, mit der Pastellkreide sanft darüberzureiben. Ich weise darauf hin, dass die Hand zu Beginn tasten kann, wo sich die Schablone befindet. Stelle ich an diesem Punkt fest, dass ein Teilnehmer durch das ständige Auf- und Zudecken der Schablone verwirrt wird und den Handlungsablauf nicht bewältigt, gebe ich mehrere Schablonen an diese Person aus und fixiere das Blatt mit dem Klebeband. So kann sich der Teilnehmer nur auf die Farbgebung konzentrieren.

**Teilschritt 3:** Der Vorgang wird mit wechselnden Farben so oft wiederholt, bis das Blatt mit Eiskristallen ausgefüllt ist.

**Teilschritt 4:** Das meist zuhauf entstandene Farbpulver der einzelnen Eiskristalle wird nun mit dem Finger als Hintergrund verrieben. Es entstehen schöne Farbmischungen, die dem Bild ein harmonisches Ganzes geben. Nun werden die Umrisse der Eiskristalle vorsichtig mit dem Finger verrieben, sodass ein schöner Übergang zum Hintergrund entsteht. Zum Schluss werden die Bilder mit Haarspray fixiert. Der Maler signiert das Bild.

**Schlussphase:** Nun werden die Bilder vom Malbrett abgelöst und hinter ein Passepartout gelegt und betrachtet. Die Gruppe bestaunt die einzelnen Ergebnisse (➤ Abb. 9.2). Ich reiche den Teilnehmern Feuchttücher, damit sie die Hände sauber machen können, und gebe etwas Handcreme aus, da das Arbeiten mit Pastellkreiden die Hände sehr austrocknet.

**! TIPPS ZUR DURCHFÜHRUNG**

Der Künstler Max Ernst hat mit dieser Frottage-Technik sehr viele Bilder geschaffen. Es lohnt sich, den Teilnehmern einige davon zu zeigen!

KAPITEL

# 10 Drucken, Stempeln und Gestalten

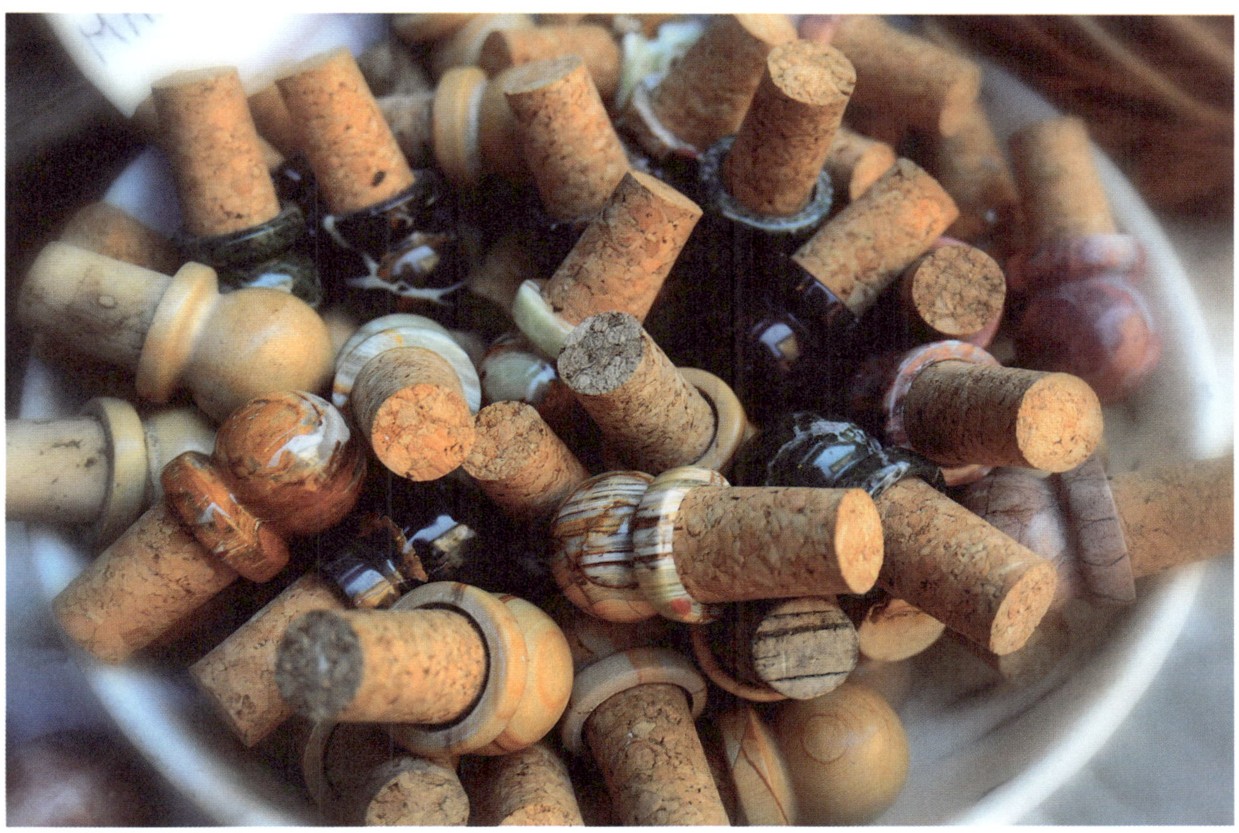

Ich habe durchweg sehr gute Erfahrung mit dem Drucken jeglicher Art gemacht. Es ist eine Technik, die leicht zu handhaben ist und durch den „perfekten Abdruck" die Teilnehmer sehr motiviert. Sie sehen schnell ein Ergebnis und freuen sich an den klaren, gelungenen Formabdrücken.

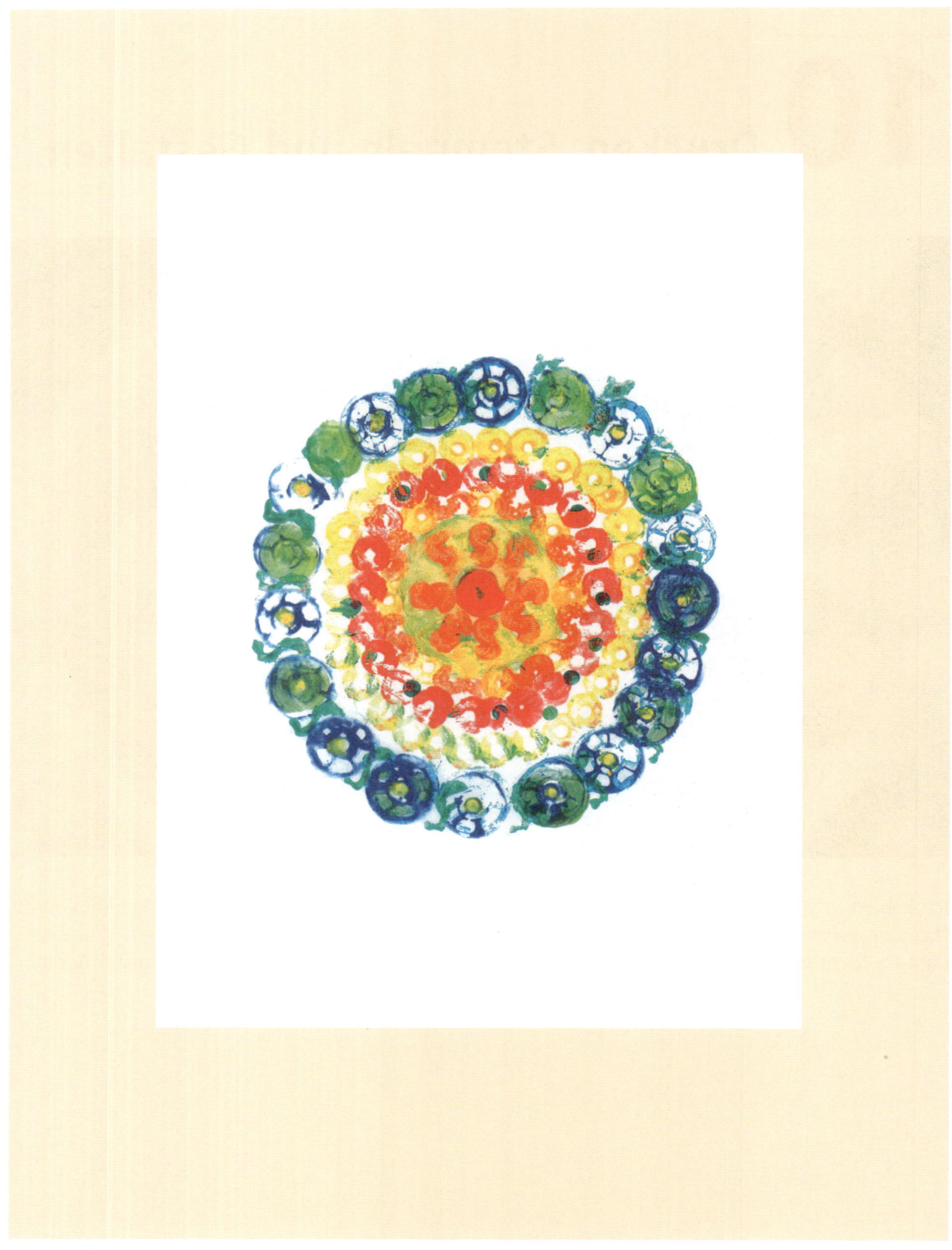

**Abb. 10.1** Mandalabild (gemalt von Elfriede Spenst)

## 10.1 Druckstöcke aus Moosgummi

**Man braucht:** Pro Person: ein Wasserglas, ein Malbrett, Malpapier DIN A3, Klebeband, eine Schürze, flache Borstenpinsel, z. B. Nr. 8, 14, 16, eine Farbwanne, Druckmaterialien, einen Malteller, Papiertücher, Gouache-Farben, Anschauungsmaterial: Blumen, Rosettenbilder, Kirchenfenster, Kunstdrucke etc., Tischstaffelei, CD, CD-Player.

**Durchführung:** Auf ein würfelförmiges Stück Holz werden gekaufte oder selbst zugeschnittene Motive aus Moosgummi mit Holzleim geklebt und beschwert. Nach der Trocknungszeit hat man einen handlichen Stempel, der von den Bewohnern gut gehalten werden kann. Die Druckfläche kann mit dem Pinsel eingestrichen oder in eine kleine Farbwanne eingetaucht werden. Das gedruckte Motiv kann individuell weiter gestaltet oder mehrfach abgedruckt werden, z. B. kann auf diese Weise ein Mandala gestaltet werden.

**Einstieg und Einstimmung:** Ich habe unterschiedliche Formstempel (Tropfen, Kreise, Ovale) in unterschiedlichen Größen vorbereitet, zeige den Teilnehmern dann die verschiedenen Formen und drucke jeden Stempel einmal ab, damit sie die Wirkung sehen können. Nun halte ich ein von mir gedrucktes Mandala hoch. Wir betrachten den Bildaufbau und besprechen ihn gemeinsam. Ich weise auf die Ähnlichkeit zu Kirchenfenstern hin.

**Teilschritt 1:** Jeder Teilnehmer sucht sich verschiedene Stempel aus und nennt seine Farbwünsche, die er auf dem Malteller von mir gebracht bekommt. Nun probieren die Teilnehmer die Stempel auf einem separaten Blatt aus und überlegen die Reihenfolge, in der sie das Mandala beginnen möchten.

**Teilschritt 2:** Die Teilnehmer erhalten von mir ein Papier, auf dem ein großer Kreis mit einem Mittelpunkt vorgezeichnet ist. Weniger eingeschränkte Teilnehmer können sich mithilfe eines Esstellers selbst einen Kreis auf das Papier zeichnen. Dann muss man jedoch behilflich sein, die Kreismitte anzuzeichnen. Ein Mandala lebt von einem gelungenen Mittelpunkt! Mit einem großen Schaumstoffstempel drucken wir in einer Farbe der Wahl den Mittelpunkt.

**Teilschritt 3:** Durch den Mittelpunkt haben die Teilnehmer nun eine Orientierung für das Weiterarbeiten am Mandala. Ich gebe die Empfehlung, immer in Kreisen um den Mittelpunkt zu drucken und später Verzierungen und Details einzustempeln.

**Teilschritt 4:** Weiterarbeit am Mandala, Verzierungen und Details einstempeln. Mit verdünnter Farbe kann mit der Schaumstoffwalze ein zarter Hintergrund angelegt werden. Der Maler signiert das Bild.

**Schlussphase:** Nun werden die Bilder vom Malbrett abgelöst, hinter ein Passepartout gelegt und betrachtet. Die Gruppe bestaunt die einzelnen Ergebnisse (➤ Abb. 10.1).

**! TIPPS ZUR DURCHFÜHRUNG**

Für stark sehbeeinträchtigte Teilnehmer kann es auch eine gute Hilfe sein, ausgedruckte einfache Schwarz-Weiß-Vorlagen von Mandalas zu betrachten. Auf DIN-A3 hochkopiert, bieten sie ein schönes Anschauungsmaterial, welches gut mit den Augen erfasst werden kann.

**WEITERFÜHRENDE TECHNIKEN/VARIANTEN**

Eine interessante Variante der Technik ergibt sich, wenn statt des Kreises ein Achteck zum Ausstempeln angeboten wird. Besonders schwächere Teilnehmer, welche die geordnete Reihenfolge eines Mandalas nicht mehr leisten können, haben die Möglichkeit, bei dieser Variante nach Herzenslust zu stempeln. Im Anschluss kann das Achteck ausgeschnitten und auf farblich passenden Tonkarton aufgezogen oder wie bei der oben dargelegten Technik mit einer Walze farbig gestaltet werden.

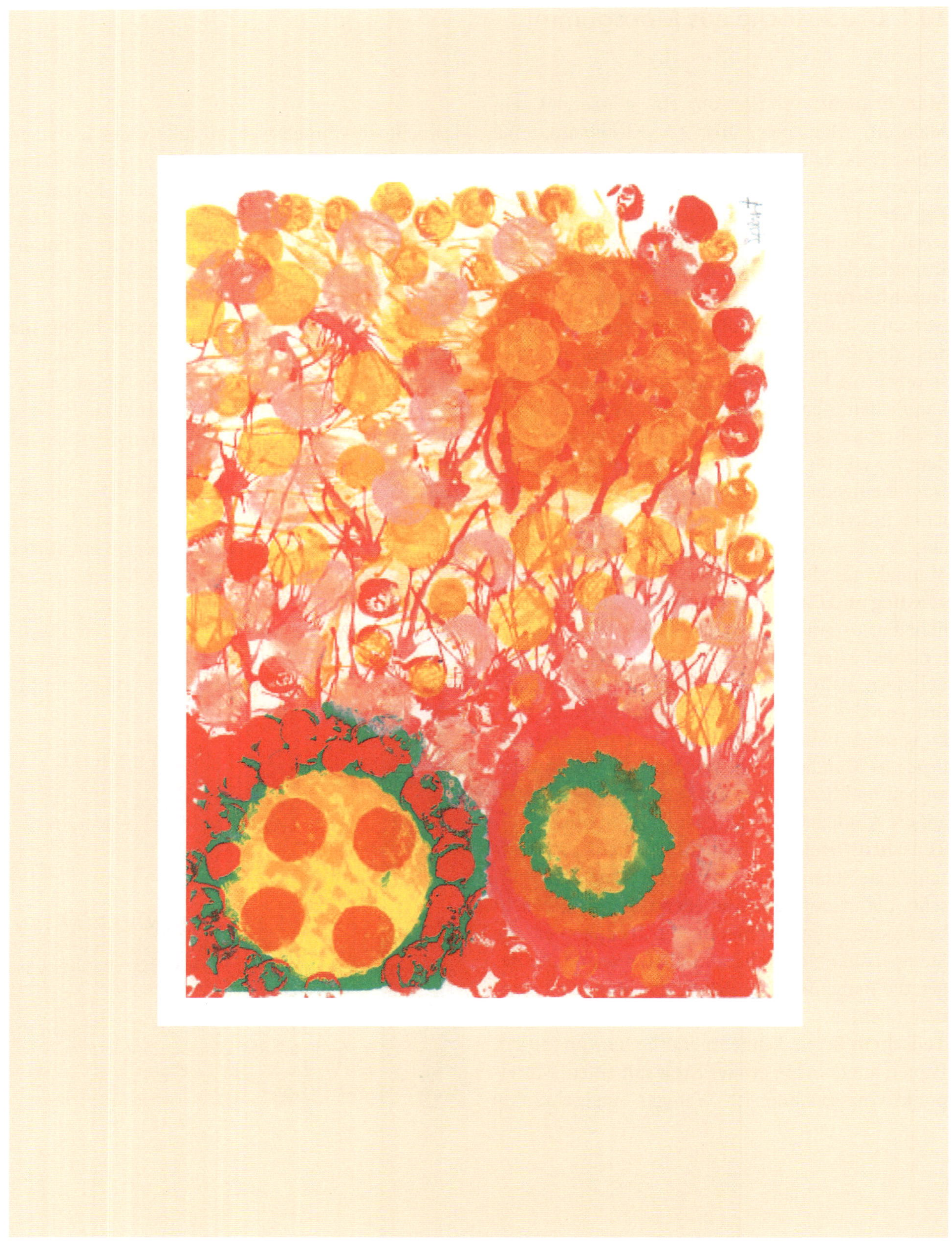

**Abb. 10.2** Kombination von Pustetechnik und Korkdruck (gemalt von Elfriede Spenst)

## 10.2 Korkdruck – Stempeln

**Man braucht:** Pro Person: ein Wasserglas, ein Malbrett, Malpapier DIN A3, Klebeband, eine Schürze, flache Borstenpinsel, z.B. Nr. 8, 12, 14, 16, eine Schaumstoffwalze und eine Farbwanne, einen Malteller, Papiertücher, Gouache-Farben, Anschauungsmaterial: Kalenderbilder, Kunstdrucke etc., Trauben, Weinblatt, Tischstaffelei, CD, CD-Player.

**! TIPPS ZUR DURCHFÜHRUNG**

- Das freie Ausstempeln einer vorgegebenen Kreisform macht großen Spaß.
- Durch den guten Haltegriff des Sektkorkens haben auch eingeschränkte Teilnehmer ein gutes Erfolgserlebnis.
- Die Techniken können auch kombiniert angewendet werden. Das Bildbeispiel zeigt die Kombination von Pustetechnik und Korkdruck (➢ Abb. 10.2).

**Durchführung:** Für den Korkdruck eignen sich am besten Sektkorken, da sie von den Teilnehmern gut gehalten werden können. Weinkorken sind jedoch auch gut zu fassen. Diese Technik lädt ein, Spuren zu hinterlassen und immer und immer wieder den Korken abzudrucken. Man verwendet Sektkorken und Gouache-Farben, eine kleine Schale oder Pinsel zum Farbauftrag. Thematisch können Blumen, Trauben (Trauben betrachten, Trauben essen, Trauben drucken), abstrakte Bilder und vieles mehr gedruckt werden.

**Einstieg und Einstimmung:** Zur Einstimmung betrachten wir die von mir mitgebrachten Trauben. Wir schauen uns die sich nach unten verändernde Größe der Traubendolde an und probieren, wie die Trauben schmecken.

**Teilschritt 1:** Jeder Teilnehmer bekommt einen Korken und die Farben seiner Wahl auf dem Malteller gebracht. Wir beginnen mit der „oberen Reihe" der Trauben und besprechen, dass sie nach unten hin immer weniger werden.

**Teilschritt 2:** Wir arbeiten an der sich verjüngenden Form der Traube weiter. Zwischendurch werden weitere Trauben zum Essen angeboten.

**Teilschritt 3:** Nun werden der Traubenstil und die Weinblätter angelegt. Wir betrachten ein Weinblatt und malen dieses. Hat man keines zur Hand, eignen sich auch Kalenderbilder oder Fotos.

**Teilschritt 4:** In fröhlichen, kräftigen Herbstfarben wird nun der Hintergrund mit der Schaumstoffwalze gestaltet. Der Maler signiert das Bild (➢ Abb. 10.3).

**Schlussphase:** Nun werden die Bilder vom Malbrett abgelöst und hinter ein Passepartout gelegt und betrachtet. Die Gruppe bestaunt die einzelnen Ergebnisse. Nochmals werden Trauben zum Verzehr angeboten und ein Herbstgedicht vorgelesen (➢ Kap. 18).

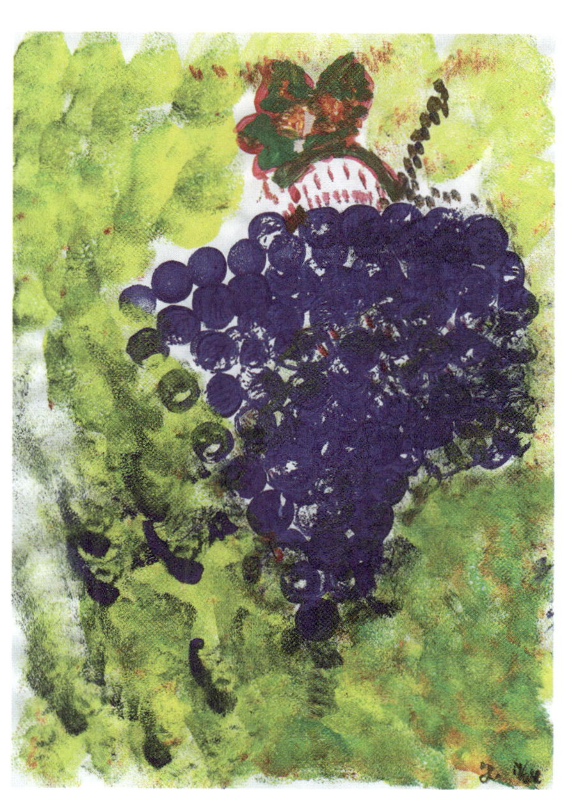

**Abb. 10.3** Traubenbild (gemalt von Hilde Wahl)

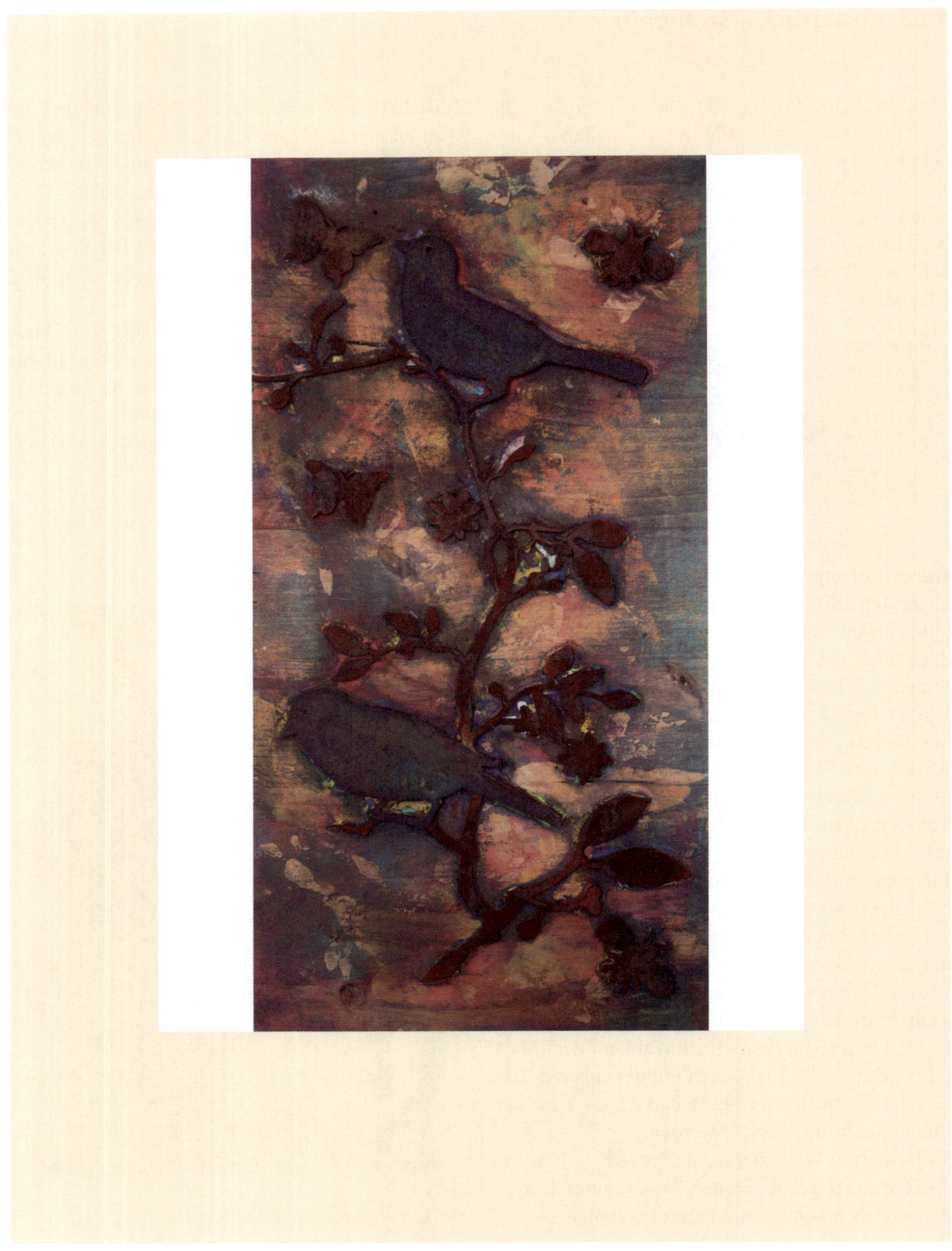

**Abb. 10.4** Druckstock „Vögel in den Zweigen"

## 10.3 Druckplatten herstellen aus Wandtattoos

**Man braucht:** Pro Person: ein Wasserglas, ein Malbrett, Malpapier DIN A3 (Kopierpapier), Klebeband, eine Schürze, flache Borstenpinsel, z. B. Nr. 8, 14, 16, eine Schaumstoffwalze und eine Farbwanne, mehrere Schaumstoffwalzen als Ersatz, einen Malteller, Papiertücher, Gouache-Farben, eine Druckplatte, eine Gummiwalze, ersatzweise eine Glasflasche oder ein Nudelholz, Tischstaffelei, CD, CD-Player.

**Durchführung:** Ein Wandtattoo oder viele verschiedene Filzformen (z. B. Streudeko wie Schmetterlinge, Blumen, Gräser, Vögel oder Bienen in verschiedenen Größen) werden auf einem Holzbrett zu einem Bild angeordnet und mit Holzleim aufgeklebt. Mit einem weiteren Brett wird die Druckplatte beschwert, bis der Leim trocken ist. So entsteht ein Druckstock (➤ Abb. 10.4) Dies kann man, wenn die Figuren nicht zu klein sind, auch mit den Senioren gemeinsam herstellen.

**Einstieg und Einstimmung:** Die Gruppe betrachtet verschiedene Drucke, die ich in der Vorbereitung erstellt habe.

**Teilschritt 1:** Wir besprechen die Vorstellung von der Farbzusammenstellung jedes Teilnehmers. Ich weise auf eine Beschränkung von nicht mehr als vier Farben hin, da sonst zu viele Farbmischungen entstehen.

**Teilschritt 2:** Es gibt nun zwei Möglichkeiten, die Druckplatte einzufärben:

1. Die Teilnehmer malen die Formen gezielt mit dem Pinsel an.
2. Mit der Schaumstoffwalze werden die Formen willkürlich bunt eingefärbt.

**Teilschritt 3:** Ist die Druckplatte gut eingefärbt, wird Kopierpapier darübergelegt und mit einer Gummiwalze oder ersatzweise einer Glasflasche oder einem Nudelholz abgewalzt. Achten Sie darauf, dass nicht zu lange abgewalzt wird, da das Papier reißen kann.

**Teilschritt 4:** Nun wird das Papier vorsichtig abgezogen und der Druck ist fertig. Der Maler signiert das Bild.

**Schlussphase:** Nun werden die Bilder vom Malbrett abgelöst, hinter ein Passepartout gelegt und betrachtet. Die Gruppe bestaunt die einzelnen Ergebnisse (➤ Abb. 10.5).

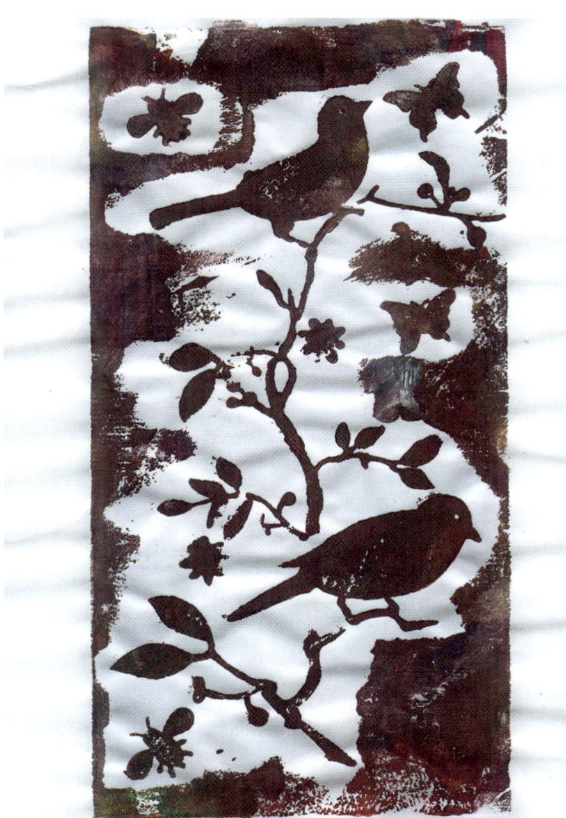

**Abb. 10.5** Abdruck des Druckstocks „Vögel in den Zweigen"

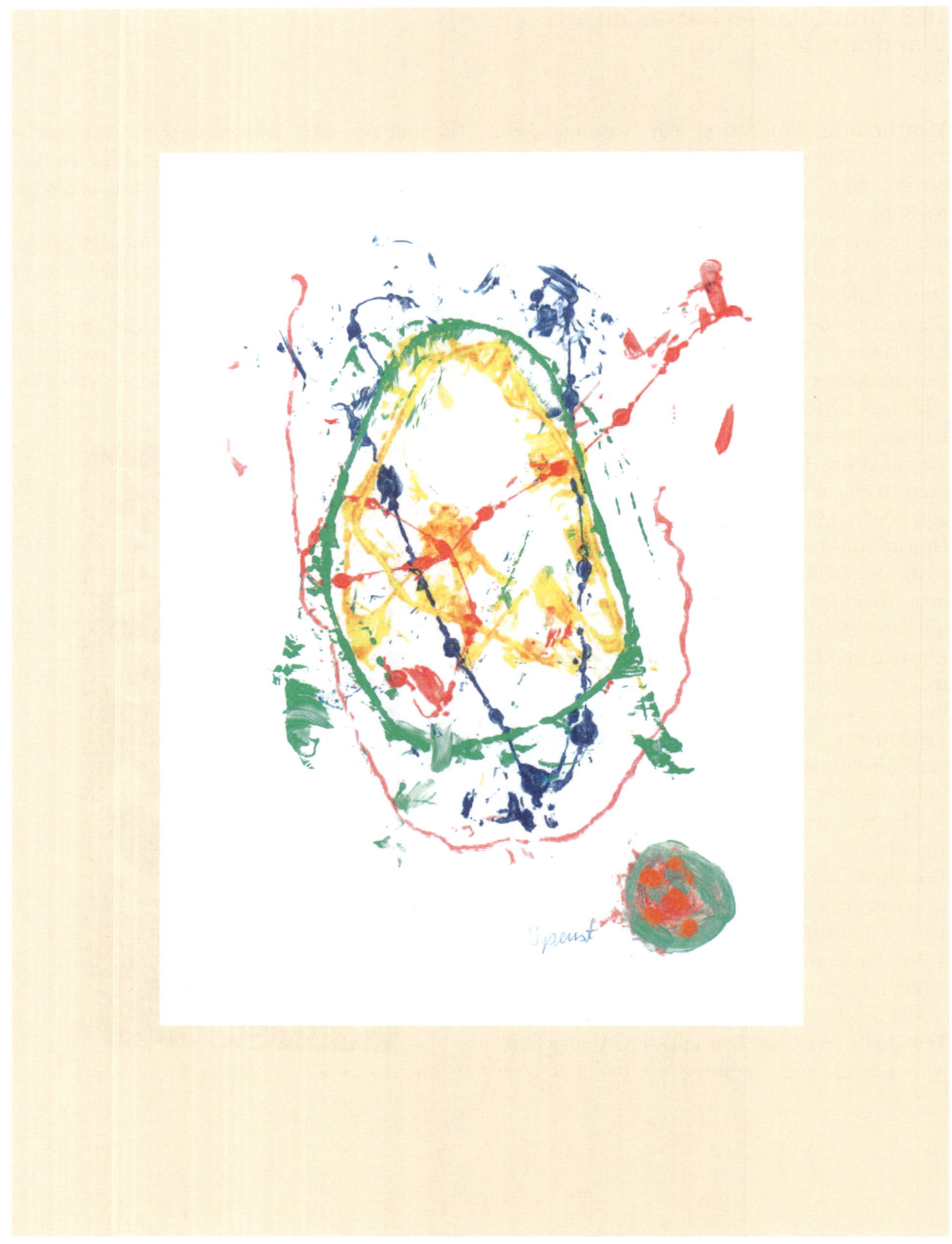


**Abb. 10.6** Fadendruck (von Elfriede Spenst)

## 10.4 Schnurtechnik

**Man braucht:** Pro Person: ein Wasserglas, ein Malbrett, Malpapier DIN A3, Klebeband, eine Schürze, flache Borstenpinsel, z. B. Nr. 8, 14, 16, eine Schaumstoffwalze und eine Farbwanne, Schnüre, Faden oder Wolle, sechs Messingringe oder größere Knöpfe, einen Malteller, Papiertücher, Gouache-Farben, Anschauungsmaterial: ein fertiges Bild der Fadentechnik, Tischstaffelei, CD, CD-Player, Telefonbuch, Holzplatte o. Ä. zum Beschweren.

**Durchführung:** Pro Teilnehmer bereitet man drei Schnüre vor, indem man an jedes Schnurende einen Messingring oder – falls nicht zur Hand – einen größeren Knopf bindet. Dies ermöglicht es motorisch eingeschränkten Teilnehmern, im Verlauf der Malstunde die Schnüre besser fassen und handhaben zu können. Man muss bei den Schnüren darauf achten, dass sie saugfähig und nicht mit einer Gummierung versehen sind. Gut eignet sich auch Baumwollhäkelgarn.

**Einstieg und Einstimmung:** Die Gruppe betrachtet verschiedene von mir erstellte Bilder, die die unterschiedlichen Ergebnisse der Schnurtechnik demonstrieren. Gemeinsam erarbeiten wir die Vorgehensweise.

**Teilschritt 1:** Jeder Teilnehmer erhält zuerst eine Schnur, die er mit einer Farbe seiner Wahl gründlich einstreicht.

**Teilschritt 2:** Die erste Schnur wird an den Messingringen in die Farbwanne gelegt. Mit der zweiten und dritten Schnur wird ebenso verfahren.

**Teilschritt 3:** Nun ordnen die Teilnehmer die Schnüre auf ihrem Blatt an. Es ist darauf zu achten, dass bei allen Teilnehmern die Messingringe seitlich herausschauen, damit die Schnüre reibungslos herausgezogen werden können.

**Teilschritt 4:** Ein weiteres Blatt wird über das Bild gelegt und mit einem Telefonbuch o. Ä. beschwert.

**Teilschritt 5:** Nun ziehen die Teilnehmer die Schnüre nacheinander an den Messingringen heraus, währenddessen geben sie Druck auf die Beschwerung des Bildes, z. B. das Telefonbuch, die Holzplatte o. Ä. Die herausgezogenen Fäden werden wieder in der Farbwanne gesammelt, um eventuell noch ein weiteres Bild herzustellen. Nun klappt man die beiden Bilder auseinander, es sind „Spiegelbilder" entstanden. Die Teilnehmer entscheiden, welches der beiden Bilder sie rahmen lassen wollen. Der Maler signiert das Bild.

**Schlussphase:** Nun werden die Bilder vom Malbrett abgelöst und hinter ein Passepartout gelegt und betrachtet. Die Gruppe bestaunt die Unterschiedlichkeit der Ergebnisse (➤ Abb. 10.6).

**! TIPPS ZUR DURCHFÜHRUNG**

Wäscht man die Schnüre danach gleich ab, kann man sie problemlos wiederverwenden.

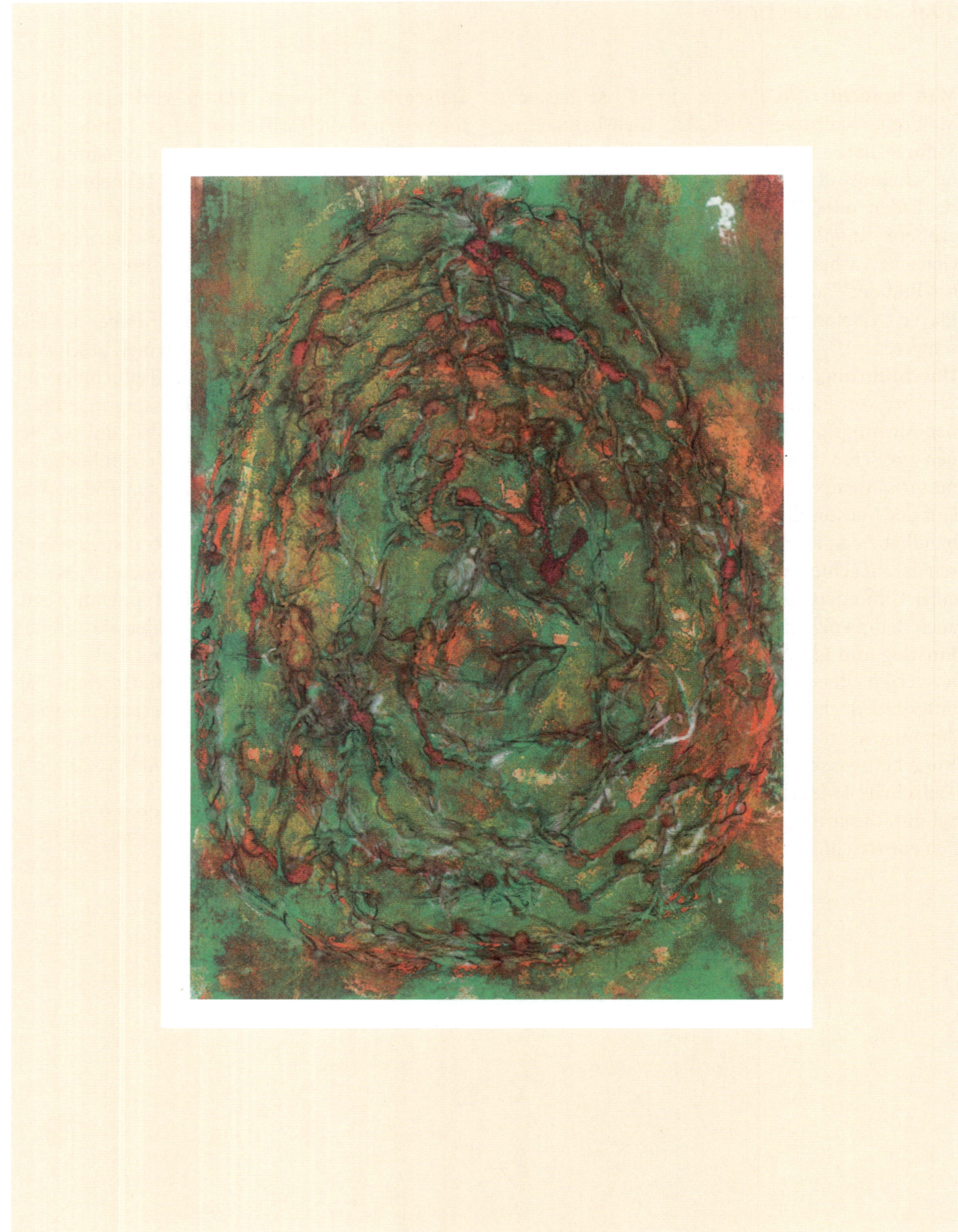

**Abb. 10.7** Druckstock „Osterei“

## 10.5 Druckstock aus Wollschnüren

**Man braucht:** Pro Person: ein Wasserglas, ein Malbrett, Malpapier DIN A3, einen Karton DIN A3 etwa 2 mm dick, Klebeband, eine Schürze, flache Borstenpinsel, z. B. Nr. 8, 14, 16, eine Schaumstoffwalze und eine Farbwanne, Schnüre, Wolle, einen Malteller, Papiertücher, Gouache-Farben, Holzleim, Anschauungsmaterial: ein fertiges Bild der Technik, Tischstaffelei, CD, CD-Player, Telefonbuch, Holzplatte o. Ä. zum Beschweren, Linolwalzen oder alternativ ein Nudelholz oder eine Glasflasche.

**Durchführung:** Diese Technik ist aufwendig, man muss für ihre Durchführung zwei Maleinheiten einplanen, jedoch kann sie auch von schwächeren Teilnehmern gut durchgeführt werden. Das Herstellen einer ganz individuellen Druckplatte verunsichert manche Teilnehmer im ersten Moment, da sie sich das nicht zutrauen. Erfahren sie aber, wie einfach und spielerisch dies vonstattengeht, fassen sie schnell Mut und sind am Ende von ihrem Druck ganz fasziniert. Statt eines Ostereis können ebenso andere Motive, wie Blumen oder abstrakte „Mustergebilde“, gelegt werden.

**Einstieg und Einstimmung:** Wir betrachten ein Beispielbild und erarbeiten gemeinsam die Teilschritte. Ein Malkarton liegt vor den Teilnehmern auf dem Malbrett. Dieser ist mit Klebeband fixiert, damit er nicht verrutschen kann.

**Teilschritt 1:** Die Teilnehmer suchen sich aus dem bereitgestellten Wollangebot aus, was ihnen gefällt. Nach meiner Erfahrung werden die Druckergebnisse besonders interessant, wenn man Wolle mit Struktur, z. B. Noppengarn, verwendet.

**Teilschritt 2:** Jeder erhält nun 2–3 lange Wollfäden und beginnt, diese auf dem Karton in Form eines Ostereis anzulegen. Hier kann spielerisch variiert und umgestaltet werden, bis die Komposition stimmig ist.

**Teilschritt 3:** Im folgenden Schritt muss der Therapeut jedem Teilnehmer helfend zur Seite stehen. Mit einem dünnen Pinsel, den wir in Holzleim eingetaucht haben, malen wir an der gelegten Wolle immer ein kleines Stück entlang und kleben gleich anschließend den Wollfaden auf. Stück für Stück wird nun das Bild fixiert. Haben die Teilnehmer die Vorgehensweise verstanden, können sie teilweise selbstständig arbeiten. Bei manchen Teilnehmern sollte man aber die ganze Zeit dabei bleiben. Da der Holzleim nicht sofort trocknet, hat man während der Gestaltung Zeit zu korrigieren. Der Maler signiert das Bild.

**Teilschritt 4:** Nun wird der Druckstock mit einem Papier abgedeckt und mit einer Holzplatte beschwert. Jetzt muss das Bild trocknen. In der zweiten Maleinheit geht es weiter wie unter Teilschritt 5 fortfolgend beschrieben (➤ Abb. 10.7).

**Teilschritt 5:** Die Teilnehmer entscheiden sich für drei bis vier Farben, die sie auf dem Malteller und der Farbwanne erhalten. Mit der Schaumstoffwalze nehmen sie die erste Farbe auf und rollen sie zuerst auf der Farbwanne etwas ab, sodass die Farbe gleichmäßig auf der ganzen Schaumstoffwalze verteilt ist.

> **! TIPPS ZUR DURCHFÜHRUNG**
> Damit man die Schaumstoffwalzen nicht ständig auswaschen muss, können die Teilnehmer die Walzen untereinander tauschen. In jedem Fall sollte man mit der hellsten Farbe beginnen. Durch das häufige Auswaschen der Schaumstoffwalzen wird das Bild zu stark verwässert. Die Walzen nehmen dann nicht mehr genug Farbe auf und beeinflussen das Druckergebnis.

**Teilschritt 6:** Nun wird der Druckstock mit der Schaumstoffwalze eingewalzt. So wird im weiteren Verlauf mit allen vom Teilnehmer gewählten Farben verfahren. Es ist wichtig, die Teilnehmer daran zu erinnern, dass besonders auf den Schnüren der Wolle viel Farbe aufgetragen wird.

**Teilschritt 7:** Nun legen wir ein Papier auf den Druckstock und walzen das Bild von oben nach unten mit der Linolwalze oder alternativ einem Nudelholz oder einer Glasflasche ab. Ich habe gute Erfahrungen mit dem Nudelholz gemacht, da es von den Teilnehmern gut zu handhaben ist und durch sein Eigengewicht die Kraft ersetzt, die die Teilnehmer manchmal von sich aus nicht mehr aufbringen.

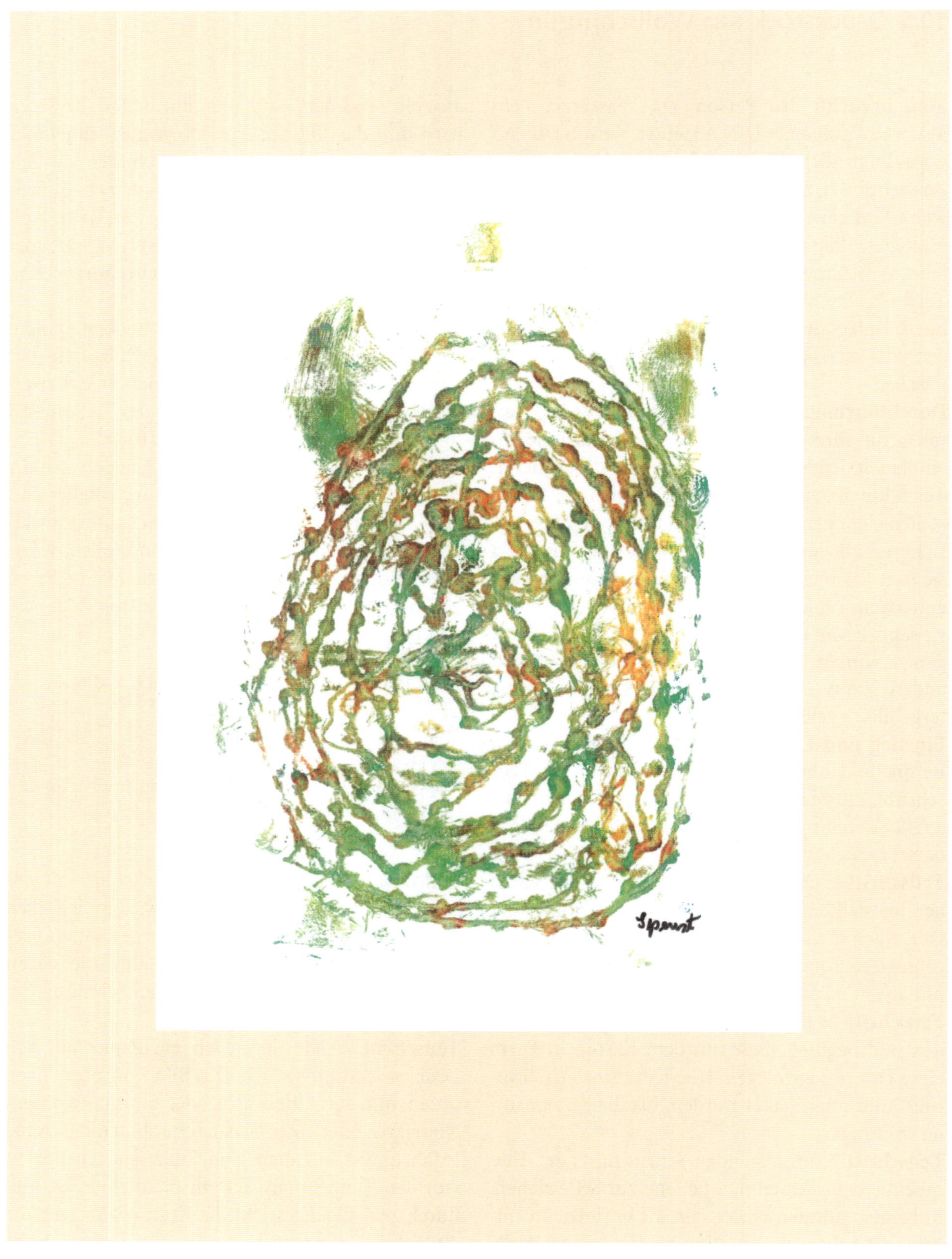


**Abb. 10.8** Abzug Osterei (von Elfriede Spenst)

**Teilschritt 8:** Jetzt wird das Papier vom Druckstock abgezogen und betrachtet. Nach kurzer Trocknungszeit des Druckstocks können noch weitere Abzüge in anderen Farbkombinationen gemacht oder auch Ergänzungen mit Wollschnüren aufgeklebt werden. Ein Fön hilft, die Trocknungszeit zu beschleunigen, sodass ein weiterer Druckvorgang möglich ist.

**Schlussphase:** Nun werden die Bilder hinter ein Passepartout gelegt und betrachtet. Die Gruppe bestaunt die einzelnen Ergebnisse (➢ Abb. 10.8).

**! TIPPS ZUR DURCHFÜHRUNG**

Auch der Druckstock eignet sich, als Bild aufgehängt zu werden. Besonders ausdrucksstark wirken die Bilder, wenn der gerahmte Druckstock neben den Abzug aufgehängt wird.

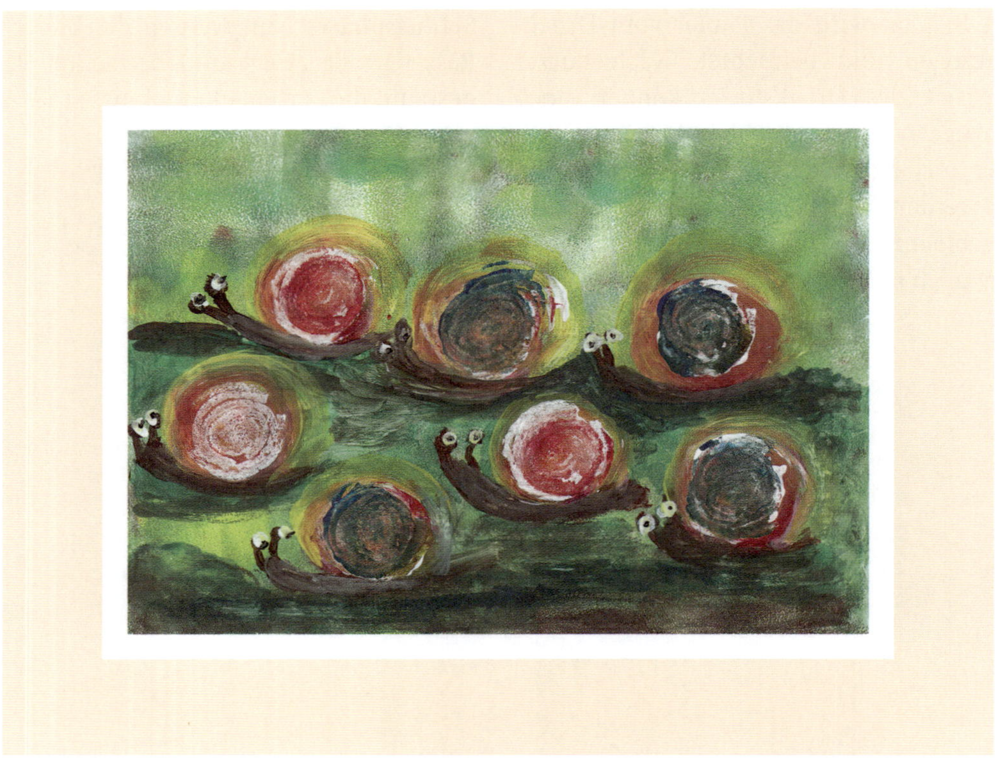

**Abb. 10.9** Gedruckte Schnecke

## 10.6 Druckstock aus Tüchern

**Man braucht:** Pro Person: ein Wasserglas, ein Malbrett, Malpapier DIN A3, Klebeband, eine Schürze, flache Borstenpinsel, z. B. Nr. 8, 14, 16, eine Schaumstoffwalze und eine Farbwanne, einen etwa 5 cm breiten Streifen von einem Putztuch mit Waffelmuster, einen Malteller, Papiertücher, Gouache-Farben, Anschauungsmaterial: Kalenderbilder mit Wiesenmotiven/Schneckenmotiven etc., Tischstaffelei, CD, CD-Player.

**Durchführung:** Ein Putztuch mit Waffelmuster wird fest zusammengerollt und mit Klebeband fixiert. Der so entstandene Druckstempel bzw. Farbträger sieht abgedruckt wie ein Schneckenhaus aus.

**Einstieg und Einstimmung:** Wir betrachten Wiesenbilder und Schneckenmotive und besonders deren Farben und Formvielfalt.

**Teilschritt 1:** Wem es möglich ist, rollt das Putztuch eng zu einer Rolle auf. Der Malleiter fixiert es dann mehrfach mit einem Klebeband. Für „Notfälle" ist es gut, ein paar Druckschnecken im Vorrat zu haben.

**Teilschritt 2:** Jeder Teilnehmer erhält auf dem Malteller oder in der Farbwanne die gewünschte Farbe. Es empfiehlt sich, dass die Teilnehmer ihre Druckschnecke auf einem separaten Blatt ausprobieren.

**Teilschritt 3:** Nun entscheiden die Teilnehmer, ob sie das Bild als Wiesenlandschaft mit Schnecken gestalten oder das Bild nur als Formgestaltung mit dem Stempel bedrucken.

**WEITERFÜHRENDE TECHNIKEN/VARIANTEN**

- **Formgestaltung:** Verschiedene Farben anbieten und die Teilnehmer ermutigen, auch Farbmischungen zu stempeln. Den Hintergrund nach der Trocknungszeit zart mit der Schaumstoffwalze farbig ausgestalten.
- **Wiesengestaltung:** Zuerst die Wiese mit Blumen anlegen, dann dazwischen die Schnecken stempeln.

**Teilschritt 4:** Die Teilnehmer malen die Wiese und legen dabei Stiele für Blumen an.

**Teilschritt 5:** Die Blumen werden gestaltet.

**Teilschritt 6:** Nun werden zwischen die Blumen einige Schnecken gedruckt.

**Teilschritt 7:** Die Schnecken werden mit Fühlern ausgestaltet, die Schneckenhäuser werden bemalt und/oder mit Mustern ausgestaltet. Der Maler signiert das Bild.

**Schlussphase:** Nun werden die Bilder vom Malbrett abgelöst, hinter ein Passepartout gelegt und betrachtet. Die Gruppe bestaunt die einzelnen Ergebnisse (➤ Abb. 10.9).

10

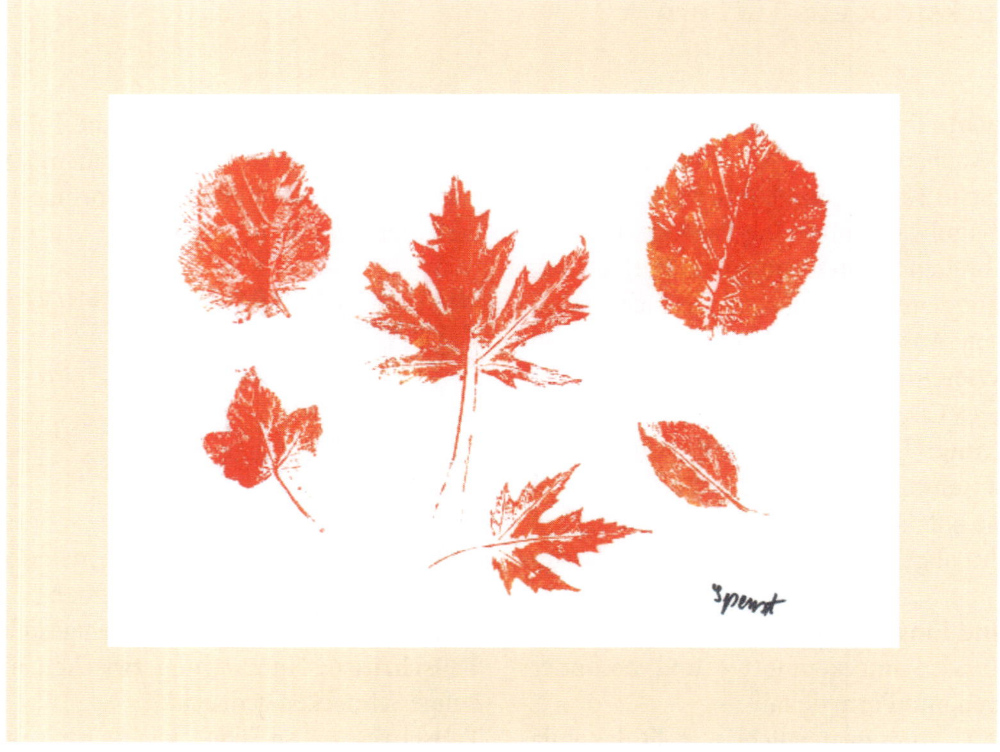


**Abb. 10.10** Blätterdruck (gemalt von Elfriede Spenst)

## 10.7 Herbstblätter tanzen lassen – Blätterdruck

**Man braucht:** Pro Person: ein Wasserglas, ein Malbrett, Malpapier DIN A3, Klebeband, eine Schürze, flache Borstenpinsel, z. B. Nr. 8, 14, 16, eine Schaumstoffwalze und eine Farbwanne, mehrere Herbstblätter in verschiedenen Formen, einen Malteller, Papiertücher, Gouache-Farben, Anschauungsmaterial: verschiedene Herbstblätter/ Beispielbild, mehrere Linolwalzen, zugeschnittene Zeitungsblätter ca. in der Größe der Herbstblätter, Tischstaffelei, CD, CD-Player.

**Durchführung:** Diese Drucktechnik ist einfach und auch für schwächere Teilnehmer gut umzusetzen.

**WEITERFÜHRENDE TECHNIKEN/VARIANTEN**

- Aus den Bildern kann man laminierte Platzsets herstellen.
- Ebenso können auch Bilddetails ausgeschnitten und für die Gestaltung von Einladungs- oder Menükarten, z. B. für ein Herbstfest im Seniorenheim, verwendet werden.

**Einstieg und Einstimmung:** Frische Herbstblätter werden betrachtet. Dazu wird ein Gedicht (➤ Kap. 18.3) zum Herbst verlesen oder das Lied „Bunt sind schon die Wälder" angestimmt. Wir betrachten einige Bildbeispiele der Drucktechnik in Bezug auf die unterschiedlichen Farbzusammenstellungen. Auch weise ich auf die verschiedenen Blattformen und deren unterschiedlichen Formabdruck hin, sodass die Teilnehmer diese bewusst wahrnehmen und eventuell schon eine Vorauswahl treffen.

**Teilschritt 1:** Jeder Teilnehmer entscheidet sich für fünf Herbstblätter, diese werden probehalber auf dem Papier angeordnet, und ebenso für eine Farbe, die ihm auf der Farbwanne aufgetragen wird. Man arbeitet von den hellen zu den dunklen Farben. So kann man die Farbwalze mehrmals verwenden, ohne sie auswaschen zu müssen. Das erleichtert den Ablauf.

**Teilschritt 2:** Die Blätter legt man zur Seite. Ein Herbstblatt wird so auf ein Zeitungsblatt gelegt, dass die Blattrückseite nach oben zeigt. Diese wird mit der Schaumstoffwalze eingefärbt. Man wählt die Rückseite, da dort die Blattadern stärker hervortreten und der Abdruck ausdrucksstärker herauskommt.

**Teilschritt 3:** Nun legt man das eingefärbte Herbstblatt mit der farbigen Seite auf das Papier.

**Teilschritt 4:** Ein Zeitungspapier wird darüber gelegt und mit der Linolwalze kräftig abgewalzt. Nun werden das Zeitungsblatt und das Herbstblatt vorsichtig abgezogen.

**Teilschritt 5–8:** Man verfährt mit jedem Blatt, das man abdrucken will, in dieser Weise. Der Maler signiert das Bild.

**Schlussphase:** Nun werden die Bilder vom Malbrett abgelöst, hinter ein Passepartout gelegt und betrachtet. Die Gruppe bestaunt die einzelnen Ergebnisse (➤ Abb. 10.10).

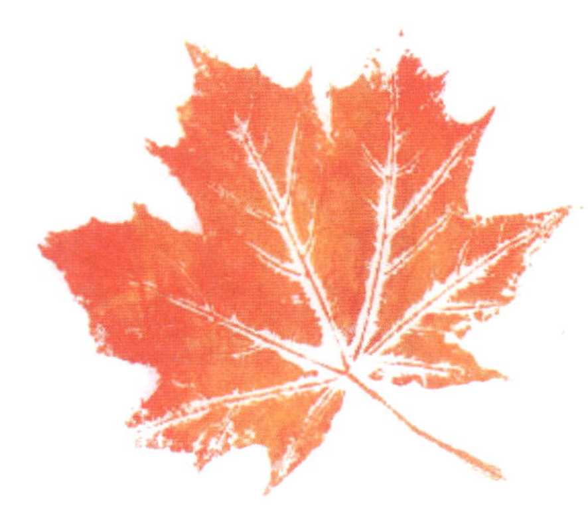

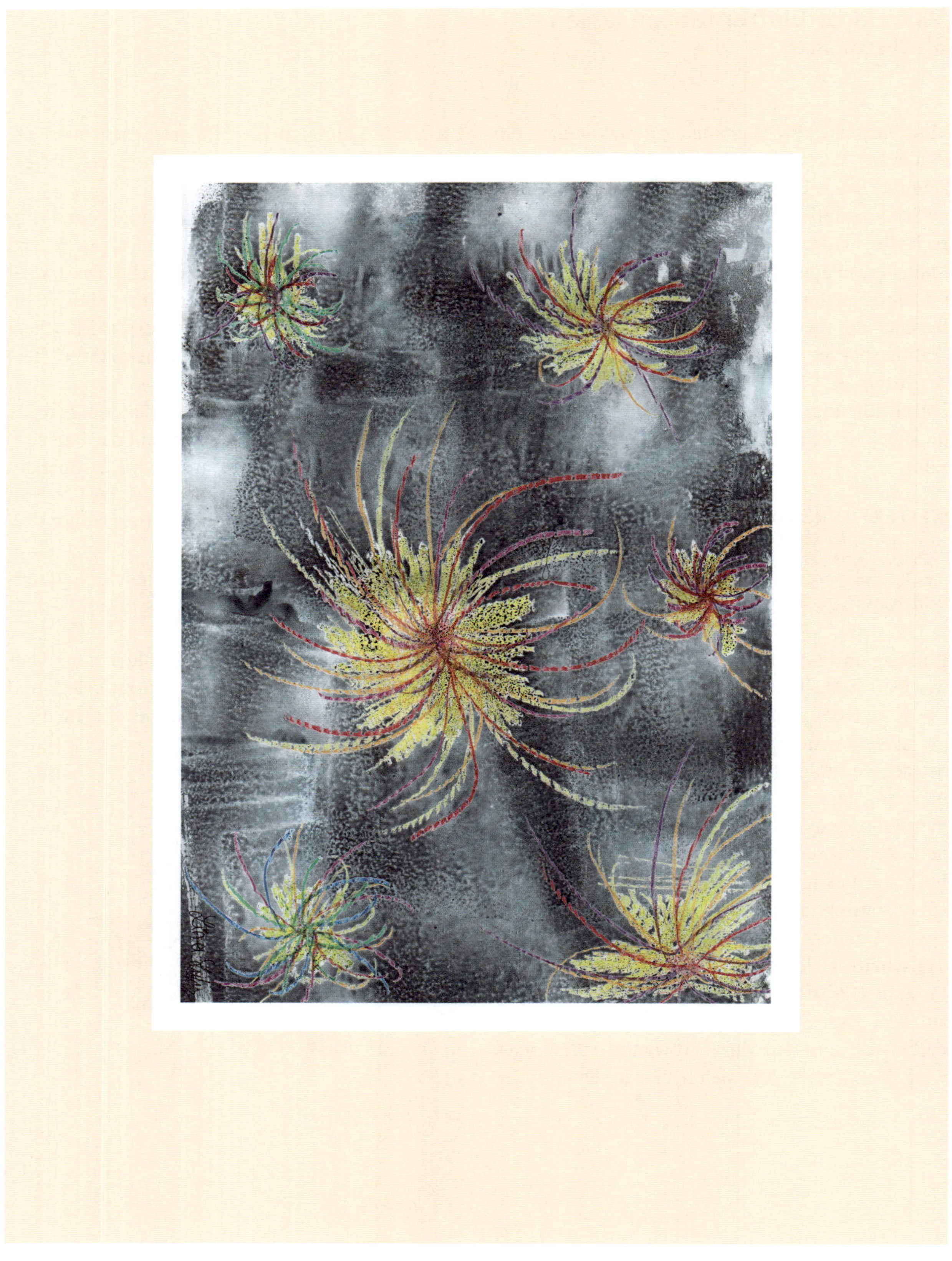

**Abb. 10.11** Jahreswechsel (gemalt von Lina Lutzeyer)

## 10.8 Malschwungübungen und Formenzeichnen

**Man braucht:** Pro Person: ein Wasserglas, ein Malbrett, Malpapier DIN A3, Klebeband, eine Schürze, flache Borstenpinsel, z. B. Nr. 8, 14, 16, eine Schaumstoffwalze und eine Farbwanne, einen Malteller, Papiertücher, Gouache-Farben, Anschauungsmaterial: Bilder von Silvester, Feuerwerk etc., Tischstaffelei, CD „Feuerwerksmusik“ von Händel, Ölkreiden, CD-Player.

**Vorbereitende Malschwungübung zum Thema:** Zuerst begrüßen wir das neue Jahr schwungvoll mit Formenzeichnen zur Musik von Händel: „Feuerwerksmusik“. Das Formenzeichnen wird in ➤ Kap. 13 ausführlich behandelt.

**Durchführung:** Diese Technik eignet sich besonders nach Silvester, um das neue Jahr mit einem Feuerwerk zu begrüßen. Händels „Feuerwerksmusik“ gibt den Malenden den richtigen Schwung und lädt sie ein, Funken sprühen zu lassen. Das beidhändige Malen zur Musik beschwingt die Teilnehmer und aktiviert sie sehr, da die zu malende Form von der unteren Blattmitte nach oben verläuft. Sie setzt viel Energie bei den Teilnehmern frei, welche zusätzlich von der Musik unterstützt wird. Es ist bei dieser Übung nicht wichtig, ein „schönes Ergebnis“ zu fertigen, sondern einzig und allein, sich dem Energiefluss von Musik und Malbewegung hinzugeben.

**Einstieg und Einstimmung:** Als Motivation kann man eine Wunderkerze abbrennen und dem Zauber der vergangenen Kinderjahre nachsinnen (Vorsicht, Rauchmelder!) oder Feuerwerksbilder zeigen.

**Teilschritt 1:** Jeder Teilnehmer erhält vier Ölkreiden seiner Wahl. Nun malen wir mit den Ölkreiden beidhändig auf ein DIN-A3-Papier, von der unteren Bildmitte nach rechts und links oben Fontänen (➤ Kap. 13.6 Fontäne).

**Teilschritt 2:** Zur Musik wird dieser Bewegungsvorgang wiederholt. Es besteht die Möglichkeit, neue Ölkreiden hinzuzunehmen, sodass ein buntes Feuerwerk entsteht.

**Teilschritt 3:** Will man es bei diesem Malimpuls belassen, so kann man mit verdünnter Gouache-Farbe in Dunkelblau den Nachthimmel mit der Schaumstoffwalze anlegen, indem man über die Ölkreide die Farbe aufträgt (➤ Kap. 12.1 Absprengtechnik). Der Maler signiert das Bild (➤ Abb. 10.11).

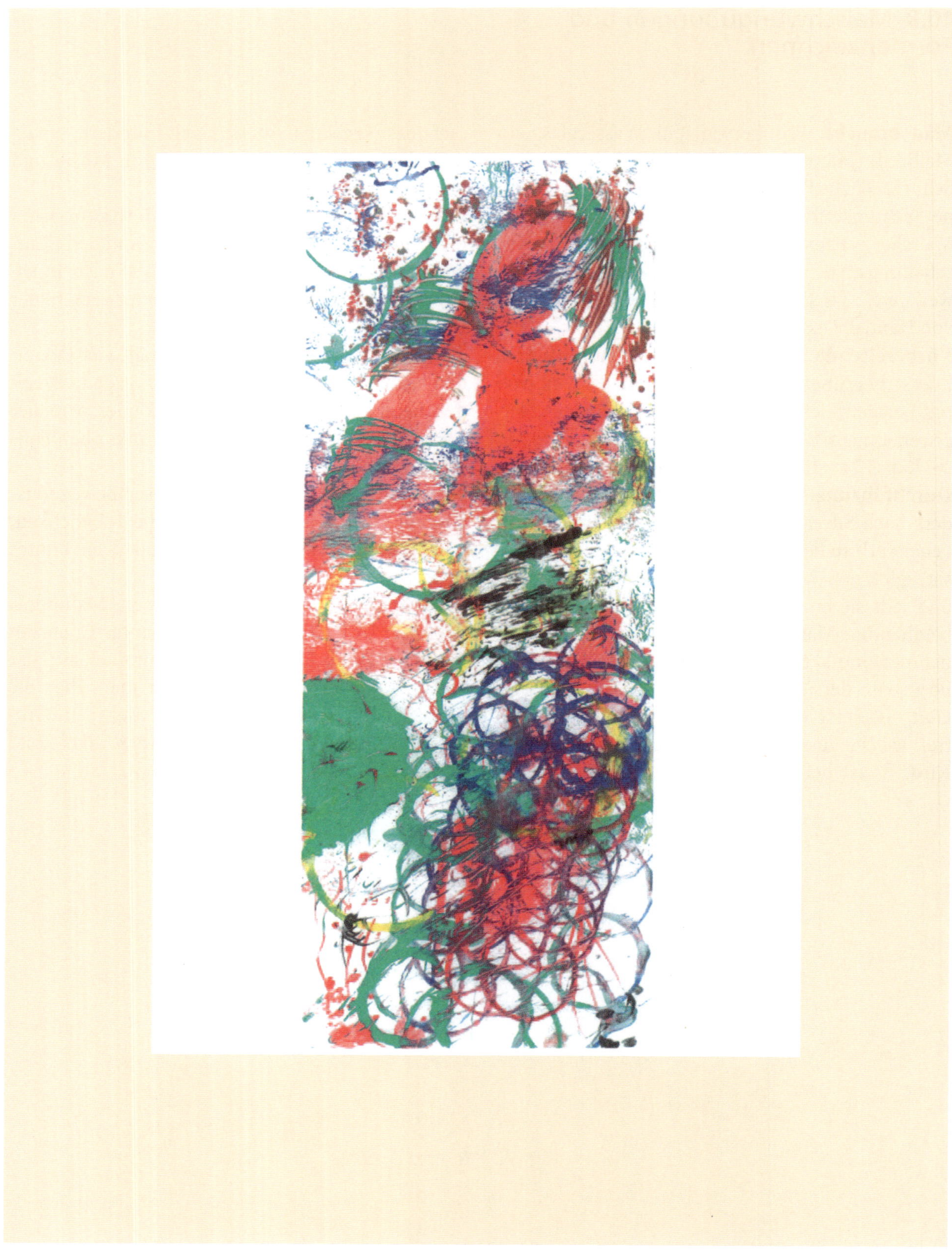

**Abb. 10.12** Materialdruck

## 10.9 Drucktechniken mit verschiedenen Materialien

**Man braucht:** Pro Person: ein Wasserglas, ein Malbrett, Malpapier DIN A3, Klebeband, eine Schürze, flache Borstenpinsel, z. B. Nr. 8, 14, 16, eine Schaumstoffwalze und eine Farbwanne, einen Malteller, Papiertücher, Gouache-Farben, Anschauungsmaterial: Bilder von Künstlern, die die Jahreslosung umgesetzt haben, Jahreslosung als Vers kopiert und zurechtgeschnitten für jeden Teilnehmer, Druckbeispiele aller angebotenen Druckmaterialien etc., Tischstaffelei, CD, CD-Player.
**Druckmaterialien:** Schraubverschlüsse, Korken, Knöpfe, WC-Rollen, kleine Trinkfläschchen, Chips-Dosen mit verschiedenen Materialien bezogen, wie z. B. Sackstoff, Paketschnur, Holzreste in verschiedenen Formen und Größen, Fadenrolle, Joghurtbecher, Dübel, Rundhölzer, Limetten-Mörser, Trinkhalme usw.
**Durchführung:** Als Druckmaterial kann alles genommen werden, was einem im Haushalt begegnet. Es darf nur nicht zu klein sein, damit es nicht verschluckt werden kann. Diese Technik ist sehr einfach und auch von schwächeren Teilnehmern gut durchführbar. Der „Materialdruck" kann mit seinen interessanten Abdrücken als Technik für sich stehen, oder ein Bild wird thematisch angeboten, z. B. „Wir malen und gestalten ein Schmuckblatt für die Jahreslosung", aber auch eine gegenständliche Darstellung ist möglich (➤ Abb. 10.12).

Wir gestalten die Jahreslosung. Jedes Jahr wird ein biblischer Spruch gezogen, der die Kirchen ein Jahr lang begleitet. Da viele Seniorenheime konfessionelle Träger haben, befindet sich im Eingangsbereich meist ein Bild mit der Jahreslosung. Warum also diese Jahreslosung nicht einmal selbst gestalten?
**Einstieg und Einstimmung:** Ich verlese die Jahreslosung mehrere Male, dann kommen wir über den Inhalt, die Aussage der Jahreslosung, ins Gespräch. Ich zeige Bildbeispiele von Künstlern, die die Jahreslosung umgesetzt haben. Gemeinsam überlegen wir, wie wir diesen Vers umsetzen möchten, welche Gedanken und Assoziationen dem Einzelnen dazu einfallen.
**Teilschritt 1:** Das Schmuckblatt wird je nach Jahreslosung neutral oder thematisch gestaltet. Wir beginnen, das Bild mit der Schaumstoffwalze in einer hellen Farbe zu grundieren.
**Teilschritt 2:** Die Druckmaterialien (➤ Abb. 10.13) werden nach Wahl ausgeteilt (maximal 5 Stück pro Teilnehmer). Bieten Sie den Teilnehmern die Möglichkeit, die Druckmaterialien zuerst auf einem separaten Papier auszuprobieren. Dabei sollten die Teilnehmer darauf achten, dass pro Farbe nur ein Druckmaterial verwendet wird. Ist das organisatorisch für die Teilnehmer nicht mehr zu leisten, gibt man einen Farbteller und ein Druckmaterial aus und wechselt im Verlauf die Farbteller und Druckmaterialien aus. Hier muss der Kursleiter entscheiden und einschätzen, welche Vorgehensweise am besten geeignet ist.
**Teilschritt 3:** Nun beginnen die Teilnehmer, das grundierte Schmuckblatt mit den ausgesuchten Farben und Formstempeln auszugestalten.
**Teilschritt 4:** Formen und Farbteller können unter den Teilnehmern ausgetauscht werden. Es ist wichtig, an dieser Stelle die erarbeitete Thematik/die Aussage der Jahreslosung evtl. nochmals in Erinnerung zu rufen.

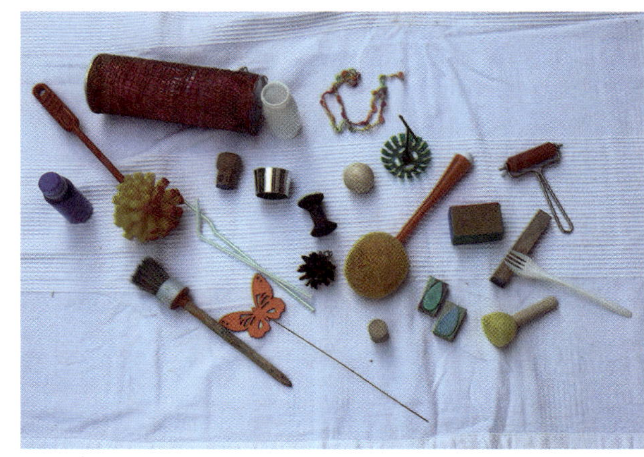

**Abb. 10.13** Verschiedene Druckmaterialien

Jesus Christus spricht:
"Meine Kraft ist in den Schwachen mächtig."
2. Korinther 12,9

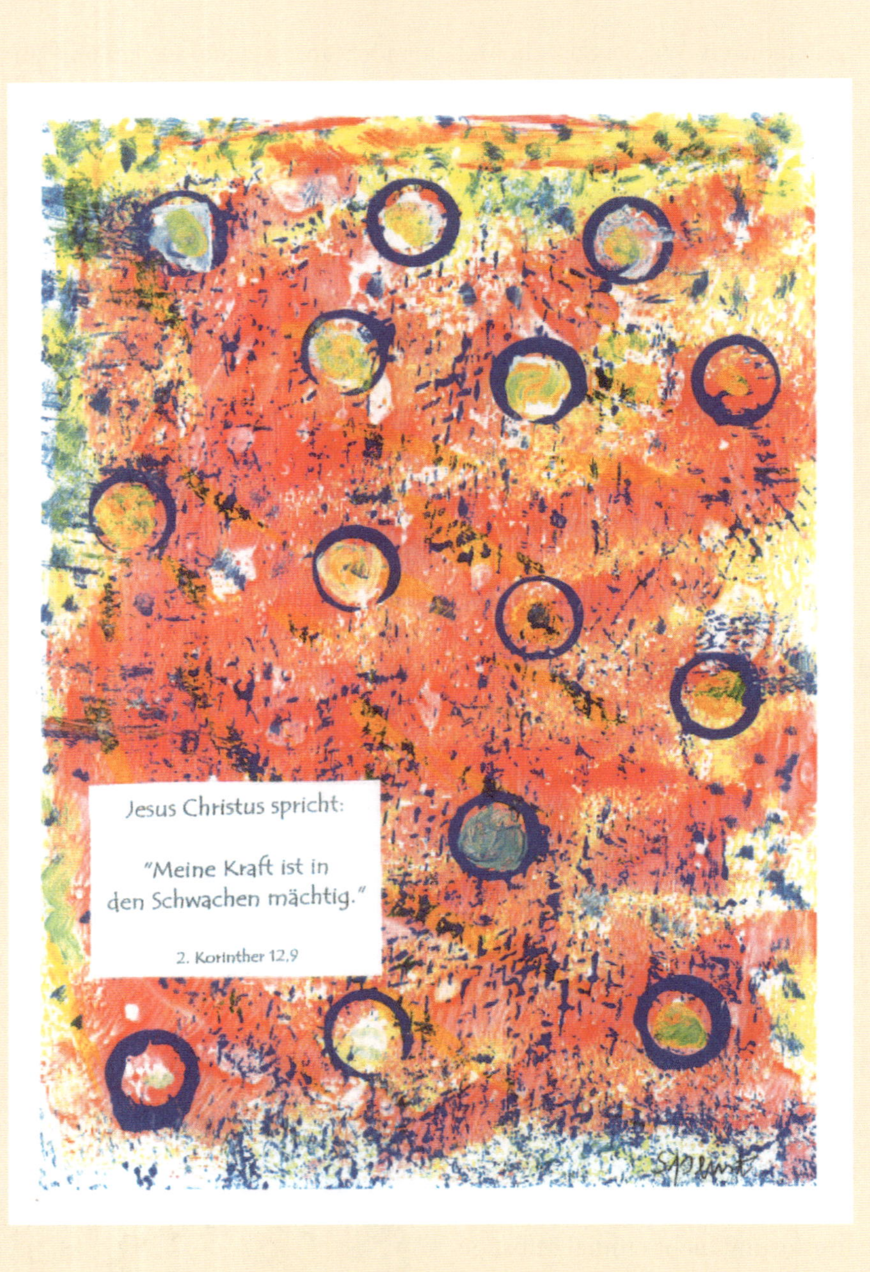

**Abb. 10.14** Jahreslosung – Schmuckblatt

**Teilschritt 5:** Nun wird gemeinsam mit den Teilnehmern das entstandene Schmuckblatt betrachtet und eine geeignete Stelle für das Einkleben des Textes (Jahreslosung) gesucht. Der Maler signiert das Bild.

**Schlussphase:** Nun werden die Bilder vom Malbrett abgelöst, hinter ein Passepartout gelegt und betrachtet. Die Gruppe bestaunt die einzelnen Ergebnisse. Eines der entstandenen Werke kann man im Eingangsbereich des Seniorenheims oder im Speisesaal aufhängen. Es bedeutet für einen Teilnehmer oft eine ganz besondere Ehre, mit diesem geschaffenen Werk ein Jahr lang vertreten zu sein (➤ Abb. 10.14).

**WEITERFÜHRENDE TECHNIKEN/VARIANTEN**

Statt der Jahreslosung kann man auch „buddhistische Weisheiten", Sprichwörter oder Segensworte gestalten. Nicht alle Teilnehmer sind für christliche Glaubensinhalte offen. Dies sollte man den Teilnehmern von vornherein offenlassen und auch Textalternativen mitbringen.

KAPITEL

# 11 Ungewöhnliche Materialien im Einsatz

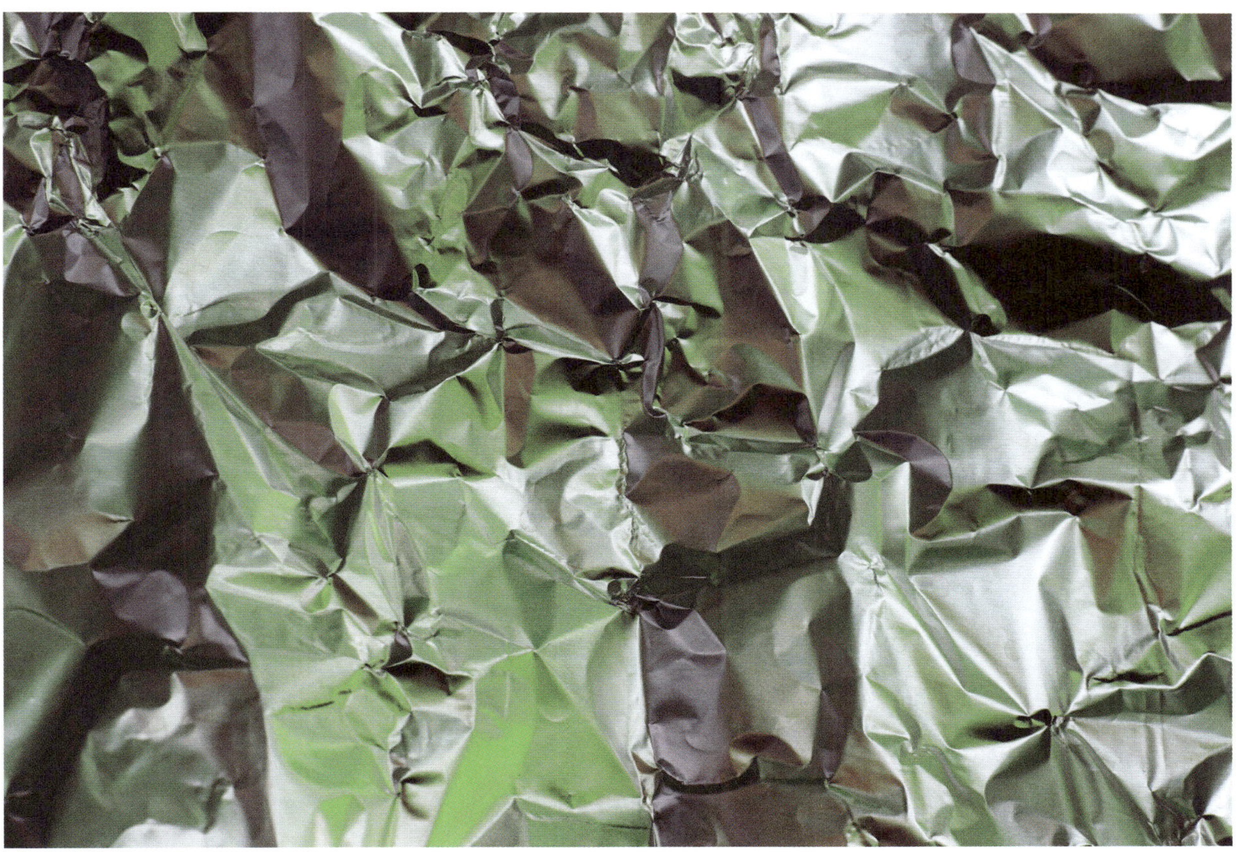

Mit ungewöhnlichen Materialien zu arbeiten, hat zwei Seiten. Einerseits erlebe ich bei den Senioren eine große Bereitschaft, sich auf Neues und Ungewöhnliches einzulassen. Sie genießen es geradezu, etwas außerhalb ihres gewohnten Alltags zu erleben. So ist es überhaupt kein Problem, mit Deorollern zu malen – wohingegen ich größere Bedenken habe, den Teilnehmern eine Zahnbürste als Pinsel anzubieten, dazu müssen die Malgruppe und die einzelnen Teilnehmer individuell eingeschätzt werden. Andererseits muss im Auge behalten werden, dass demente Teilnehmer bemüht sind, ihr Leben „im Griff zu behalten", und wir durch eine unbedachte Auswahl von ungewohnten Materialien auch große Verwirrung im Alltagsgeschehen auslösen können. Vielleicht ist nicht jedes Material geeignet, das uns spontan einfällt. Wir müssen sorgsam prüfen, ob der optimale kreative Einsatz dem Ergebnis gerecht wird oder zu viel Verwirrung hervorbringt. Ich entscheide da oft gefühlsmäßig und situativ.

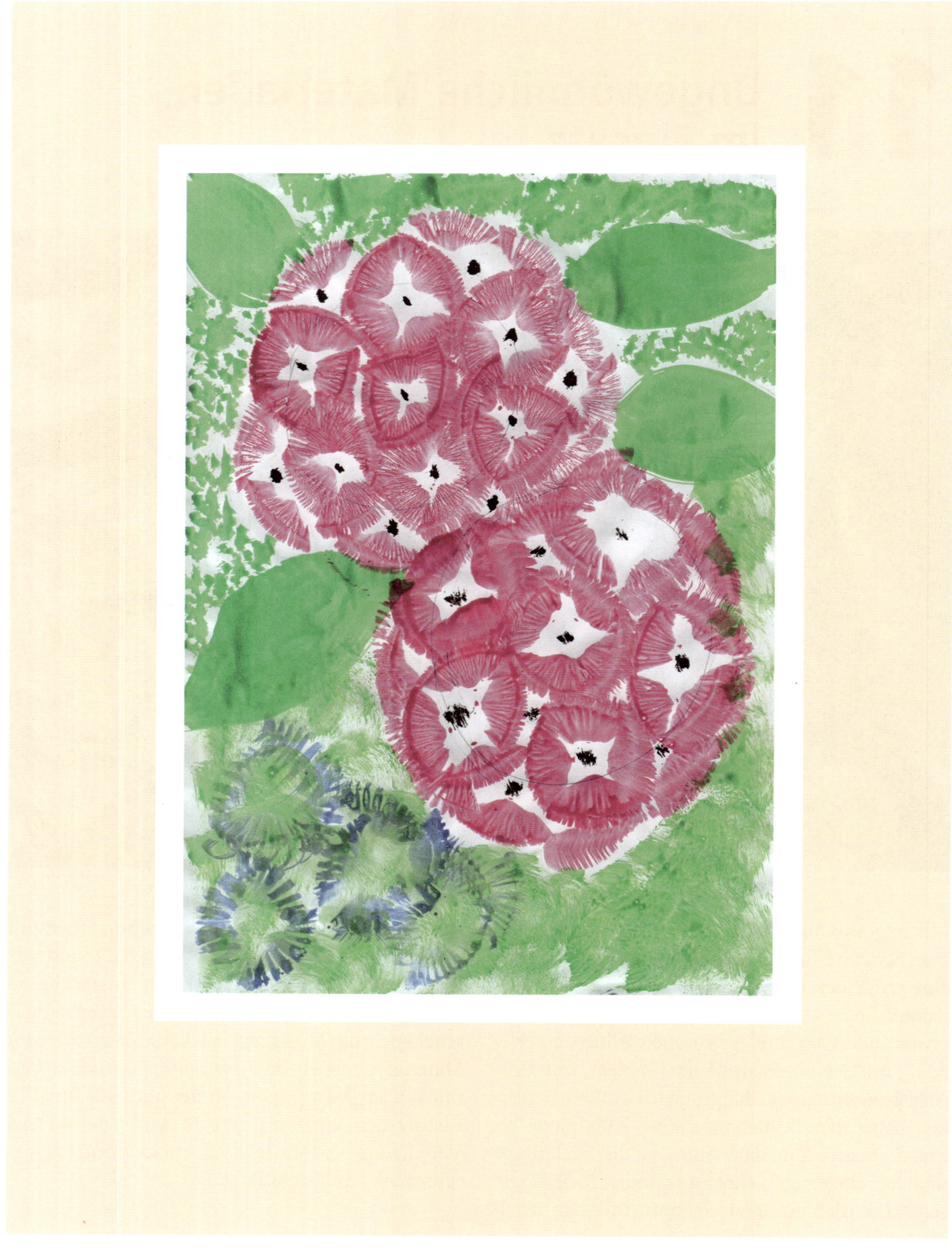

**Abb. 11.1** Hortensienblüte (gemalt von Hilde Wahl)

## 11.1 Fächerpinsel

**Man braucht:** Pro Person: ein Wasserglas, ein Malbrett, Malpapier DIN A3, Klebeband, eine Schürze, einen Fächerpinsel Nr. 8–12, flache Borstenpinsel, z. B. Nr. 8, 14, 16, eine Schaumstoffwalze, eine Farbwanne, einen Malteller, eine Untertasse, einen Bleistift, Radiergummi, Papiertücher, Gouache-Farben, Anschauungsmaterial: Hortensien, Kalenderbilder von Hortensien, Kunstdrucke etc., Tischstaffelei, CD, CD-Player.

**Durchführung:** Der Fächerpinsel stellt schon rein optisch eine Motivation dar, da er die Teilnehmer einlädt, verschiedene Umgangsweisen auszuprobieren, und weil er für die Teilnehmer weitestgehend unbekannt ist. Solche besonderen Pinsel gab es früher nicht! Er eignet sich zum Malen wie zum Drucken. Allerdings ist die Anschaffung von Fächerpinseln nicht ganz billig. Da man sie aber immer wieder nutzen kann, lohnt sich diese Investition. Es ist für die Teilnehmer wichtig, immer wieder neue Anreize zu erleben, um die Teilnahme an der therapeutischen Malstunde interessant zu machen und ihre Flexibilität herauszufordern.

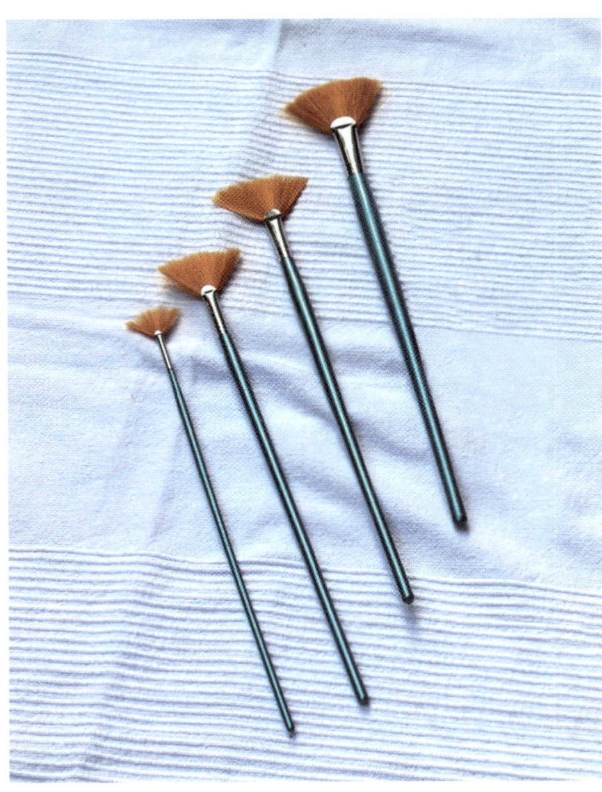

**Einstieg und Einstimmung:** Wir betrachten die Hortensien detailliert und ebenso auf der Tischstaffelei stehende Bilder von Hortensien. Wir stellen fest, dass eine Blütendolde aus ganz vielen einzelnen Blüten besteht, die man mit dem Fächerpinsel gut drucken kann. Wir besprechen, in welchen Farben es Hortensien gibt (weiß, rosa, blau). Die Teilnehmer entscheiden sich für eine Farbe.

**Teilschritt 1:** Die Teilnehmer erhalten auf dem Malteller die gewünschte Farbe. Ich stelle den Teilnehmern den Druckvorgang auf meinem separaten Bild vor. Mit vier „Stempelabdrücken des Fächerpinsels“, bei dem man den Pinsel viermal drehen muss (in alle vier Himmelsrichtungen), entsteht ein Bild, welches dem Original der Hortensie sehr ähnelt. Malt man mit einem dünnen Pinsel noch ein schwarzes Pünktchen für die Blütenmitte hinein, wird es noch stimmiger.

**Teilschritt 2:** Jeder Teilnehmer erhält einen Fächerpinsel und probiert auf einem separaten Probeblatt das Abdrucken des Pinsels in allen vier Himmelsrichtungen.

**Teilschritt 3:** Nun bekommt jeder Teilnehmer einen Bleistift und eine Untertasse. Die Teilnehmer umfahren den Rand der Untertasse und legen somit ca. fünf bis sechs Umrisse für Hortensien fest, die sie dann anschließend mit dem Fächerpinsel ausstempeln.

**Teilschritt 4:** Nun beginnen die Teilnehmer, in der Farbe ihrer Wahl die Hortensien zu drucken. Nach und nach werden alle Kreise mit kleinen Blütenabdrucken gefüllt.

**! TIPPS ZUR DURCHFÜHRUNG**

Hier möchte ich ausdrücklich darauf hinweisen, dass nicht jedes Bild in einer Malstunde fertig werden muss, man kann sein Bild auch in der folgenden Stunde abschließen!

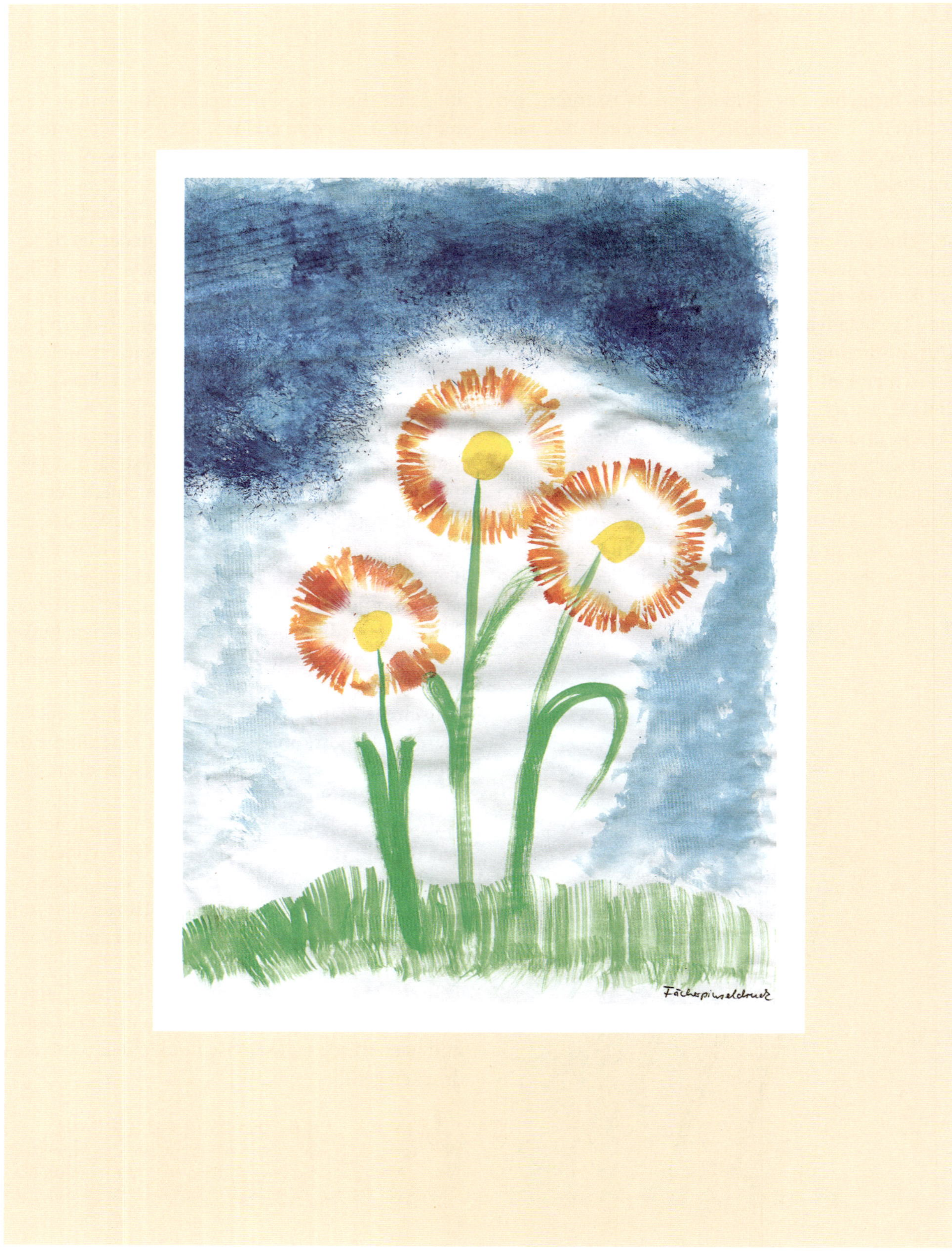


**Abb. 11.2** Blüte

**Teilschritt 5:** Nun beginnen die Teilnehmer, in jede Detailblüte mit einem feinen Pinsel oder alternativ mit einem Eddingstift in die Blütenmitte einen kleinen schwarzen Punkt zu malen. Der Maler signiert das Bild.

**Schlussphase:** Nun werden die Bilder vom Malbrett abgelöst, hinter ein Passepartout gelegt und betrachtet. Die Gruppe bestaunt die einzelnen Ergebnisse (➤ Abb. 11.1 und ➤ Abb. 11.2).

**! TIPPS ZUR DURCHFÜHRUNG**

Ich habe festgestellt, dass mit fortschreitender Demenz die Teilnehmer mehr und mehr Schwierigkeiten haben, das Drehen des Pinsels und das Abdrucken in alle vier Himmelsrichtungen umzusetzen. Das ist aber nicht weiter schlimm, denn der Fächerpinselabdruck wirkt auch im nicht gedrehten Abdruck sehr interessant und trifft das Bild der Hortensie trotzdem. Es ist also bei dieser Technik nicht so wichtig, die Umsetzung der Handhabung korrekt einzuhalten. Das entspannt den Verlauf der Stunde und entlastet die Teilnehmer.

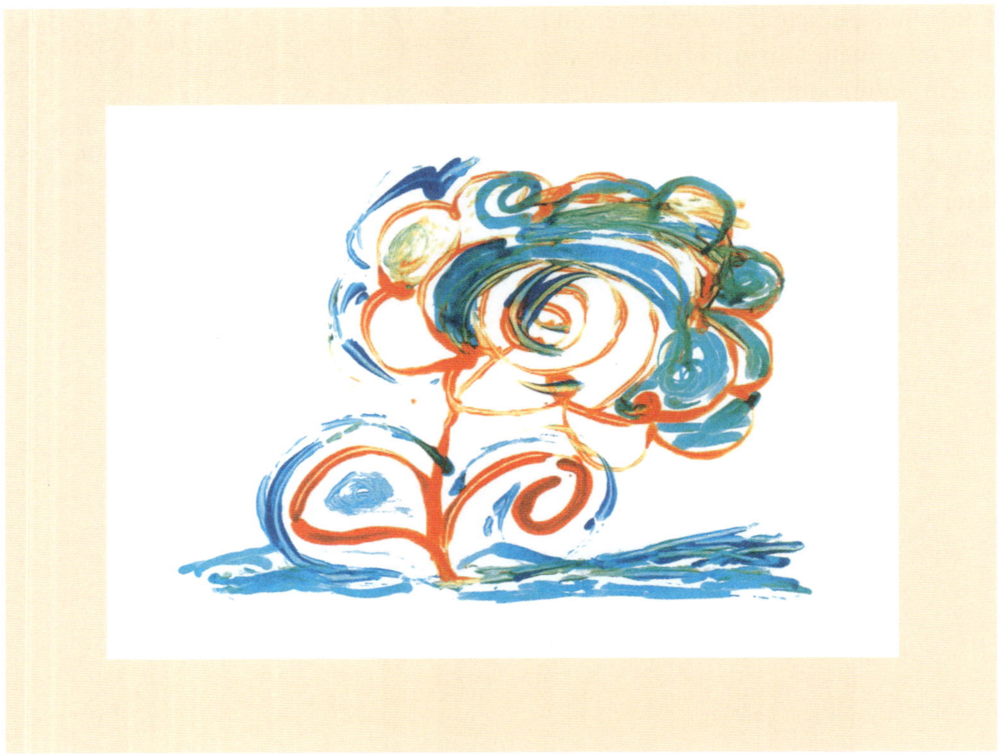

**Abb. 11.3** Blaue Blume, mit Deoroller gemalt (von Elfriede Spenst)

## 11.2 Deoroller

**Man braucht:** Leere Deoroller, für jede zu verwendende Farbe einen. Die Deoroller können die Teilnehmer untereinander austauschen, um mit allen Farben malen zu können. Papier DIN A3, Klebeband zum Befestigen des Papiers auf dem Malbrett, ein Passepartout zum Betrachten des Endergebnisses, Papiertücher, Gouache-Farben, Wasser, Tischstaffelei, CD, CD-Player.

**Durchführung:** In leere Deoroller leicht mit Wasser verdünnte Gouache-Farbe einfüllen. Nun beginnt der Malspaß. Man kann malen wie mit einem Stift, auch großflächig gestalten, Spuren hinterlassen! Durch das mehrfache Übermalen entstehen interessante Farbmischungen. Besonders gut ist die Handhabung, da der Deoroller auch von Menschen mit motorischen Schwächen oder deformierten Händen gut gehalten werden kann. Auch Formenzeichnen (➤ Kap. 13) ist auf diese Weise gut durchführbar.

**Einstieg und Einstimmung:** Wir betrachten ein Beispielbild, das ich mit den Deorollern gemalt habe. Das Thema „Malen einer Fantasieblume" wird gerne angenommen, da sie vom konkreten Vorbild einer realen Blume abweicht. Die Teilnehmer müssen sich erst mit dem neuen Malmaterial vertraut machen.

**Teilschritt 1:** Wir probieren die Deoroller zur Musik, z. B. „Elizabethan Serenade" von Binge, aus. Jeder Teilnehmer erhält einen Deoroller und beginnt zu malen. Ich gebe die Form einer liegenden Acht vor.

**Teilschritt 2:** Auf ein Klangzeichen (z. B. Klangschale) wird der Deoroller zum linken Nachbarn weitergegeben und vom rechten Nachbarn der neue Deoroller in Empfang genommen. Nun hat jeder eine neue Farbe und kann beobachten, wie die ersten Farbmischungen beim mehrmaligen Übermalen der Farbspuren entstehen.

**Teilschritt 3:** Die Teilnehmer beginnen nun auf einem neuen Blatt die Gestaltung ihrer Fantasieblume. Ich gebe ihnen den Tipp, zuerst mit der Blütenmitte zu beginnen, im Verlauf mit der Blüte weiterzumachen und erst am Schluss den Stil und die Blätter anzulegen. Die Praxis hat gezeigt, dass die Bildaufteilung so meist besser gelingt.

**Teilschritt 4:** Der Hintergrund wird mit stark verdünnter Farbe nach Wahl mit einem dicken Pinsel ausgemalt oder mit der Schaumstoffwalze ausgewalzt. Der Maler signiert das Bild.

**Schlussphase:** Nun werden die Bilder vom Malbrett abgelöst, hinter ein Passepartout gelegt und betrachtet. Die Gruppe bestaunt die einzelnen Ergebnisse (➤ Abb. 11.3). Wem fällt ein lustiger Fantasiename für seine Fantasieblume ein?

**! TIPPS ZUR DURCHFÜHRUNG**

Besonders gut ist die Handhabung, da der Deoroller auch von Menschen mit motorischen Schwächen oder deformierten Händen gut gehalten werden kann. Auch das Formenzeichnen (➤ Kap. 13) ist mit dem Deoroller gut durchzuführen.

11

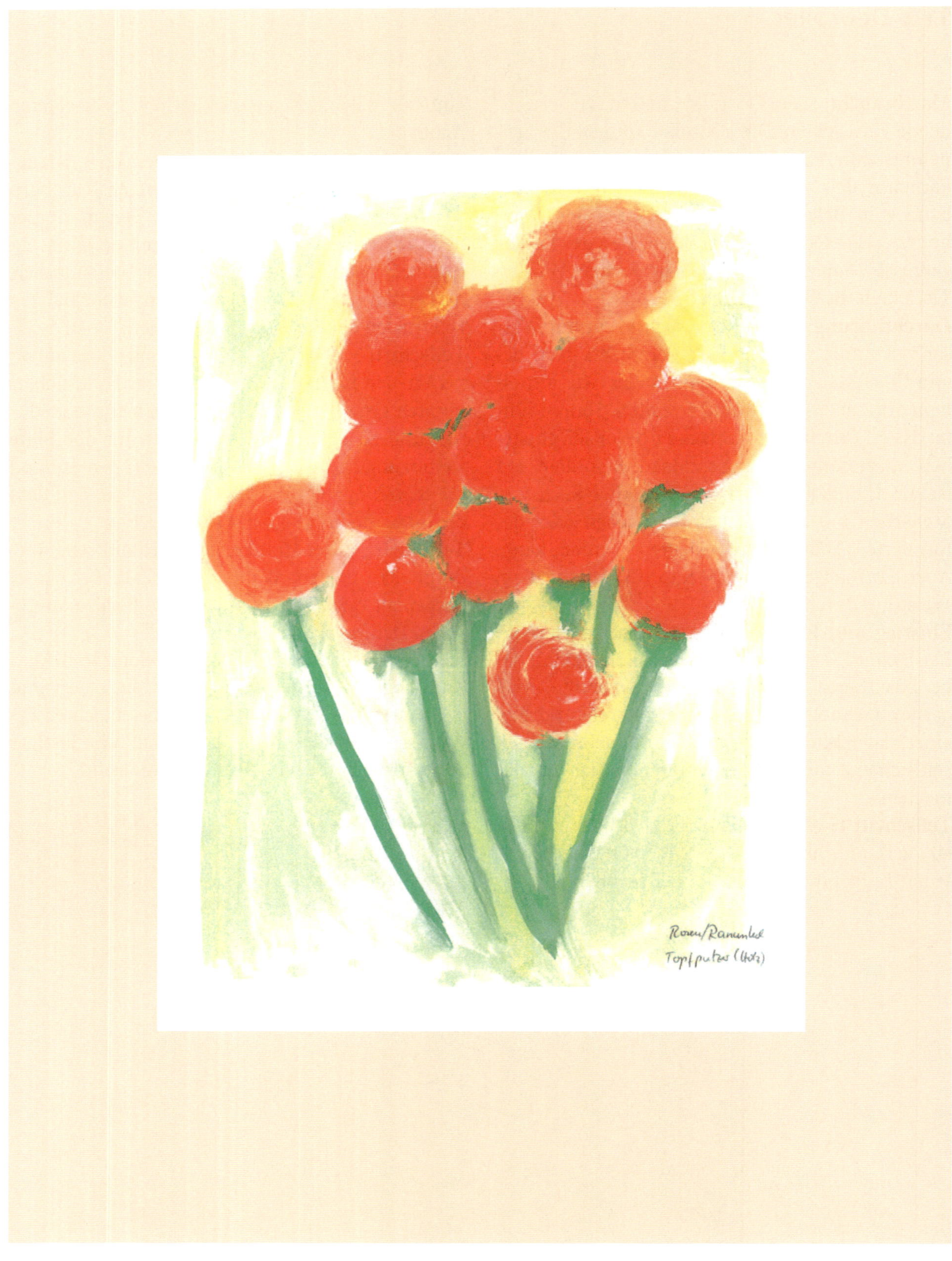


**Abb. 11.4** Ranunkel – rote runde Blütenköpfe

## 11.3 Topfkratzer

**Man braucht:** Pro Person: ein Wasserglas, ein Malbrett, Malpapier DIN A3, Klebeband, eine Schürze, flache Borstenpinsel, z. B. Nr. 8, 14, 16, eine Schaumstoffwalze und eine Farbwanne, einen Topfkratzer, einen Malteller, Papiertücher, Gouache-Farben, Anschauungsmaterial: Blumen, Kalenderbilder, Kunstdrucke von Ranunkeln etc., eine Ranunkel-Pflanze, Tischstaffelei, CD, CD-Player.

**Durchführung:** Die Technik ist leicht anzuwenden und sehr wirkungsvoll und auch von schwächeren Teilnehmern gut umzusetzen. Der Topfkratzer, der als zentrales Malmedium eingesetzt wird, kann durch seinen kegelförmigen Griff auch von motorisch eingeschränkten Teilnehmern gut gehalten werden. Auch Teilnehmer mit deformierten Gichtfingern können ihre Finger entspannt um den großen Holzgriff schließen.

Man kann die Technik auch mit der Methode „Schiebebild" erarbeiten. Hierzu wird das Bild immer im Uhrzeigersinn zur nächsten Person weitergeschoben, diese vervollständigt einen Teil des Bildes und schiebt es zum nächsten Teilnehmer weiter, so lange, bis das eigene Bild wieder vor einem liegt. Das hat den Vorteil, dass bei unterschiedlichen Maltalenten alle mit einer schönen Lösung beschenkt werden. Aber Vorsicht bei Künstlern, die ihren ganz eigenen Stil haben! Da könnte die Methode zu Uneinigkeit mit dem Ergebnis führen, und das Ziel der Sozialerfahrung könnte ins Gegenteil verkehrt werden. Hier muss individuell entschieden werden.

**Einstieg und Einstimmung:** Als Einstieg zum gemeinsamen Malen betrachten wir eine Ranunkel genau. Auch Bildmaterialien können, auf der Staffelei stehend, ins Thema einführen.

**Teilschritt 1:** Auf einem Beispielblatt zeige ich die Technik mit dem Topfkratzer vor. Zuerst wird der Topfkratzer in der Farbwanne mit Farbe versehen, indem dieser in der Farbe gedreht wird. Das ist gleichzeitig eine gute Vorübung für den späteren Gestaltungsvorgang. Nun ordne ich die erste Blüte an, indem ich den Topfkratzer auf das Papier gebe und ihn dort drehe. Die erste Ranunkel ist entstanden.

**Teilschritt 2:** Die Teilnehmer erhalten die Farbe ihrer Wahl in die Farbwannen und je einen Topfkratzer. Es empfiehlt sich, zuerst auf einem separaten Blatt das Druckverhalten des Topfkratzers beim Drehen auszuprobieren.

**Teilschritt 3:** Nun beginnen die Teilnehmer mit dem Gestalten des Bildes. Sie legen zuerst mehrere Blütenköpfe durch Drucken und Drehen des Topfkratzers an und lassen diese kurz trocknen.

**Teilschritt 4:** Mit Gouache-Farben können Stiele, Blätter oder eine Vase gestaltet werden.

**Teilschritt 5:** Zum Schluss wird der Hintergrund fein und dünn lasiert. Je nach gewählter Farbe empfiehlt sich die entsprechende Komplementärfarbe (z. B. grün-rot, gelb-violett, orange-blau). Der Maler signiert das Bild.

**Schlussphase:** Nun werden die Bilder vom Malbrett abgelöst, hinter ein Passepartout gelegt und betrachtet. Die Gruppe bestaunt die einzelnen Ergebnisse (➢ Abb. 11.4).

**! TIPPS ZUR DURCHFÜHRUNG**

Das Poesiealbum: Blumenmotive jeglicher Art bieten auch immer eine gute Möglichkeit für das biografische Erinnern von Sprüchen, die man im eigenen Poesiealbum hatte, und auch an die, die man selbst in Poesiealben bevorzugt hineingeschrieben hat.

11

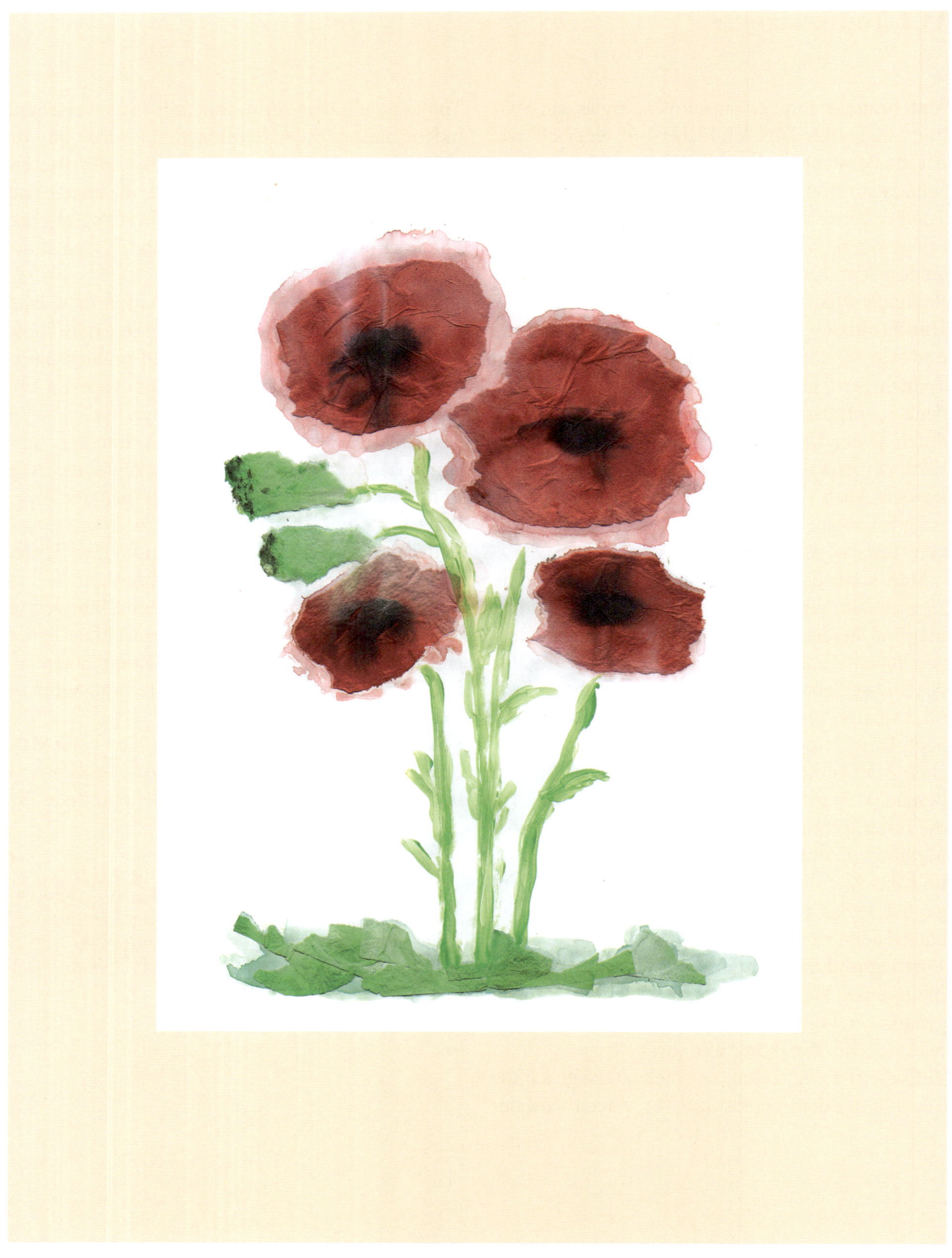

**Abb. 11.5** Seidenpapier-Technik

## 11.4 Seidenpapier-Technik

**Man braucht:** Pro Person: ein Wasserglas, ein Malbrett, Malpapier DIN A3, Klebeband, eine Schürze, flache Borstenpinsel, z. B. Nr. 8, 14, 16, eine Schaumstoffwalze und eine Farbwanne, einen Malteller, Seidenpapier in verschiedenen Tönen (rot, rosa, gelb, grün), Klebestifte, Papiertücher, Gouache-Farben, dünne wasserfeste Eddingstifte, Bleistifte, Anschauungsmaterial: Klatschmohnblumen, Kalenderbilder, Kunstdrucke etc. von Klatschmohnbildern, evtl. auch das Bild von Claude Monet: „Klatschmohn in der Gegend von Argenteuil", Tischstaffelei, CD, CD-Player.

**Durchführung:** Die Technik ist sehr wirkungsvoll durch die Farbmischungen, die sich beim Anlösen des Seidenpapiers mit Wasser ergeben. Auch die reliefartige Struktur, die durch das Seidenpapier entsteht, hat Tiefenwirkung. Wenn sich das Reißen des Papiers für manche Teilnehmer als schwierig herausstellen sollte, gebe ich die Empfehlung, einfach großflächiger zu arbeiten und sich auf wenige große Blüten zu beschränken. Es gibt auch die Möglichkeit, das Seidenpapier in Form einer Gemeinschaftsarbeit anzubieten. Die entstandenen Formen werden später an alle Teilnehmer verteilt, so können die Teilnehmer voneinander profitieren.

**Einstieg und Einstimmung:** Wir betrachten Klatschmohnbilder und einen Strauß Klatschmohn, der von Teilnehmer zu Teilnehmer wandert. Genau werden die Blüten betrachtet und Besonderheiten besprochen. Da ein Klatschmohn nicht sehr lange frisch bleibt, muss er direkt vor der Malstunde gepflückt werden!

**Teilschritt 1:** Wir beginnen, aus den Rottönen des Seidenpapiers Kreise und Ovale zu reißen und diese auf das Papier in Form einer Klatschmohnblüte anzulegen. Besonders schön wirkt es, wenn man die Blütenblätter überlappend anlegt, das gibt zusätzlich interessante Farbmischungen.

**Teilschritt 2:** Nun werden die Blütenblätter mit einem Klebestift aufgeklebt.

**Teilschritt 3:** Blätter und Stiele werden aus Seidenpapier gerissen und ebenfalls aufgeklebt.

**Teilschritt 4:** Mit einem nassen Pinsel wird das Seidenpapier angelöst und die entstehenden Farbmischungen vermalt.

**Teilschritt 5:** Mit Gouache-Farben werden die Blüten ggf. malend ergänzt. Mit einem dünnen, wasserfesten Eddingstift, oder wahlweise auch einem Bleistift, können die Teilnehmer nach der Trocknungszeit Feinheiten und Details einzeichnen. Das ist aber nicht unbedingt nötig. Der Maler signiert das Bild.

**Schlussphase:** Nun werden die Bilder vom Malbrett abgelöst, hinter ein Passepartout gelegt und betrachtet. Die Gruppe bestaunt die einzelnen Ergebnisse (➤ Abb. 11.5).

**! TIPPS ZUR DURCHFÜHRUNG**

In der Arbeit mit schwächeren Teilnehmern kann man sich auch auf die Gestaltung einer großen Klatschmohnblume beschränken. Da diese Technik viele Teilschritte beinhaltet, kann das auch bedeuten, dass in der ersten Malstunde die Bestandteile hergestellt werden und in einer zweiten Malstunde die Fertigstellung des Bildes erfolgt. Hierfür wäre ein mit Namen versehener Briefumschlag pro Teilnehmer zum Sammeln der einzelnen Bildaspekte ratsam.

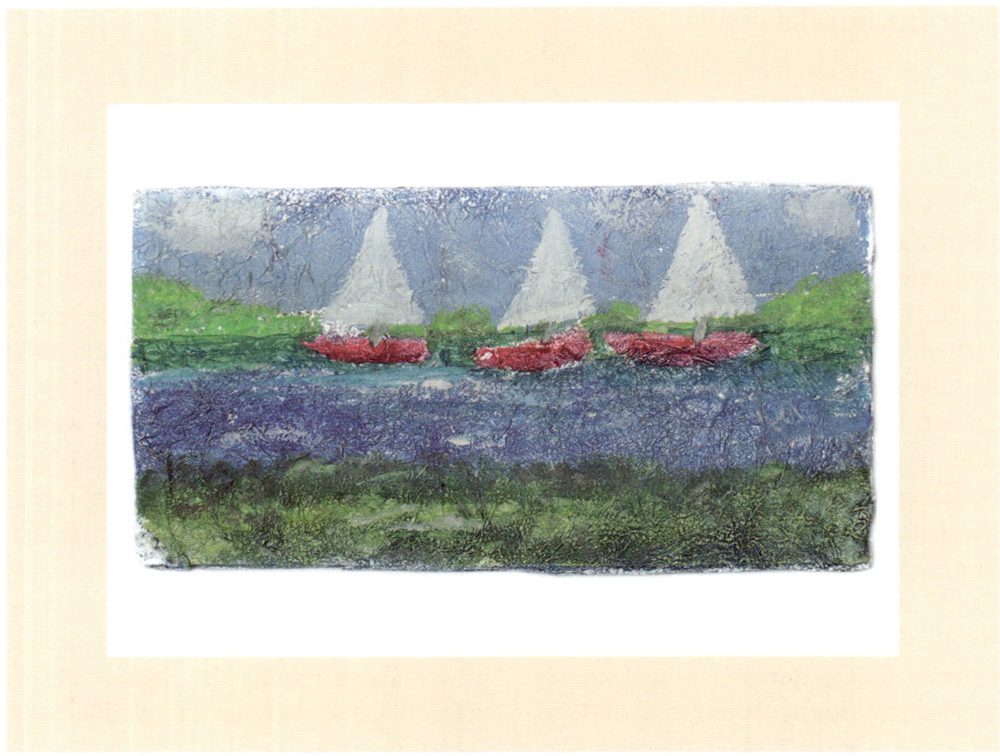

**Abb. 11.6** Malen auf Alufolie

## 11.5 Malen auf Alufolie

**Man braucht:** Pro Person: ein Wasserglas, ein Malbrett, Malkarton DIN A3, Klebestift oder Flüssigkleber, Klebeband, eine Schürze, flache Borstenpinsel, z.B. Nr. 8, 14, 16, eine Schaumstoffwalze und eine Farbwanne, Alufolie, etwas größer als der DIN-A3-Malkarton, einen Malteller, Papiertücher, Gouache-Farben, Anschauungsmaterial: Bilder von Schiffen im Hafen, Kalenderbilder, Kunstdrucke etc., Tischstaffelei, CD, CD-Player.

**Durchführung:** Das Malen auf Alufolie ist den Senioren unbekannt. Da sie aber immer wieder gerne neue Techniken kennenlernen und nach meiner Beobachtung sehr offen und interessiert Neuem gegenüber sind, stellt diese Technik eine Besonderheit im alltäglichen Malgeschehen dar. Die Bilder wirken durch ihre reliefartige Struktur sehr interessant, auch bei schwächeren Teilnehmern kommen aussagekräftige Ergebnisse heraus. Ein Vorteil dieser Technik ist, dass ein Motiv, das nicht so gut gelungen ist, einfach wieder abgewaschen werden kann. Auf der Suche nach einem geeigneten Vorlagemotiv bietet es sich an, bei Bildbeispielen aus der Ölmalerei auf die Suche zu gehen. Denn durch die zerknüllte Alufolie hat das Bild schon eine strukturelle Grundlage, die durch satten Farbauftrag an ein Ölgemälde erinnert.

**Einstieg und Einstimmung:** Wir betrachten ein Beispielbild, das ich mitgebracht habe, und erarbeiten den ersten Teilschritt gemeinsam. Ich frage die Teilnehmer, ob sie sich denken können, was hierfür der Malgrund ist. Ich demonstriere das Zerknüllen und wieder Glattstreichen der Alufolie. Das Bild wirkt besonders gut, wenn die Alufolie wieder möglichst glatt gestrichen wurde.

**Teilschritt 1:** Die Teilnehmer erhalten ihre Alufolie und zerknüllen diese. Anschließend falten sie die Folie wieder auf und streichen sie glatt. Dann wird die Alufolie mit dem Klebestift oder einem Flüssigkleber auf den Malkarton aufgeklebt.

**Teilschritt 2:** Wir betrachten Bilder von Segelschiffen oder Hafenimpressionen und kommen miteinander ins Gespräch. Es wird erarbeitet, dass für die Bildgestaltung die Segel und das Boot mit Wasser und Ufer ausreichen. Dies habe ich auf meinem Beispielbild auch so schlicht gehalten. Als Erstes beginnen wir im unteren Drittel des Bildes, das Ufer mit Steinen und Büschen zu gestalten.

**Teilschritt 3:** Nun werden weiße Dreiecke als Segel in der oberen Bildhälfte angeordnet.

**Teilschritt 4:** Dann werden die Boote mit verschiedenen Farben unter die jeweiligen Segel gemalt.

**Teilschritt 5:** Nun wird mit verschiedenen Blautönen das Wasser gemalt. Richtung Ufer werden die helleren Blautöne verwendet und im Hintergrund des Bildes die dunkleren. Hierbei können die Teilnehmer mit großen Pinseln arbeiten. Um die Schiffe herum biete ich feine Pinsel zur Gestaltung an. Der Maler signiert das Bild.

**Schlussphase:** Je nach Wirkung kann bei dieser Technik darauf verzichtet werden, das Bild hinter ein Passepartout zu legen. Die Gruppe bestaunt die einzelnen Ergebnisse (➤ Abb. 11.6).

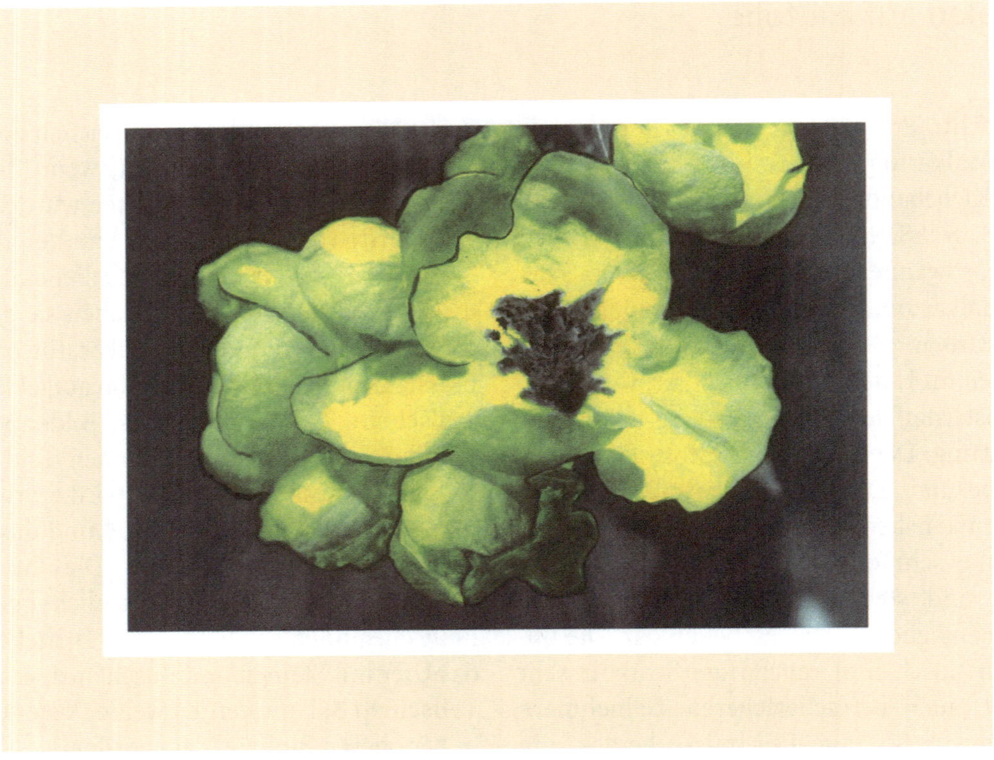

**Abb. 11.7** Schwarz-gelbe Blüte

## 11.6 Ausdrucksstarke Blumenmotive

**Man braucht:** Pro Person: ein Wasserglas, ein Malbrett, eine Schwarz-Weiß-Kopie von einem Blumenmotiv vergrößert auf DIN A3, Klebeband, eine Schürze, flache Borstenpinsel, z. B. Nr. 8, 14, 16, eine Schaumstoffwalze und eine Farbwanne, einen Malteller, Papiertücher, Gouache-Farben, Anschauungsmaterial: kolorierte Beispielbilder/ Schwarz-Weiß-Kopien, Kopien der Blumenmotive etc., Tischstaffelei, CD, CD-Player.

**Durchführung:** Man kopiert ein Blumenmotiv stark vergrößert auf DIN A3. Nun wird die Schwarz-Weiß-Kopie mit Gouache-Farbe angemalt. Anmalen und Ausmalen kann für neue Teilnehmer der Malgruppe ein guter Türöffner zum Beitritt zur Malgruppe sein. Bei dieser Technik, die auch für schwächere Teilnehmer sehr gut geeignet ist, besteht die Aufgabe „nur" im Ausmalen der vorgegebenen Blüte. Dass es trotzdem eine Herausforderung ist, die Farben zu mischen und gut anzuordnen, stellen die Teilnehmer während des Malens fest.

**Einstieg und Einstimmung:** Wir betrachten verschiedene Beispielbilder. Ich biete mehrere unterschiedliche Gestaltungsmöglichkeiten bezüglich der Farbgebung an. Besonders ausdrucksstark wird das Bild, wenn man sich nur für zwei Farben entscheidet und mit den Farbmischungen dieser beiden arbeitet.

**Teilschritt 1:** Die Teilnehmer entscheiden sich für zwei Farben und beginnen, die Blüte auszumalen.

**Teilschritt 2:** Ich weise nochmals auf die Möglichkeit hin, sich zusätzlich neue Farbtöne mit den beiden gegebenen Farben zu mischen, und gebe Beispiele.

**Teilschritt 3:** Der Hintergrund wird entweder mit schwarzer oder dunkelblauer Farbe gestaltet, damit sich die farbigen Blüten ausdrucksstark vom Hintergrund abheben. Ist der Hintergrund vom Kopieren schon schwarz, empfiehlt es sich trotzdem, den Hintergrund mit schwarzer Farbe auszumalen. Der Maler signiert das Bild.

**Schlussphase:** Nun werden die Bilder vom Malbrett abgelöst, hinter ein Passepartout gelegt und betrachtet. Die Gruppe bestaunt die einzelnen Ergebnisse (➢ Abb. 11.7).

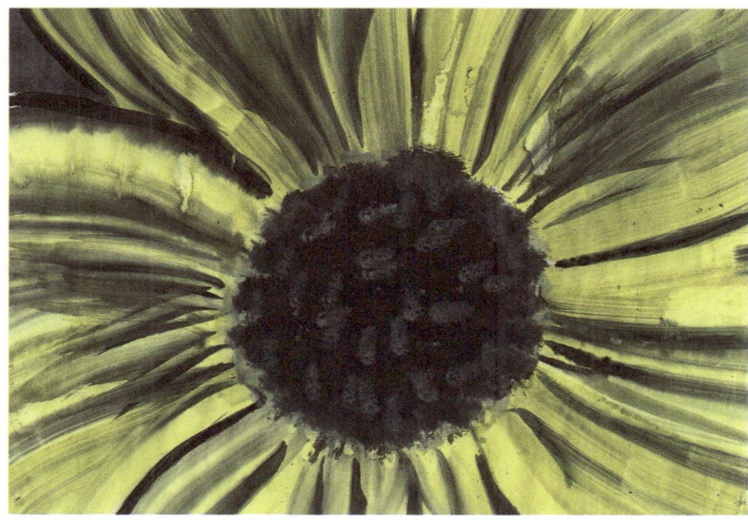

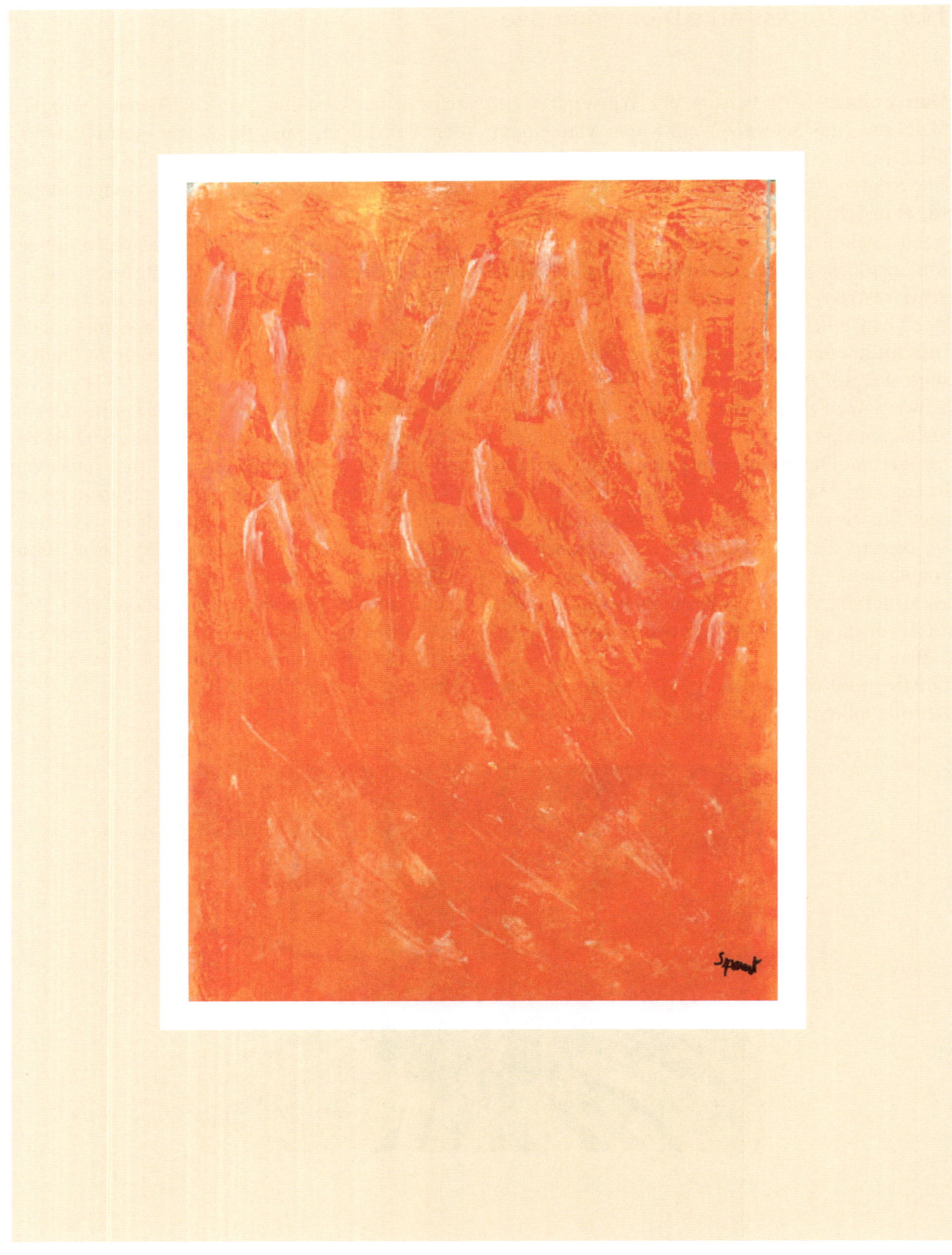


**Abb. 11.8** Orange-zinnoberrotes Bild, abstrakt, gespachtelt (von Elfriede Spenst)

## 11.7 Waschmittel-Strukturpaste

**Man braucht:** Pro Person: ein Wasserglas, ein Malbrett, Malpapier DIN A3, Klebeband, eine Schürze, flache Borstenpinsel, z. B. Nr. 8, 14, 16, eine Schaumstoffwalze und eine Farbwanne, einen Malteller, Papiertücher, Gouache-Farben, Bildbeispiel zur Anschauung, Kopien der Blumenmotive oder Kunstdrucke, Tischstaffelei, CD, CD-Player.

**Durchführung:** Eine von den Teilnehmern gern angenommene Technik ist das Auftragen von Strukturpaste. Diese Technik ist einfach und erfolgreich in der Anwendung und hat große Wirkung. Gerne gehen die Teilnehmer mit dem Spachtelmesser um, da sie von den Zufallsergebnissen und Mustern begeistert sind. Bei dieser Technik wird die Selbstwirksamkeit der Teilnehmer besonders schnell und ausdrucksstark sichtbar. Jede kleinste hinterlassene Spur wird beim späteren Übermalen sichtbar und gestaltet das Bild. Da man meistens ein knappes Budget für den Materialverbrauch hat, kann man mit einer Eigenmischung aus Waschpulver und Gouache-Farbe zu einer günstigen Alternative kommen. Man mischt pro Teilnehmer 100 g Waschpulver mit weißer Gouache-Farbe zu einer dicken Paste an. Nach meiner Erfahrung ist die Verwendung von Waschpulver kein Problem, selbst bei Teilnehmern, die auch mal einen Pinsel in den Mund nehmen. Waschpulver schmeckt nicht! Zumindest stellen viele Teilnehmer fest, dass es gut riecht!

**WEITERFÜHRENDE TECHNIKEN/VARIANTEN**

Wem dieses Medium zu heikel ist, dem gebe ich die Empfehlung, statt Waschpulver Sägemehl zu verwenden. Es ist in der Verarbeitung gröber und verhält sich auf dem Papier anders, stellt aber eine gute und ebenso günstige Variante dar.

**Einstieg und Einstimmung:** Wir betrachten verschiedene von mir hergestellte Beispielbilder.

**Teilschritt 1:** Man grundiert einen Malkarton mit der Schaumstoffwalze von beiden Seiten mit weißer Gouache-Farbe. Von beiden Seiten ist deshalb sehr wichtig, damit sich der Karton im Verlauf des Arbeitsprozesses nicht wellt.

**Teilschritt 2:** Die Teilnehmer suchen sich aus verschiedenen angebotenen Spachtelmessern eines aus und erhalten in einer Schale die Waschmittelpaste.

**Teilschritt 3:** Ich demonstriere, wie man die Spachtelmasse aufträgt und wie man sie geschickt bei Nichtgefallen mit dem Spachtel wieder abnehmen und von Neuem beginnen kann.

**Teilschritt 4:** Die Teilnehmer beginnen nun, mit dem Spachtelmesser die Strukturpaste auf den Malkarton aufzutragen, und probieren aus. Es kann auch thematisches Arbeiten angeregt werden, z. B. einen Fisch zu gestalten. Die Spachtelmesser können untereinander ausgetauscht werden, um neue Muster in das Bild einzuarbeiten.

**Teilschritt 5:** Nach der Trocknungsphase wird das Bild mit Gouache-Farben bunt bemalt. Der Maler signiert das Bild.

**Schlussphase:** Nun werden die Bilder hinter einen Rahmen gelegt und betrachtet. Die Gruppe bestaunt die einzelnen Ergebnisse (➤ Abb. 11.8).

**! TIPPS ZUR DURCHFÜHRUNG**

Gerade die dreidimensionale Wirkung dieser Bilder begeistert Hersteller wie Betrachter der Bilder. Werden sie z. B. im Seniorenheim in einer Bewohnergalerie oder bei einer Ausstellung ausgehängt und präsentiert, überrascht man so manchen Betrachter durch die entstandene moderne, abstrakte Bildgestaltung. Gerade die positiven Rückmeldungen zu dieser Gestaltungstechnik motivieren die Teilnehmer der Malgruppe sehr. Sie fühlen sich durch den handwerklichen Aspekt dieser Technik ganz als bildender Künstler.

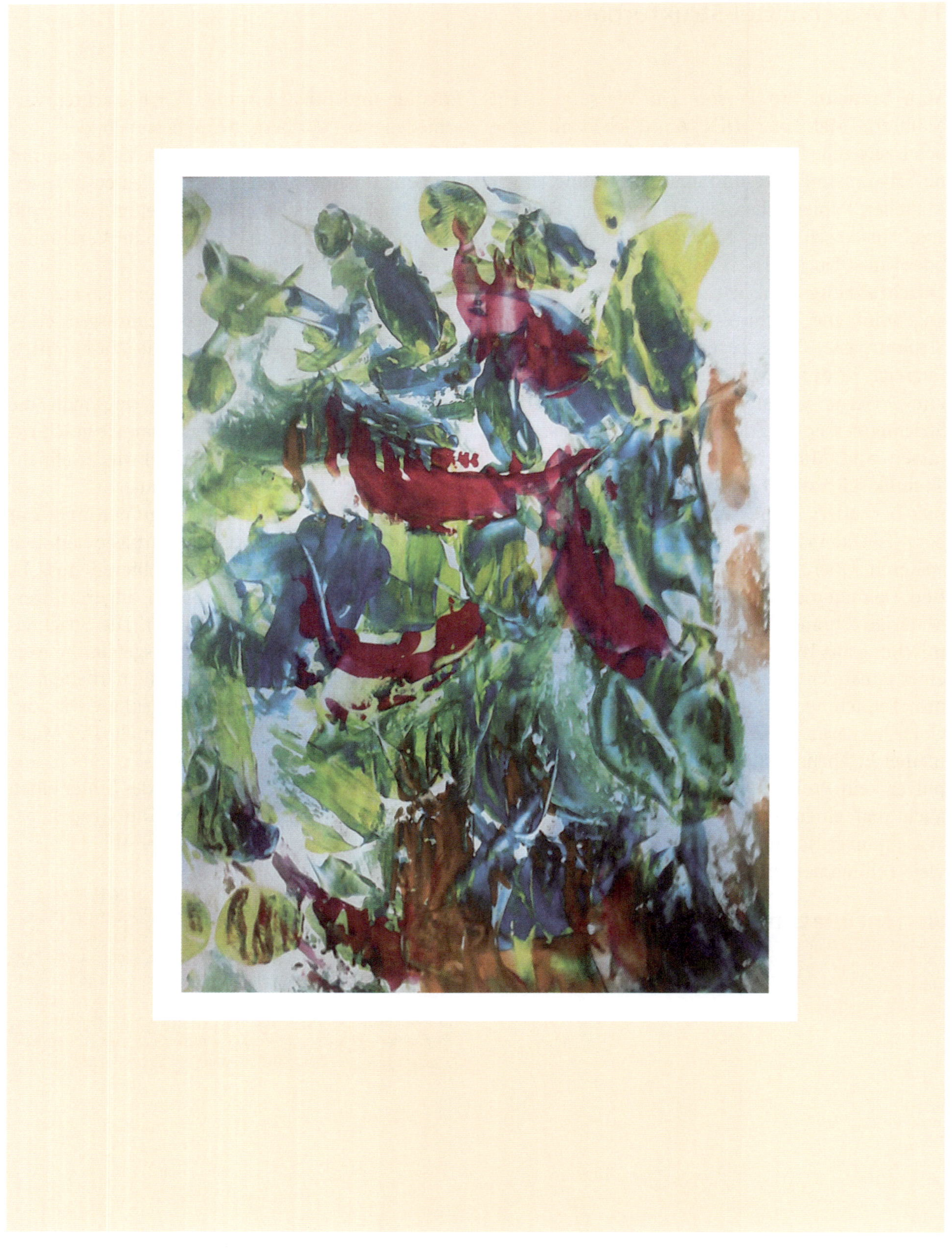



**Abb. 11.9** Bild Spachteltechnik (von Elfriede Spenst)

## 11.8 Spachteltechnik mit Gouache-Farben

**Man braucht:** Pro Person: ein Wasserglas, ein Malbrett, wahlweise einen Malkarton oder Keilrahmen in DIN A3, Klebeband, eine Schürze, einen Malteller, eine Farbwanne, Malspachtel, Teigkarte oder Scheckkarte, Papiertücher, Gouache-Farben, Bildbeispiel zur Anschauung oder Kunstdrucke, Tischstaffelei, CD, CD-Player.

**Durchführung:** Die Spachteltechnik ist eine sehr einfache Technik, die auch mit schwächeren Teilnehmern durchgeführt werden kann. Die Gestaltung entsteht durch eine Zufallstechnik mittels eines Malspachtels, ersatzweise auch einer Teigkarte oder einer ausgedienten Scheckkarte o. Ä. Bei dieser Technik kann von Herzenslust gespachtelt, abgezogen und gekleckst werden. So manche Erinnerung wird dabei wach, sei es handwerklicher Art, wie man eine Wand verspachtelte, oder dass man sich an das Auskratzen der Teigschüssel erinnert. Die Technik macht den Teilnehmern viel Spaß, da sie entspannend ist und sie kognitiv nicht so sehr herausfordert. Der spielerische Umgang mit der Farbe und dem Material ist auch eine gute Einstiegstechnik für Neuankömmlinge in der Malgruppe. Man kann bei dieser Technik nichts falsch machen. Das nimmt die anfänglichen Hemmungen, mit denen die Teilnehmer oft die ersten Malstunden besuchen. Ein Nachteil dieser Technik ist, dass der Farbverbrauch hoch ist. Statt eines Papiers sollte man unbedingt einen Malkarton oder einen Keilrahmen verwenden. Wenn man aus Kostengründen auf einen Karton zurückgreifen möchte, muss dieser zuerst von beiden Seiten mit weißer Farbe grundiert werden, damit er sich nicht wellt.

**Einstieg und Einstimmung:** Wir betrachten verschiedene von mir hergestellte Beispielbilder. Ich achte dabei darauf, dass ich von allen Spachtelarten ein Beispielbild habe und möglichst unterschiedliche Farbzusammenstellungen zeige.

**Teilschritt 1:** Ich demonstriere die Spachteltechnik, indem ich mit dem Malspachtel Farbe aufnehme und sie auf den Malkarton verteile. Mit einem Papiertuch wird der Malspachtel sauber gewischt, bevor ich in die nächste Farbe gehe, diese wiederum mit dem Malspachtel aufnehme und auf dem Blatt verteile.

**Teilschritt 2:** Die Teilnehmer wählen einen Malspachtel und zum Beispiel vier verschiedene Farben aus, die sie auf dem Malteller erhalten. Es sollten nicht zu viele Farben angeboten werden, da es durch das Spachteln zu Farbmischungen kommt. Bei einem zu großen Farbangebot entstehen meist in der Mischung unschöne Brauntöne.

**Teilschritt 3:** Nun beginnen die Teilnehmer, mit einer Farbe mehrere Flächen auf dem Malkarton zu gestalten. Dann wird mit einem Papiertuch der Malspachtel sauber gemacht.

**Teilschritt 4:** Jetzt gehen wir zur nächsten Farbe über. Wir verfahren wie in Teilschritt 3, bis das Bild zur Gänze ausgefüllt ist. Die Teilnehmer sollten ermutigt werden, bereits gespachtelte Farben wieder aufzunehmen und sie neu auf den Malkarton aufzutragen.

**Teilschritt 5:** Das Bild muss nun etwas trocknen, bevor es vom Maler signiert werden kann.

**Schlussphase:** Nun werden die Bilder vom Malbrett abgelöst, hinter ein Passepartout gelegt und betrachtet. Die Gruppe bestaunt die einzelnen Ergebnisse (➤ Abb. 11.9 und ➤ Abb. 11.10).

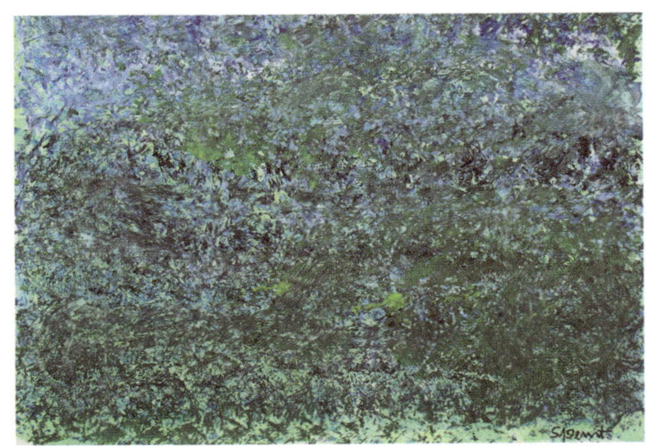

**Abb. 11.10** Spachteln mit Gouache-Farben (von Elfriede Spenst)

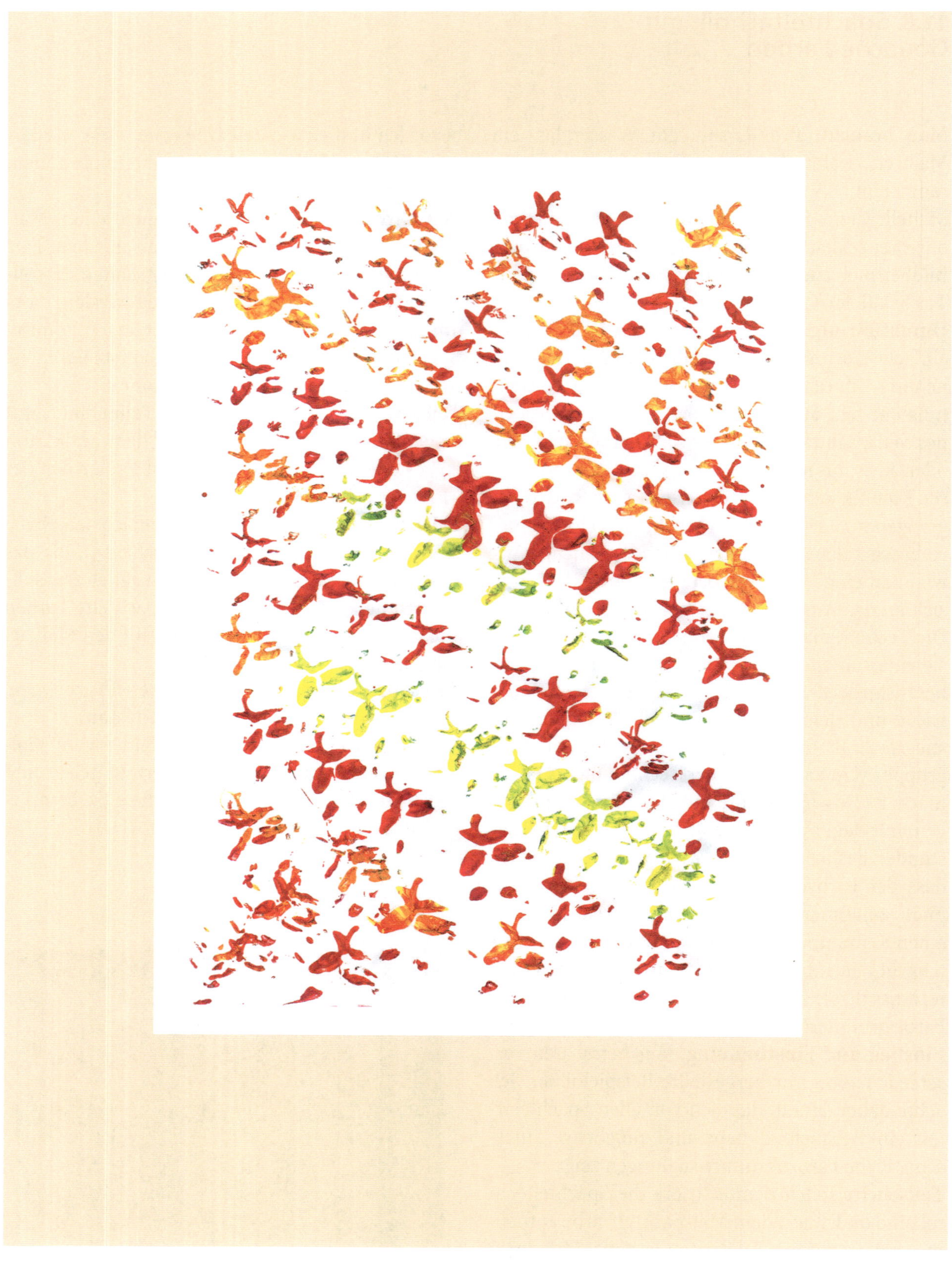

**Abb. 11.11** Malen mit Kiefernnadelpinsel

## 11.9 Besondere Pinsel

### 11.9.1 Naturpinsel/Kiefernnadelpinsel

**Man braucht:** Pro Person: einen Ast, von dem man die Rinde abschält. An diesem werden die frischen Kiefernnadeln mit einem Draht befestigt.
**Durchführung:** Mit Kiefernnadelpinseln (➢ Kap. 6.3.2) können interessante Muster gedruckt werden (➢ Abb. 11.11). Da jeder Pinsel anders wirkt, können die Teilnehmer diese auch untereinander austauschen. Das Abdrucken des Naturpinsels ergibt schöne Effekte in der Hintergrundgestaltung oder auch interessante Akzente beim Ausgestalten eines Baumes.

**WEITERFÜHRENDE TECHNIKEN/VARIANTEN**
Werden Sie kreativ! Es können viele Naturmaterialien zum Naturpinsel werden, wie z. B. Federn, Zapfen, Stroh …

### 11.9.2 Gefilzter Schafwollpinsel

**Man braucht:** Pro Person: eine Gummimatte, Schafwolle in Weiß und wenig Schafwolle in bunten Farben, eine Schale mit Wasser, einen Ast, Schleifpapier, ein Glas, Kernseife, einen Eimer mit heißem Essigwasser und einen Eimer mit kaltem Wasser, ein Handtuch, Handcreme.
**Durchführung:** Das Malen mit dem Schafwollpinsel (➢ Kap. 6.3.2) ermöglicht es Menschen mit stark deformierten Händen, mit einem Pinsel entspannt zu malen, da man beim Malen die Astgabel mit Daumen und Zeigefinger umschließt. Der Zeigefinger ruht gewissermaßen auf der Astgabel. Somit kann sich die Hand beim Malen entspannen, da der Pinsel gut und sicher in der Hand liegt. Es macht den Teilnehmern Freude, ihren eigenen Pinsel herzustellen. Ebenso ist das Filzen eine schöne Aufgabe, man sollte dabei aber darauf achten, dass die Hände der Teilnehmer nicht zu sehr austrocknen. Ich empfehle, nach dem Filzvorgang die Hände mit Handcreme einzucremen. Das nehmen die Teilnehmer immer gerne an und ist für sie ein kleiner Hochgenuss nach getaner Arbeit.
**Einstieg und Einstimmung:** Ich zeige den Teilnehmern einen Schafwollpinsel und demonstriere seine praktische Handhabung. Nun lade ich die Teilnehmer ein, sich selbst solch einen Pinsel herzustellen.
**Teilschritt 1:** Man sucht einen Ast, der eine Gabelung hat. Das längere Ende wird mit der Schafwolle umfilzt. Zuvor muss man die Rinde abschälen und den Ast etwas glatt schleifen.
**Teilschritt 2:** Dann umwickelt man den Ast eng mit Schafwolle, bis eine Kugel entstanden ist. Zum Abschluss verziert man den Pinselkopf mit wenig bunter Schafwolle.
**Teilschritt 3:** Nun wird mit Kernseife und Wasser Seifenschaum auf die Gummimatte gegeben und mit der Hand großflächig verteilt.
**Teilschritt 4:** Jetzt wird der Pinselkopf mit kreisenden Handbewegungen auf der Matte gerollt. Damit der Pinsel gleichmäßig rund wird, muss man das Werkstück immer wieder drehen. Die bunten aufgelegten Fäden müssen gut angefilzt werden, sonst verbinden sie sich nicht mit der weißen Schafwolle und fallen ab. Die bunten Fäden dienen nur zur Verzierung und können auch weggelassen werden.
**Teilschritt 5:** Wichtig ist es, lange und gründlich zu filzen, und ebenso, genügend Seifenschaum zu verwenden.
**Teilschritt 6:** Ist der Pinselkopf fest, wird er unter dem Wasserhahn ausgewaschen, in den Eimer mit heißem Essigwasser getaucht und darin gut durchgeknetet. Anschließend gibt man ihn in den Eimer mit kaltem Wasser und knetet ihn nochmals gut durch. Danach stellt man ihn zum Trocknen in ein Glas.
**Schlussphase:** Die Gruppe bestaunt die einzelnen Ergebnisse. Der Schafwollpinsel eignet sich am besten zum Malen mit Gouache-Farben.

KAPITEL

# 12 Malen und Gestalten mit Ölkreiden

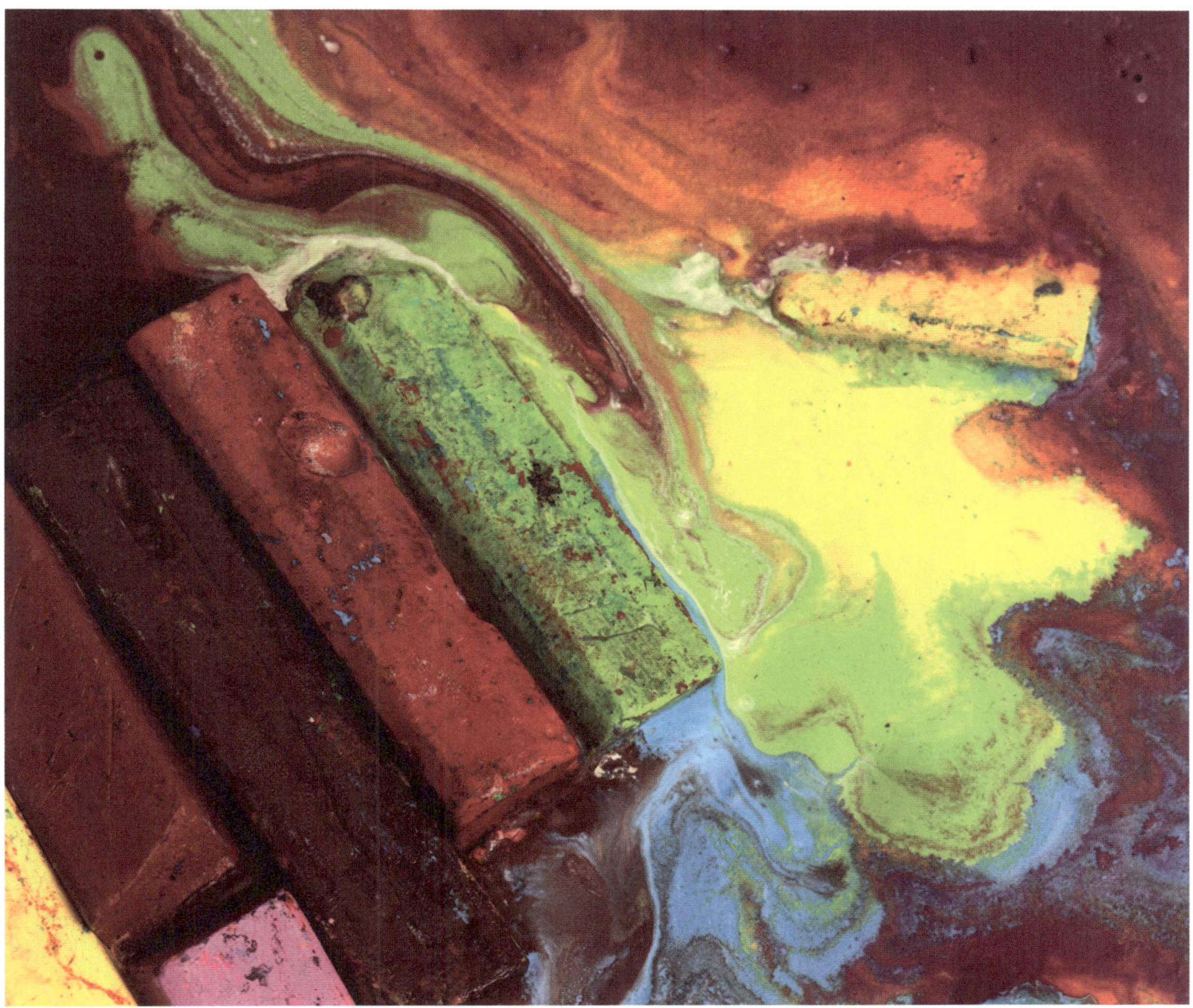

Das Malen mit Ölkreiden ist nicht für alle Teilnehmer geeignet, da es doch einen relativ hohen Kraftaufwand darstellt, die Farben mit entsprechender Leuchtkraft auf das Papier aufzutragen. Auf der anderen Seite ist das Malen mit Ölkreiden eine sehr saubere Technik. Farben können präzise angeordnet werden, verlaufen nicht, und die Hände bleiben sauber. Nach meiner Beobachtung ist das für manche Teilnehmer wichtig. Es ist also abzuwägen, welche Teilnehmer das brauchen und gleichzeitig noch genug Kraft für die Ausübung der Technik aufbringen können. Auch hier ist wieder individuelles Beobachten und entsprechendes Handeln angesagt.

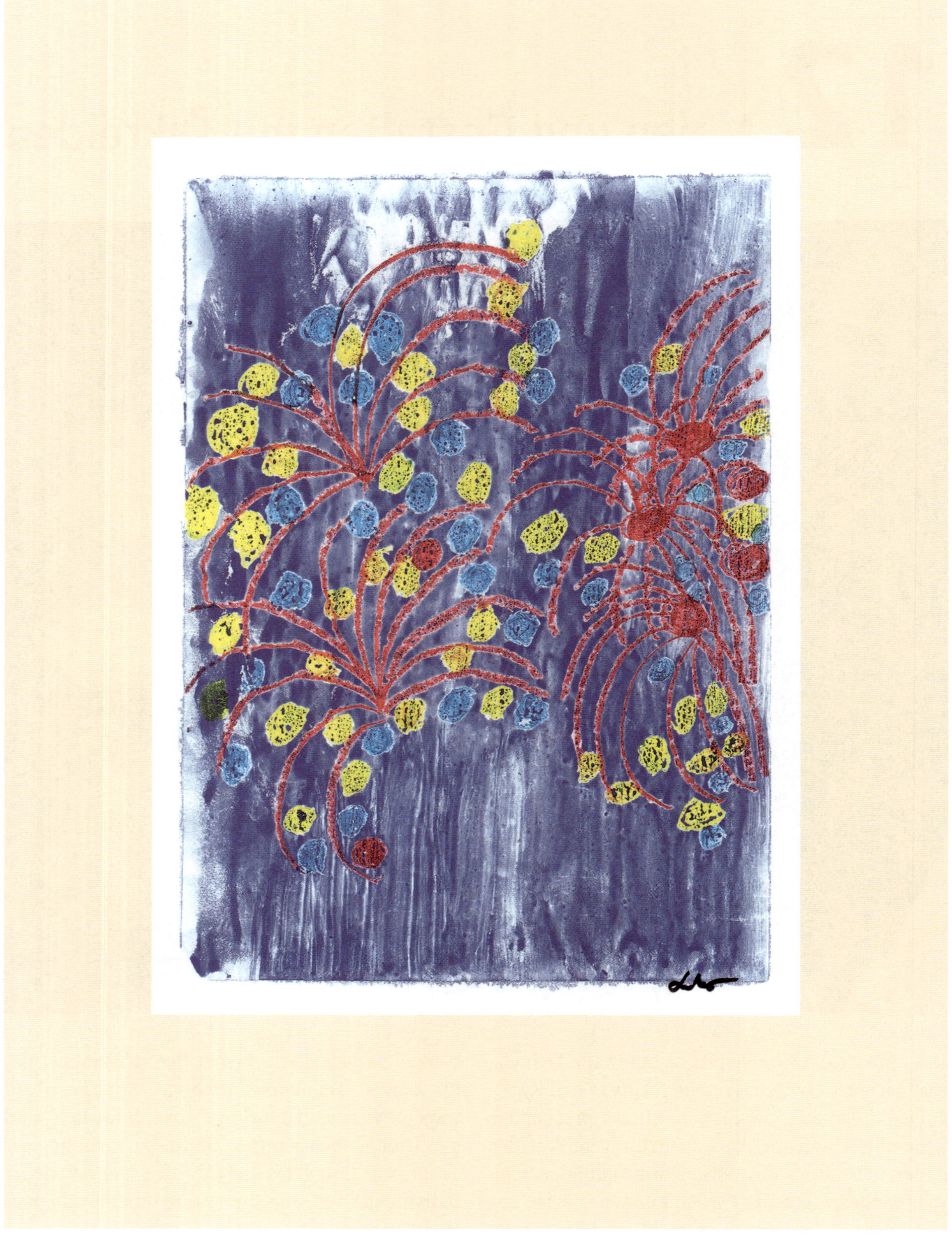

Abb. 12.1 Absprengtechnik (gemalt von Lina Lutzeyer)

## 12.1 Absprengtechnik

**Man braucht:** Pro Person: ein Wasserglas, ein Malbrett, Malpapier DIN A3, Klebeband, eine Schürze, flache Borstenpinsel, z. B. Nr. 8, 14, 16, eine Schaumstoffwalze und eine Farbwanne, einen Malteller, Papiertücher, Gouache-Farben, Ölkreiden, Anschauungsmaterial: Blumen, Kunstdrucke etc., Tischstaffelei, CD, CD-Player.

**Durchführung:** Die Absprengtechnik stellt eine Mischtechnik aus dem Malen mit Ölkreiden und dem Malen mit Gouache-Farben dar (➤ Kap. 10.8, ➤ Kap. 10.9, Drucktechniken mit verschiedenen Materialien, „Feuerwerk-Impressionen").

**Einstieg und Einstimmung:** Wir betrachten mitgebrachte Beispielbilder und Blumenmotive von Künstlern. Wir entscheiden uns für ein Thema und setzen dieses um. Besonders gerne wende ich die Technik nach Silvester an, um ein sprühendes Feuerwerk zu gestalten. Einfache Formen werden mit Ölkreiden zu Papier gebracht. Es ist auch möglich, diese Technik durch Musik zu unterstützen, dann werden Formen und Farben schwungvoll gesetzt, die durch den Auftrag der Gouache-Farben in Form von Hintergrundgestaltung besonders schön zur Geltung kommen (➤ Kap. 4.2).

**Teilschritt 1:** Mit Ölkreiden malen die Teilnehmer das aktuelle Motiv auf das Blatt und gestalten es aus. Dies kann sowohl ein abstraktes, formal gestaltetes Motiv sein als auch eine konkrete Darstellung eines Blumen-, Landschafts- oder Städtebildnisses.

**Teilschritt 2:** Anschließend wird über das Bild mit verdünnter Gouache-Farbe der Hintergrund ausgestaltet. Dies geschieht mittels der Schaumstoffwalze. Alle mit Ölkreide fixierten Linien stoßen die Gouache-Farbe ab und leuchten, während der Hintergrund mit der Gouache-Farbe beruhigend wirkt. Der Prozess des „Absprengens" fasziniert sie, die handelnde Selbstwirksamkeit der Technik wird in überraschender Weise für die Teilnehmer sichtbar. „Ich gestalte etwas, und es gibt darauf eine Reaktion", lässt sich schwer beschreiben, es muss mit Demenzerkrankten erlebt werden. Der Maler signiert das Bild.

**Schlussphase:** Nun werden die Bilder vom Malbrett abgelöst, hinter ein Passepartout gelegt und betrachtet. Die Gruppe bestaunt die einzelnen Ergebnisse (➤ Abb. 12.1).

**! TIPPS ZUR DURCHFÜHRUNG**

Das Absprengen der Ölkreiden-Spuren durch den Auftrag der Gouache-Farben hat einen besonders vitalisierenden Charakter. Die Selbstwirksamkeit, die durch diese Technik erfahren wird, sollte man nicht unterschätzen, beziehungsweise bewusst anwenden und einsetzen. Das Staunen der Teilnehmer über die eigene Schaffenskraft ist ein wertvoller Begleiter unserer Arbeit. Es stellt ein zeitliches Phänomen in den Mittelpunkt: Plötzlich passiert etwas. Das ist eine Erfahrung, die die Teilnehmer selten machen und ich habe in der Praxis beobachtet, dass dies immer eine große Wirkung in der momentanen Situation hervorgerufen hat. Es ist meines Erachtens wichtig zu lernen, methodisch „zwischen den Zeilen" zu lesen, denn nur so können wir von den eingebrachten Impulsen lernen und in der Fortführung unserer Arbeit Varianten finden, die Teilnehmer tiefgründig zu erreichen. Das erschließt sich uns nicht mit dem Verstand, es ist ein „Auf-die-Suche-Gehen", Sich-Einfühlen in den Krankheitszustand und ein Weiterverfolgen von Aktivierungsanlässen, die uns oft zuerst fremd und fern erscheinen.

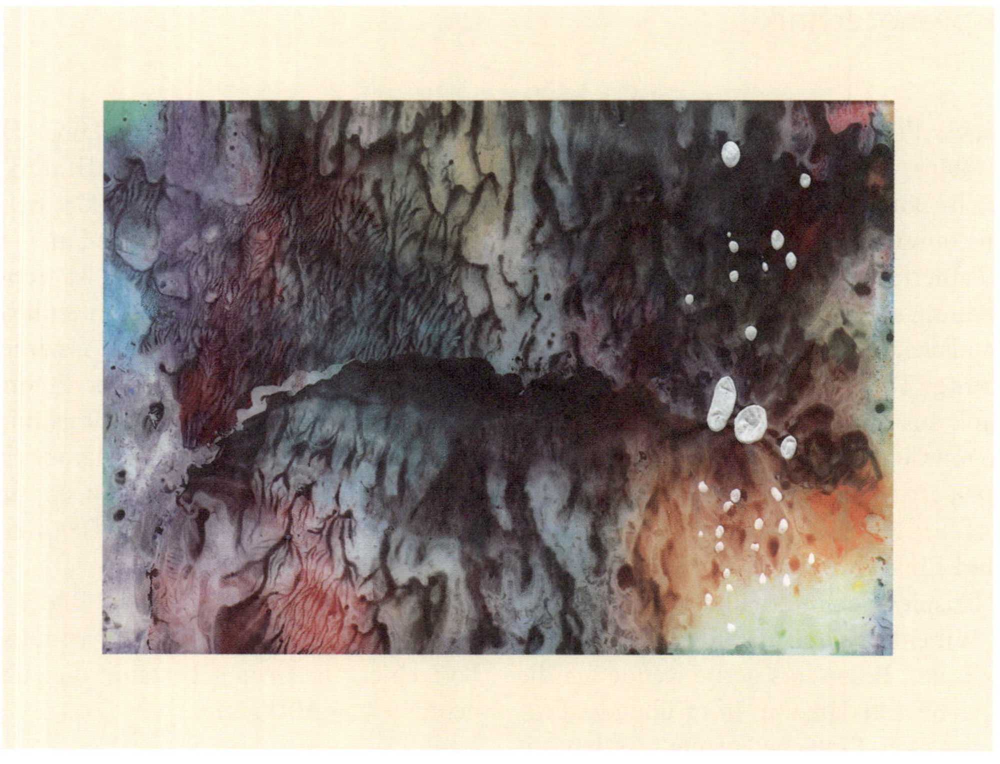

**Abb. 12.2** Enkaustik – Wachsbügeltechnik

## 12.2 Enkaustik – Wachsbügeltechnik

**Man braucht:** Pro Person: ein Malbrett, Pergamentpapier DIN A4 oder DIN A3, Klebeband, eine Schürze, Ölkreiden in allen Farben, Papiertücher, Anschauungsmaterial: Beispielbild der Technik, Tischstaffelei, CD, CD-Player, ein Bügeleisen.

**Durchführung:** Die Wachsbügeltechnik kann als Alternativtechnik für schwächere Teilnehmer angeboten werden oder als Vorübung zu der im folgenden Kapitel beschriebenen aufwendigen Technik „Fensterbild im Bilderrahmen" (➤ Kap. 12.3). Mit dieser Zufallstechnik erhält man überraschende, schöne Ergebnisse. Es ist eine sehr einfache Technik, jedoch sind schon etwas Kraftaufwand und Durchhaltevermögen bei der Benutzung der Ölkreiden vonnöten. Falls dies in einer Malstunde nicht zu leisten ist, kann man die Technik auch auf zwei Malstunden aufteilen.

**! TIPPS ZUR DURCHFÜHRUNG**

Um einem möglichen Frustrationserlebnis vorzubeugen, ist es wichtig, darauf aufmerksam zu machen, dass schöne Muster, Blumen etc. nachher nicht mehr sichtbar sind, da sie beim Bügeln verschmelzen!

**Einstieg und Einstimmung:** Mehrere Beispielbilder werden nach und nach auf die Tischstaffelei gestellt und betrachtet. Die Betrachter werden aufgefordert, die Farbkombinationen wahrzunehmen und für sich schon eine Zusammenstellung der Farben zu überlegen. Ebenso arbeiten wir heraus, wie es zu den farblichen Übergängen gekommen ist. Nach dem Bemalen des Papiers wird das Papier gefaltet und mit dem heißen Bügeleisen gebügelt. Durch das Aufziehen des noch warmen Papiers entstehen interessante Farbverläufe und Zugspuren.

**Teilschritt 1:** Die Teilnehmer entscheiden sich für 4–5 Farben und beginnen, das Papier mit den Ölkreiden flächig zu bemalen. Dabei ist es wichtig, die Farben möglichst dick aufzutragen und möglichst keine weißen Stellen übrig zu lassen.

**Teilschritt 2:** Die Teilnehmer werden daran erinnert, die Farben abzuwechseln.

**Teilschritt 3:** Das ganze Blatt wird bemalt und dann zur Hälfte gefaltet. Um einer Verschmutzung des Bügeleisens vorzubeugen, ist es ratsam, das Papier zwischen ein Zeitungsblatt zu legen und dann heiß zu bügeln. Das Bügeln kann von den Teilnehmern in Begleitung mit dem Therapeuten übernommen werden.

**Teilschritt 4:** Nun wird das Bild aus der Zeitung genommen und, sobald es etwas abgekühlt ist, schwungvoll aufgezogen. Ein interessantes Bild ist entstanden! Der Maler signiert das Bild.

**Schlussphase:** Nun werden die Bilder vom Malbrett abgelöst, hinter ein Passepartout gelegt und betrachtet. Die Gruppe bestaunt die einzelnen Ergebnisse (➤ Abb. 12.2). Ich empfehle, das Bild in zwei Hälften zu schneiden und so auf ein weißes Papier aufzukleben, dass zwischen den beiden Hälften 3 cm Zwischenraum frei bleibt.

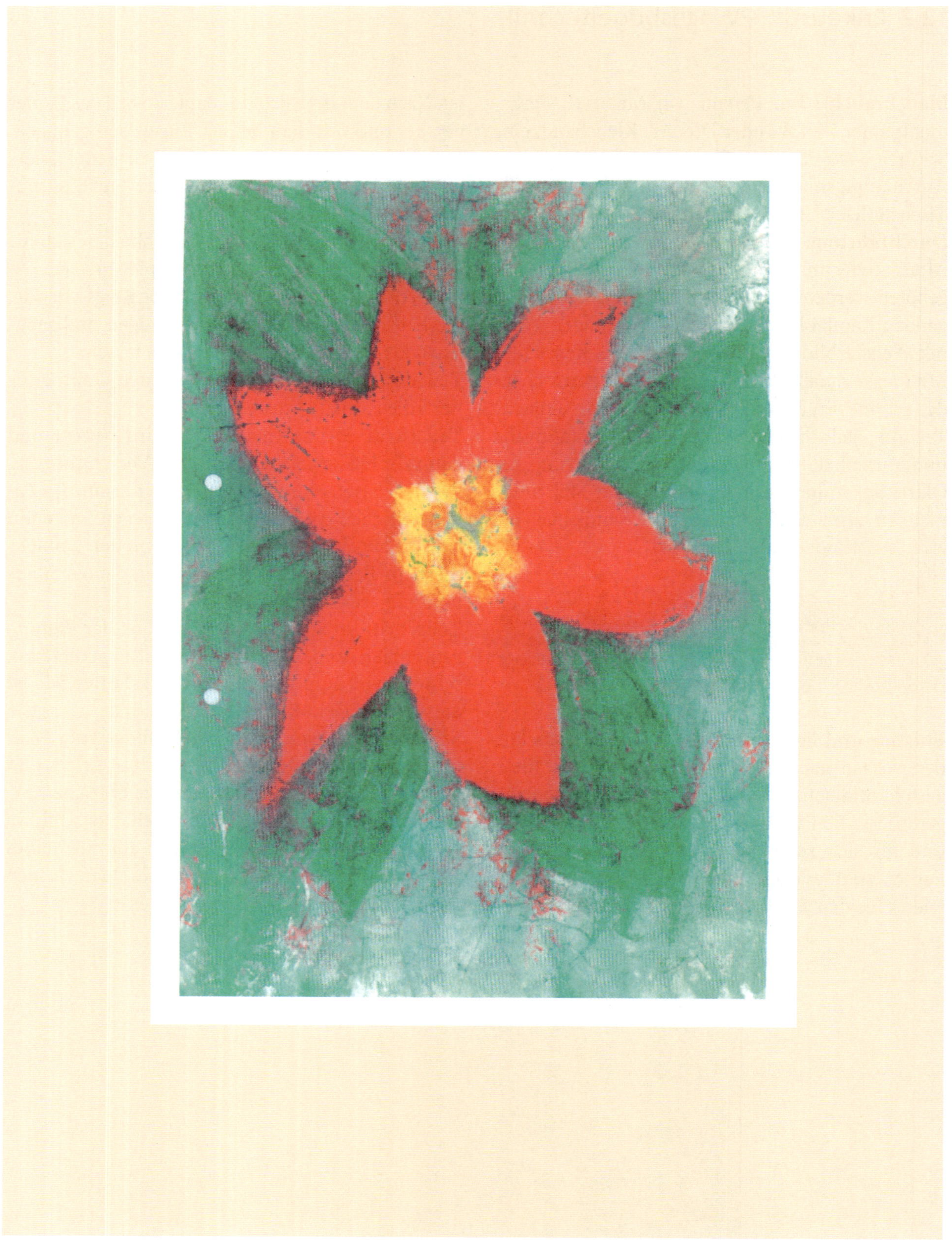

**Abb. 12.3** Adventsstern (von Elfriede Spenst)

## 12.3 Fensterbild im Bilderrahmen

**Man braucht:** Pro Person: ein Wasserglas, ein Malbrett, Malpapier DIN A3, Klebeband, eine Schürze, flache Borstenpinsel, z. B. Nr. 8, 14, 16, eine Schaumstoffwalze und eine Farbwanne, einen Malteller, Papiertücher, Ölkreiden in allen Farben, Gouache-Farben, Anschauungsmaterial: weihnachtliche Kerzenmotive, Weihnachtskarten etc., Tischstaffelei, Olivenöl, Bügeleisen, CD mit weihnachtlichen Klängen, CD-Player.

**Durchführung:** Diese Technik ist anspruchsvoll, da sie viele Teilschritte enthält. Somit ist sie auch nicht für jede Zielgruppe geeignet. Ich mache aber immer wieder die Erfahrung, dass auch an Demenz erkrankte Teilnehmer Freude und Spaß an der Herausforderung haben! Sie brauchen allerdings zum Kunsttherapeuten eine gesicherte und vertrauensvolle Beziehung. Wenn „Fehler" mit Humor aufgefangen werden, ist bei dieser Zielgruppe **viel** möglich. Spontanes Reagieren und „Umschalten" oder Abwandeln der Aufgabenstellung müssen dem Kunsttherapeuten aber ebenso vertraut und spontan möglich sein. Es gibt immer die Möglichkeit, die Technik auf zwei oder mehr Stundeneinheiten zu splitten. Mit der Erfahrung findet man auch geeignete „Breaks" und Übergangsmöglichkeiten zur neuen Stundeneinheit.

**Einstieg und Einstimmung:** Wir betrachten ein mitgebrachtes Beispielbild und erarbeiten gemeinsam die einzelnen Teilschritte der Gestaltung. Wir schauen weihnachtliche Bildmotive an, z. B. Adventsstern, Kerze mit Zweig o. Ä., und lassen uns für unsere Gestaltung von ihnen inspirieren.

### Erarbeiten der Teilschritte des Entstehungsprozesses mit den Teilnehmern – eine Überforderung?

Wir betrachten ein mitgebrachtes Beispielbild und erarbeiten gemeinsam die einzelnen Teilschritte der Gestaltung. Ich habe mit dieser Vorgehensweise stets gute Erfahrungen gemacht, da die Teilnehmer immer irgendwelche Ideen haben, die entweder tatsächlich mit der Technik und dem Entstehungsprozess zu tun haben oder sie mich auf interessante Variationen der Technik bringen. Die Teilnehmer sind gleich in das Geschehen aktiv eingebunden, beteiligen sich gerne und fühlen sich wertgeschätzt, weil ihre Meinung gefragt ist. Es entsteht eine Situation, die sie sehr wohl noch von früher her kennen, der sie aktuell aber kaum noch begegnen. Schlussendlich stärken wir mit diesem methodischen Vorgehen das Selbstwertgefühl der Teilnehmer und den sprachlichen Ausdruck sowie den Austausch in der Gruppe und das soziale Miteinander.

**Teilschritt 1:** Das Blatt wird mit einem weihnachtlichen Motiv, z. B. einer Kerze oder einem Weihnachtsstern, bemalt (Beispiel: Gestalten eines Adventssterns). Dazu erhalten die Teilnehmer Ölkreiden. Ich teile jedem Teilnehmer zuerst nur eine gelbe Ölkreide aus und schlage vor, zuerst mit der gelben Mitte des Adventssterns zu beginnen. Kleine gelbe Kreise werden in der Bildmitte angelegt.

**Teilschritt 2:** Nun teile ich die roten Ölkreiden aus, und es werden die roten Blütenblätter angelegt.

**Teilschritt 3:** Jetzt gestalten wir ergänzend zur Blüte die grünen Blätter. Ich teile die grünen Ölkreiden aus.

**Teilschritt 4:** Nun wird das Papier so lange zusammengeknüllt, bis es sich weich anfühlt. Hierbei ist Vorsicht geboten. Man muss die Teilnehmer gut im Blick haben, damit sie keine Löcher knüllen!

**Teilschritt 5:** Nun wird das Bild wieder aufgefaltet und glatt gestrichen. Die Teilnehmer erhalten je eine Farbwanne mit Schaumstoffwalze und ihrer gewählten Farbe für den Hintergrund. Wichtig ist es, die Farbe mit viel Wasser zu verdünnen, damit der Hintergrund „leicht" bleibt.

**Teilschritt 6:** Jetzt muss das Papier erst einmal trocknen. Nach so viel Anstrengung bietet es sich an, einen Punsch zu trinken und etwas Weihnachtsgebäck zu essen. Oder einfach nur ein Adventslied anzustimmen.

**Teilschritt 7:** Nun wird das Papier zwischen zwei Zeitungsblätter gelegt und gebügelt. Dabei können die Teilnehmer in Begleitung des Kursleiters mithelfen.

**Teilschritt 8:** Jetzt teile ich kleine Glasschälchen mit Olivenöl und einen breiten Borstenpinsel aus. Ich demonstriere an meinem Beispielblatt das Einölen des Bildes. Die Rückseite des Bildes wird in Bahnen von links nach rechts flächig eingestrichen. Nach meiner Erfahrung ist es am Anfang hilfreich für die Teilnehmer, die Handlung sprachlich zu begleiten: „hinüber – herüber". Durch das Einölen erreichen wir, dass das Bild transparent wirkt. Damit dies gut zur Geltung kommt, muss man beim Aufhängen des Bildes die Rückseite des Rahmens weglassen, so ist es von beiden Seiten her sichtbar und kann auch als Fensterbild verwendet werden. Am Fenster hängend, leuchtet das Bild, wenn das Tageslicht durchscheint. Möchte man das Bild an die Wand hängen, so muss man die geölte Seite mit einem Papier zusätzlich belegen, damit auf dem Bilderrahmen keine Ölflecken entstehen.

**Teilschritt 9:** Jeder Teilnehmer erhält ein Papiertuch, mit diesem reiben wir das Bild trocken. Der Maler signiert das Bild.

**Schlussphase:** Nun werden die Bilder vom Malbrett abgelöst, hinter ein Passepartout gelegt und betrachtet. Die Gruppe bestaunt die einzelnen Ergebnisse (➤ Abb. 12.3).

## WEITERFÜHRENDE TECHNIKEN/VARIANTEN

Diese Technik kann man ebenso für Motive anderer Jahreszeiten durchführen. Statt weihnachtlichen Motiven eignen sich genauso Blumen- oder Herbstmotive, wie z. B. Blätter oder Herbstfrüchte.

KAPITEL

# 13 Formen zeichnen – Malschwungübungen

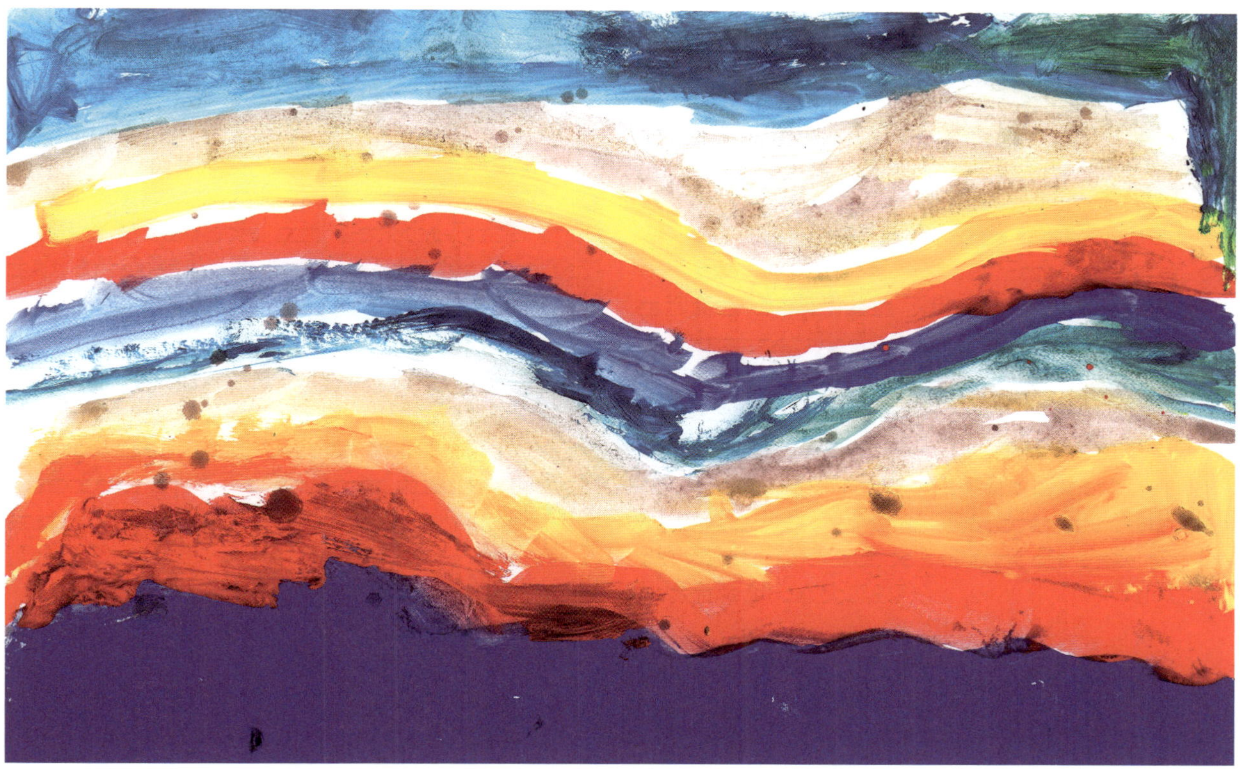

Jede Form hat ihre eigene Zielsetzung und Wirkung. Sie regt durch die motorische und rhythmische Bewegung jeweils unterschiedliche Bereiche der malenden Person an. Im Mittelpunkt der Malschwungübungen stehen die Formen, sich an diese als Formen zu erinnern und in einen rhythmischen Bewegungsfluss beim Malen zu kommen. Die Beweglichkeit im Schultergürtel bzw. im ganzen Arm wird dabei gefördert.

Um die Form zu vertiefen, malen wir sie zuerst in die Luft, dann wird die Form mit einem Material, z. B. einem Chiffontuch oder einem Tanzband, wiederholt. Erst dann wird mit dem Malen auf dem Papier begonnen. Je nach Form wähle ich entsprechende Musikstücke in passenden Taktarten aus. Entsprechend ausgewählte Musik unterstützt die Teilnehmer sehr, da sie eine tragende Funktion einnimmt.

Geeignet ist auch, wie vom Sprechzeichnen her bekannt, ein kleiner Vers, ein Reim oder eine bekannte Liedstrophe, die unterstützend beim Malen gesprochen wird. Es kann auch eine gute Hilfestellung sein, die zu malende Form auf ein DIN-A3-Format zu kopieren. So fahren die Senioren der Spur zur Musik/zum Spruch nach und haben die Sicherheit, die Form zu treffen. Wichtig ist es generell, immer, wenn möglich, mit beiden Händen abwechselnd oder gar gleichzeitig die Form durchzuführen.

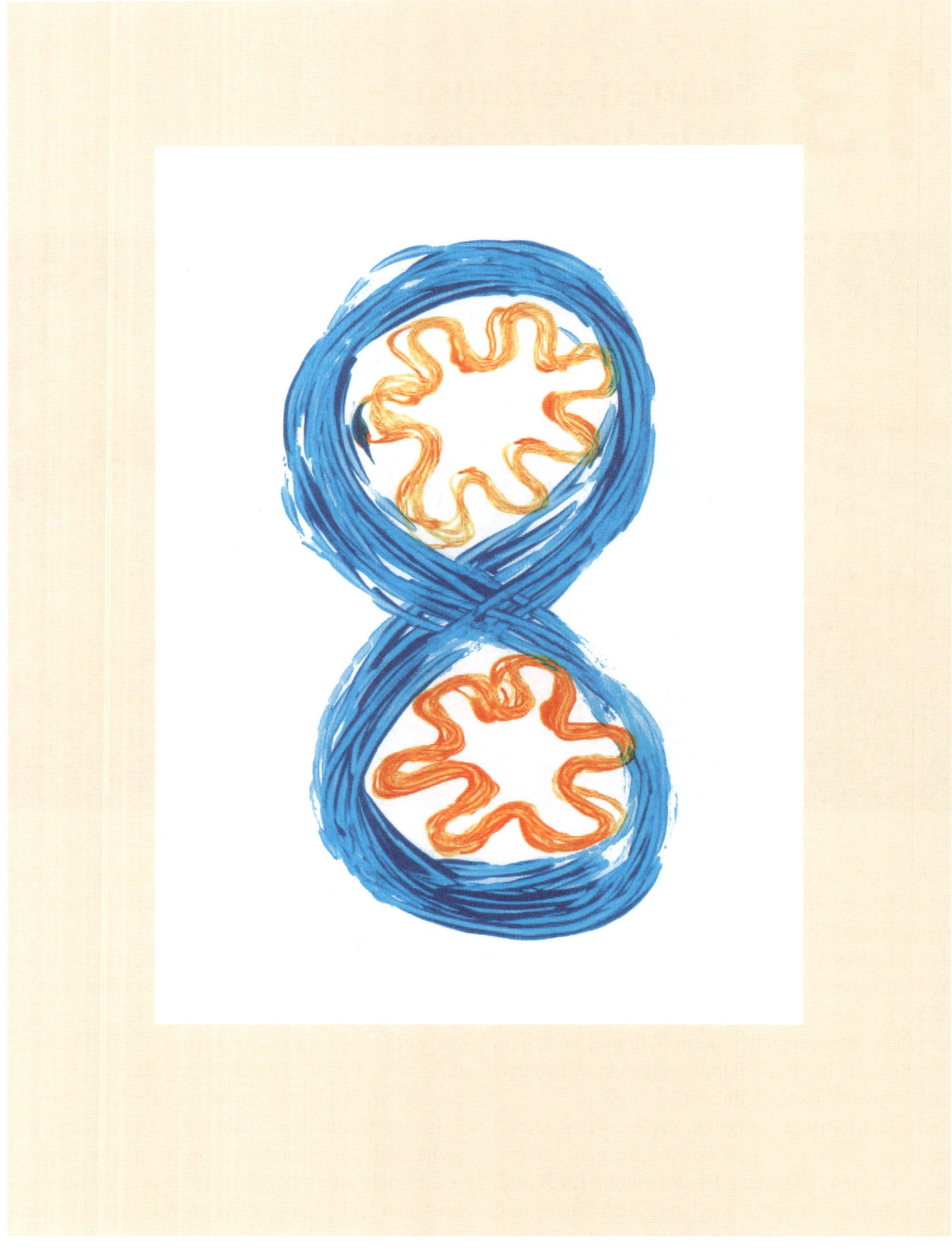

**Abb. 13.1** Blaue Acht mit oranger Verzierung (gemalt von Elfriede Spenst)

## 13.1 Die Lemniskate – „Die liegende Acht"

**Man braucht:** Pro Person: ein Wasserglas, ein Malbrett, Malpapier DIN A3, Klebeband, eine Schürze, Papiertücher, Gouache-Farben, Anschauungsmaterial Beispielbild, Deoroller mit verschiedenen Farben gefüllt, Tischstaffelei, CD, CD-Player.

**Durchführung:** Durch das Malen der Lemniskate wird die Verbindung der rechten und linken Gehirnhälfte durch die Überkreuzung der Körpermitte beim Malen (über den Balken Corpus callosum) angeregt. Die Zusammenarbeit der beiden Gehirnhälften wird somit gefördert. Die Lemniskate wirkt lösend und beruhigend durch die wiederkehrende und in sich geschlossene Form. Sie fördert das seelische Gleichgewicht, das sich „im Lot befinden".

**Wann und bei wem wende ich die Lemniskate an?**

- Bei Orientierungsschwierigkeiten
- Zur Vernetzung der beiden Gehirnhälften
- Zur Zentrierung – „Finden der eigenen Mitte"
- Zur Förderung der Konzentrationsfähigkeit
- Bei Schlaganfallpatienten
- Bei Personen mit einseitiger Lähmung
- Bei desorientierten Personen

**Thematische Impulse zur liegenden Acht können sein:**

- Walzer tanzen (¾-Takt), geeignete Musik: „Elizabethan Serenade" oder „An der schönen blauen Donau" (➤ Kap. 13.11)
- Dirigieren
- Schlittschuh laufen

**Einstieg und Einstimmung:** Jeder Teilnehmer erhält ein Tanzband, und wir schwingen zur Musik eine liegende Acht. Dabei wechseln sich rechte und linke Hand beim Schwingen wenn möglich ab. Anschließend betrachten wir ein Beispielbild.

**Teilschritt 1:** Begonnen wird die Form in der Mitte. Gemalt wird mit Deorollern. Diese sind mit verdünnter Gouache-Farbe gefüllt. Ölkreiden eignen sich nicht so sehr, da die Bewohner oft nicht die nötige Kraft aufbringen, dass die Farbe auf dem Blatt gut sichtbar wird. Jeder Teilnehmer sucht sich eine Farbe aus. Es kann im Verlauf auch untereinander getauscht werden.

**Teilschritt 2:** Nun kann die Form farblich ausgestaltet werden, oder man belässt es bei der Malschwungübung. Der Maler signiert das Bild.

**Schlussphase:** Nun werden die Bilder vom Malbrett abgelöst, hinter ein Passepartout gelegt und betrachtet. Die Gruppe bestaunt die einzelnen Ergebnisse (➤ Abb. 13.1).

### Malen in der Luft

Das Tanzband kann einfach mit den Teilnehmern hergestellt werden. Hierfür befestigt man mit Klebeband ein etwa 50 cm langes Geschenkband oder Krepppapierstreifen an einem 30 cm langen Rundholz. Alternativ können auch Chiffontücher verwendet werden. Idealerweise sollten jeweils zwei Materialien zur Verfügung stehen, damit man auch beidhändig die Formen durchführen kann. Selbstverständlich kann man die Form auch mit der Hand in die Luft malen, ohne Material.

### Malen auf dem Tisch

Die Teilnehmer erhalten einen Igelball und rollen mit dem Ball die Form vor sich auf den Tisch. Weitere Materialien können sein: ein Tennisball, eine größere Murmel, Holzkugel oder Klangkugel. Die Malschwungübung lässt sich auch gut mit Atemübungen verbinden.

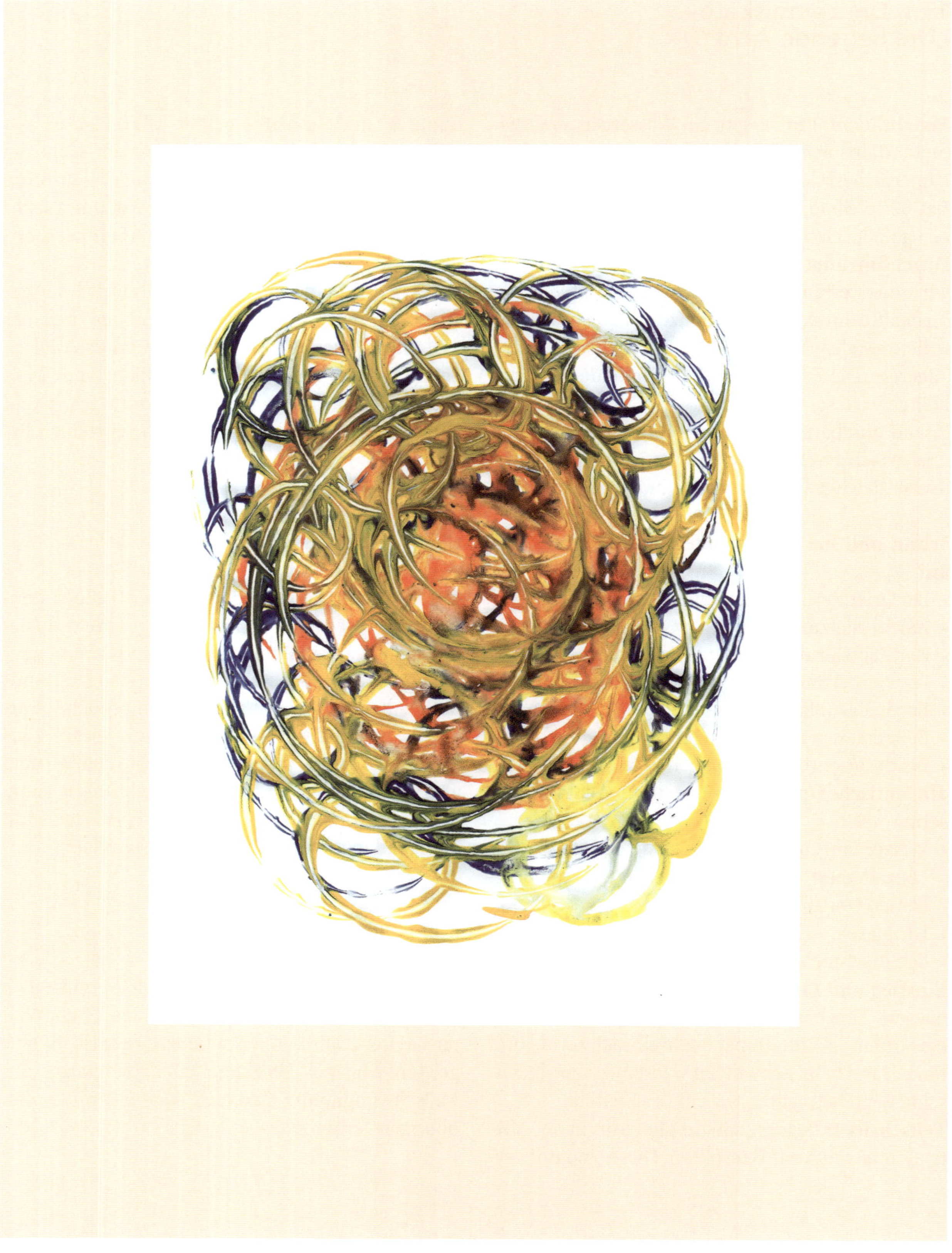

**Abb. 13.2** Der Kritzelknäuel

## 13.2 Der Kritzelknäuel

**Man braucht:** Pro Person: ein Wasserglas, ein Malbrett, Malpapier DIN A3, Klebeband, eine Schürze, Papiertücher, Gouache-Farben, Anschauungsmaterial: Beispielbild, Deoroller mit verschiedenen Farben gefüllt, Tischstaffelei, CD, CD-Player.

**Durchführung:** Der Kritzelknäuel ist uns aus den ersten Stadien der Kinderzeichnung bekannt. „Die Stiftführung entspricht beim Kleinkind einer Entwicklungszeit, in der es sich und seine Körpergrenze im Raum noch nicht bewusst erlebt." (Rickert 2009, S. 108) Seelisch fühlt sich das Kind symbiotisch mit seiner Umwelt verbunden.

**Wann und bei wem wende ich den Kritzelknäuel an?** Das Malen des Kritzelknäuels unterstützt die Teilnehmer bei psychischer Labilität, es gibt Halt und Sicherheit. Die Aufgabe ist leicht zu bewältigen, steht aber in der Gefahr, „als Kindergekritzel" abgetan zu werden. Deshalb ist es wichtig, dem von vorneherein zu begegnen, indem man von „Malübungen zur Lockerung", „Einmalen zur Musik" oder „Schwung tanken für das, was kommt" etc. spricht oder Einstiegsbilder, wie z. B. das Schlittschuhlaufen, verwendet. Dieses Vorstellungsbild bringt uns ins Gespräch. Ich frage, wer früher Schlittschuh gelaufen ist, und nach besonderen Erlebnissen. Thematische Musik, wie z. B. von Vivaldi „Vier Jahreszeiten", speziell „der Winter", motivieren zu großflächiger Malerei. Aber auch Walzermusik (➤ Kap. 13.11), wie sie von den Teilnehmern beim Tanzen auf dem Eis gehört wurde, motiviert sie und lässt sie in die Form eintauchen.

**Thematische Impulse können sein:**

- Schlittschuh laufen, tanzen auf dem Eis …
- Der Herbstwind tobt und lässt die Drachen steigen, verwirbelt die Blätter …
- Schneeflocken tanzen zu Boden …

**Einstieg und Einstimmung:** Jeder Teilnehmer erhält ein Tanzband, und wir schwingen zur Musik „Kritzelknäuel" in die Luft. Besser gesagt, wir tanzen auf dem Eis! Dabei wechseln sich rechte und linke Hand beim Schwingen wenn möglich ab. Anschließend betrachten wir ein Beispielbild.

**Teilschritt 1:** Gemalt wird mit Deorollern. Diese sind mit verdünnter Gouache-Farbe gefüllt. Jeder Teilnehmer sucht sich eine Farbe aus. Es müssen im Verlauf unbedingt die Farben untereinander getauscht werden.

**Teilschritt 2:** Nun kann die Form farblich ausgestaltet werden, oder man belässt es bei der Malschwungübung. Der Maler signiert das Bild.

**Schlussphase:** Nun werden die Bilder vom Malbrett abgelöst, hinter ein Passepartout gelegt und betrachtet. Die Gruppe bestaunt die einzelnen Ergebnisse (➤ Abb. 13.2).

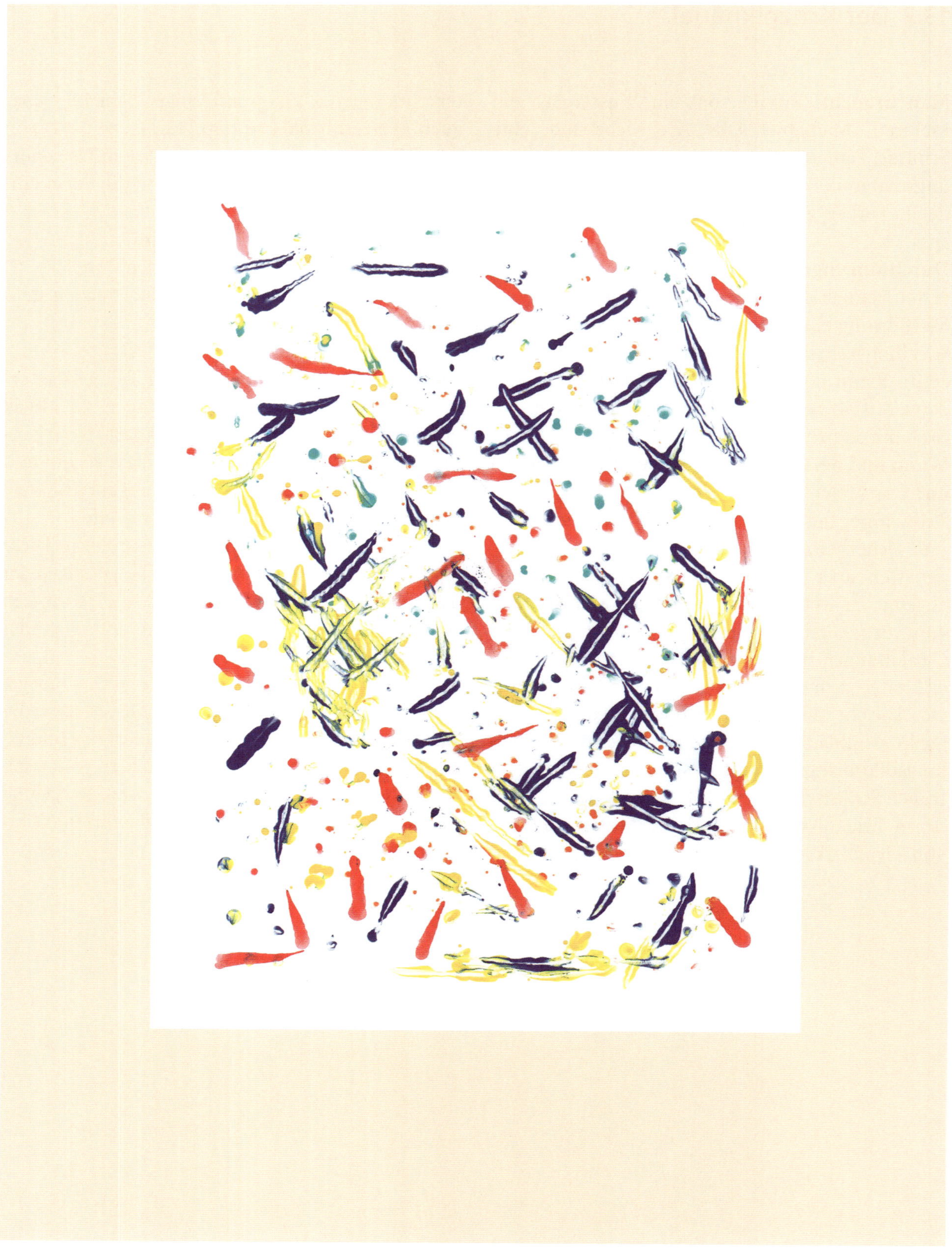

**Abb. 13.3** Punkte und Striche

## 13.3 Punkte und Striche

**Man braucht:** Pro Person: ein Wasserglas, ein Malbrett, Malpapier DIN A3, Klebeband, eine Schürze, Papiertücher, Gouache-Farben, Anschauungsmaterial: Beispielbild, Deoroller mit verschiedenen Farben gefüllt, Tischstaffelei, CD, z. B. „Regentropfen-Prélude" von Chopin, CD-Player.

**Durchführung:** Kinderbilder, auf denen Schlagpunkte zu sehen sind, kennen wir alle. Meist stark rhythmisch aufgetragen und über das ganze Bild verteilt zeugen sie von Energie und Temperament. Die Botschaft „Ich bin *da*!" scheint für das Kind und den Betrachter klar. „Der Punkt symbolisiert Anfang, Selbstbehauptung, Ich-Kraft, und Zentrierung (Bauchnabel). Er hat ‚Seins-Qualität'." (Rickert 2009, S. 109)

**Praxisbeispiel:** Ich habe in der Maltherapiegruppe eine Frau, die sehr desorientiert ist. Meist landet sie auf dem Weg zur Maltherapie ein Stockwerk tiefer. Kommt sie dann endlich bei mir an, ist sie sehr froh, den richtigen Weg gefunden zu haben – „Ach, jetzt bin ich da!" Und sie malt in ihrer ganz eigenen Art die Bildmotive in Punktform. Im Gespräch mit den Angehörigen stellte sich heraus, dass diese Frau sich durchsetzen und für ihr Recht sorgen und schon mal der Meinung sein konnte: „Die sollen nur merken, dass ich noch da bin!"

**Wann und bei wem wende ich das Punkten an?**

- Zur Förderung der Selbstbehauptung
- Zur Stärkung der Ich-Kraft
- Zur Förderung der Zentrierung

**Thematische Impulse können sein:**

- Regen – musikalisch umrahmt durch das „Regentropfen-Prélude" von F. Chopin
- Austupfen als Technik, z. B. mit dem Pinsel eine Fläche oder Blume austupfen, oder in Form des Korkdrucks oder mit Stempel aus Moosgummi
- Zusätzliche Inspiration und Motivation bietet das Betrachten von Kunstwerken von Monet oder Seurat

**Einstieg und Einstimmung:** Jeder Teilnehmer erhält ein Tanzband, und wir schwingen zur Musik „Punkte und Striche" in die Luft. Besser gesagt, wir lassen es regnen! Dabei wechseln sich rechte und linke Hand beim Schwingen wenn möglich ab. Anschließend betrachten wir ein Beispielbild.

**Teilschritt 1:** Gemalt wird mit Deorollern. Diese sind mit verdünnter Gouache-Farbe gefüllt. Jeder Teilnehmer sucht sich eine Farbe aus. Es müssen im Verlauf unbedingt die Farben untereinander getauscht werden.

**Teilschritt 2:** Nun kann die Form farblich ausgestaltet werden, oder man belässt es bei der Malschwungübung. Der Maler signiert das Bild.

**Schlussphase:** Nun werden die Bilder vom Malbrett abgelöst, hinter ein Passepartout gelegt und betrachtet. Die Gruppe bestaunt die einzelnen Ergebnisse (➤ Abb. 13.3).

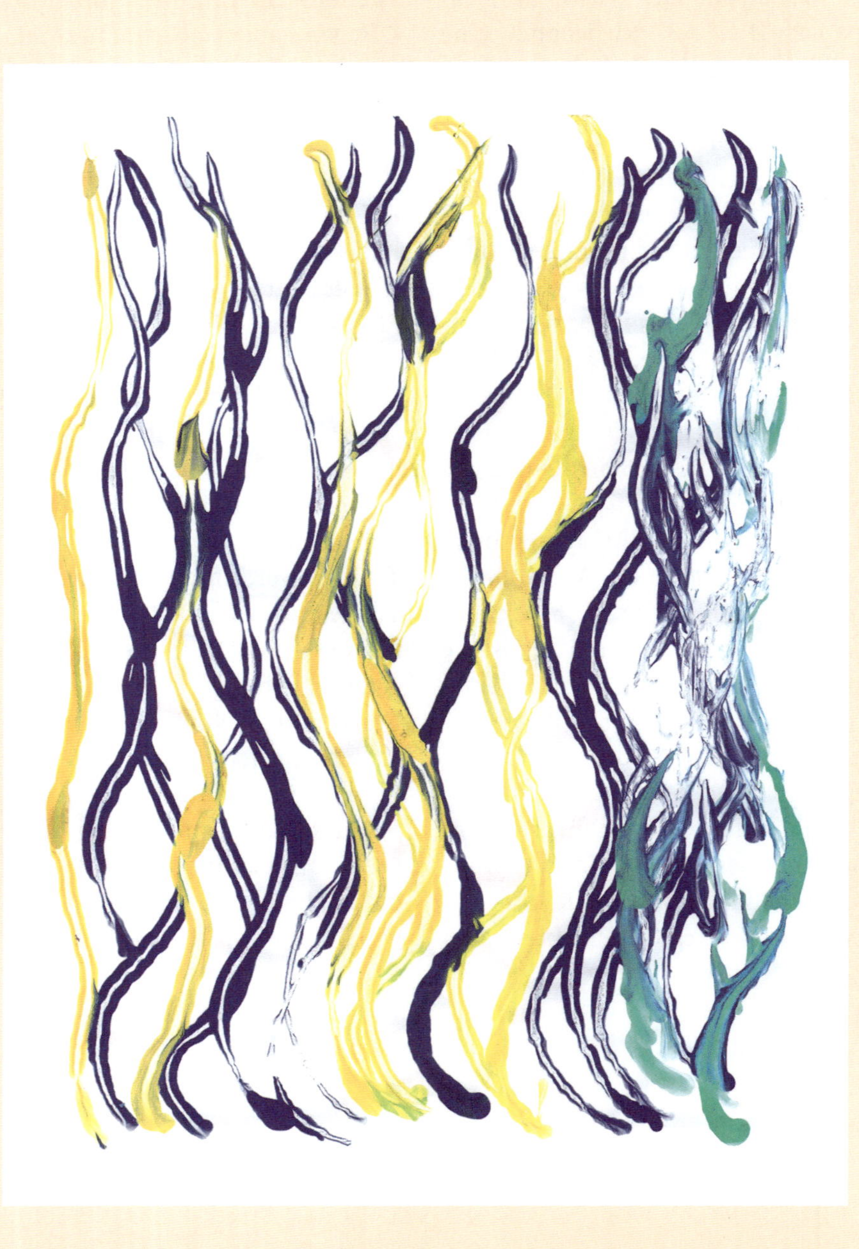

**Abb. 13.4** Wellenlinien

## 13.4 Wellenlinien

**Man braucht:** Pro Person: ein Wasserglas, ein Malbrett, Malpapier DIN A3, Klebeband, eine Schürze, Papiertücher, Gouache-Farben, Anschauungsmaterial: Beispielbild, Deoroller, mit verschiedenen Farben gefüllt, Tischstaffelei, CD, z. B. „Die Moldau“ von Smetana, CD-Player.

**Durchführung:** Von links nach rechts lassen wir den Deoroller beschwingt in Wellenlinien jeder Art und Größe locker schwingen. Wird die Farbe (Deoroller) getauscht, entstehen bunte Wellenbilder, die ggf. auch noch mit Schiffen zur Gestaltung vollendet werden können. Die Wellenform fördert ein schwungvolles, dynamisches Malen. Diese Form plätschert so dahin, kann aber an Dynamik durch Ausmaß und Größe gesteigert werden.

**Wann und bei wem wende ich die Wellenlinien an?**

- Bei aggressivem Verhalten
- Bei gehemmten, verhaltenen Personen
- Je nach Einschätzung nicht mit depressiven Personen

**Thematische Impulse können sein:**

- Wasser
- Meer
- Wellen
- Bach
- Schreiben

**Einstieg und Einstimmung:** Jeder Teilnehmer erhält ein Tanzband, und wir schwingen zur Musik „Wellenlinien“ in die Luft. Besser gesagt, wir setzen die musikalische Steigerung der Musik der „Moldau“ von der Quelle bis zur Mündung um. Dabei wechseln sich rechte und linke Hand beim Schwingen wenn möglich ab. Anschließend betrachten wir ein Beispielbild.

**WEITERFÜHRENDE TECHNIKEN/VARIANTEN**

Als Variante kann man auch einen Fallschirm oder eine dünne Malerfolie für das Darstellen der Wellen benutzen. Dafür benötigt man allerdings einen Stuhlkreis. Durch diese Umsetzung der Moldau-Musik in ein bewegtes Gestaltungsmoment werden die Teilnehmer ganzheitlich aktiviert. Auch die dynamischen Verläufe der Komposition „Die Moldau" können durch das Auf- und Abschwingen der Malerfolie oder des Schwungtuchs ganzheitlich und motorisch erlebt werden. Dies ist eine hervorragende Vorarbeit für die Umsetzung des Wellenthemas auf dem Papier mit Deorollern oder Pinseln. Durch die Bereitstellung verschiedener Blautöne in den Deorollern können wir das gestalterische Erlebnis der „Wildheit und Unberechenbarkeit des Wassers" zudem noch unterstützen.

**Teilschritt 1:** Gemalt wird mit Deorollern. Diese sind mit verdünnter Gouache-Farbe gefüllt. Jeder Teilnehmer sucht sich eine Farbe aus. Es müssen im Verlauf unbedingt die Farben untereinander getauscht werden.

**Teilschritt 2:** Nun kann die Form farblich ausgestaltet werden, oder man belässt es bei der Malschwungübung. Der Maler signiert das Bild.

**Schlussphase:** Nun werden die Bilder vom Malbrett abgelöst, hinter ein Passepartout gelegt und betrachtet. Die Gruppe bestaunt die einzelnen Ergebnisse (➢ Abb. 13.4).

**! TIPPS ZUR DURCHFÜHRUNG**

Diese Technik kann auch als spielerische Vorbereitung für das Kapitel: Gemeinschaftsmalen – Die Moldau (➢ Kap. 7.10.1) dienen. Durch das spielerische Erarbeiten der Wellenformation durch den Fallschirm/die Malerfolie und durch die Formenzeichenübung schwingen sich die Teilnehmer auf das komplexe Gestaltungsthema „Die Moldau" ein. Die „Zweckfreiheit" beim Malen von Wellenlinien bewirkt eine gewisse Lockerheit bei den Teilnehmern und entspannt sie zusehends.

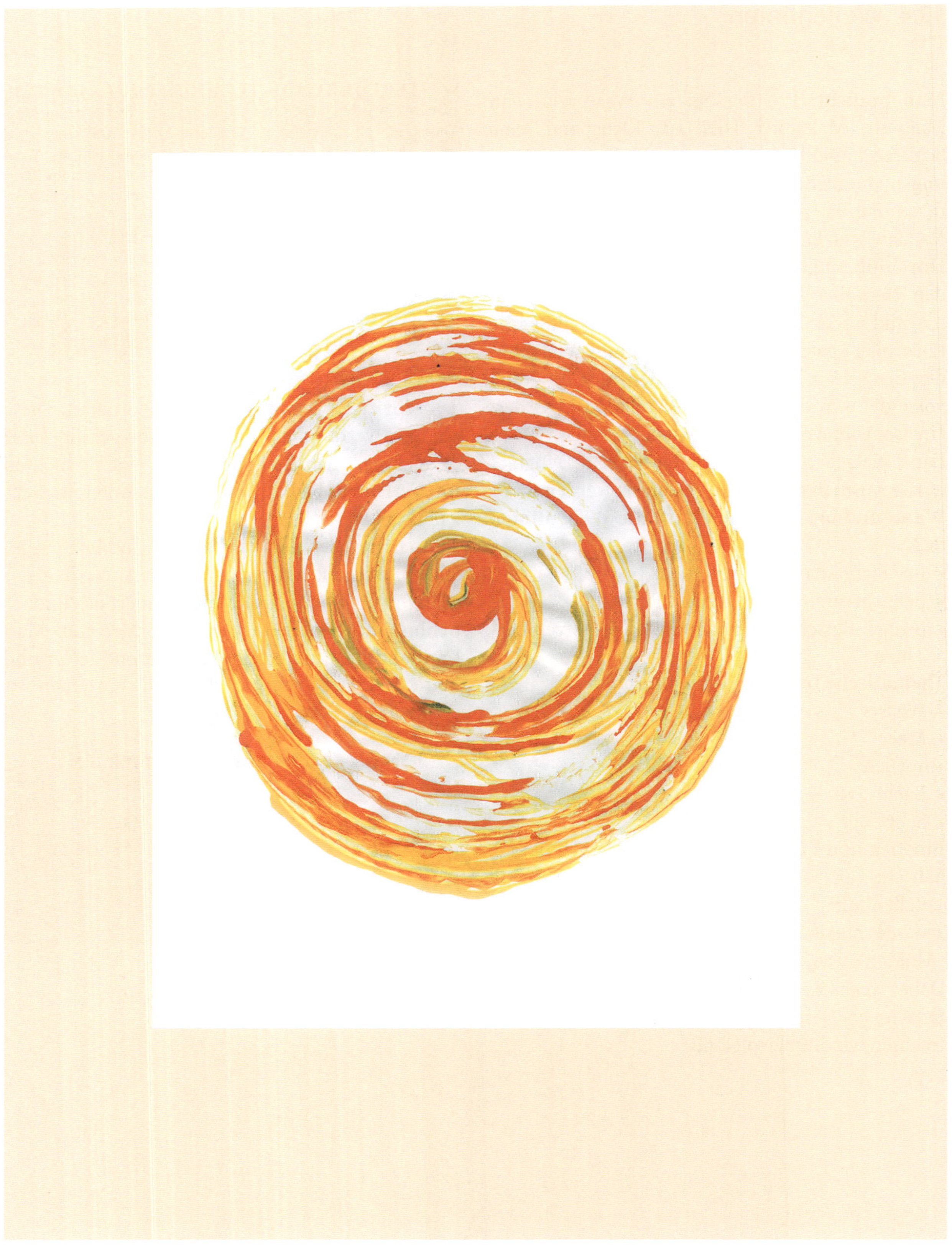

**Abb. 13.5** Spirale

## 13.5 Die Spirale

**Man braucht:** Pro Person: ein Wasserglas, ein Malbrett, Malpapier DIN A3, Klebeband, eine Schürze, Papiertücher, Gouache-Farben, Anschauungsmaterial: Beispielbild, Deoroller, mit verschiedenen Farben gefüllt, Tischstaffelei, CD, z. B. „An der schönen blauen Donau" von Strauss, CD-Player.

**Durchführung:** Die Spirale einwärts führt uns nach innen zu unserem eigenen Mittelpunkt, die Spirale von innen nach außen angelegt geht von der inneren Mitte in die Umwelt hinaus – sie öffnet nach außen. Ich selbst finde die Reihenfolge „von außen nach innen – von innen nach außen" stimmig und habe gute Erfahrungen damit gemacht.

**Wann und bei wem wende ich die Spirale an?**

- Diese Form hat einen stark meditativen Aspekt, sie führt zur Ruhe und zu einer neuen Begegnung mit der Außenwelt.
- Je nach Krankheitsbild muss die Reihenfolge des Formablaufs angepasst werden. Mit einem depressiven Menschen z. B. kann es wichtig sein, zuerst von innen nach außen zu malen, um „erneuert" den Weg nach innen zu gestalten, oder im „Außen" stehen zu bleiben und nachzuspüren, was es dort alles zu erkunden gibt.
- Lösung aus der Starre

**Thematische Impulse können sein:**

- Spirale/Hundertwasser (➤ Kap. 7.6), Garten (➤ Kap. 7.7), Schnecke (➤ Kap. 10.6)
- Wir malen die Lebensspur
- Malspuren zur Meditation
- Verwandtschaft mit dem Labyrinth

**Einstieg und Einstimmung:** Jeder Teilnehmer erhält ein Tanzband, und wir schwingen zur Musik „Spiralformen" in die Luft. Besser gesagt, wir tanzen Walzer! Dabei wechseln sich rechte und linke Hand beim Schwingen wenn möglich ab. Anschließend betrachten wir ein Beispielbild.

**Teilschritt 1:** Gemalt wird mit Deorollern. Diese sind mit verdünnter Gouache-Farbe gefüllt. Jeder Teilnehmer sucht sich eine Farbe aus. Es müssen im Verlauf unbedingt die Farben untereinander getauscht werden.

**Teilschritt 2:** Nun kann die Form farblich ausgestaltet werden, oder man belässt es bei der Malschwungübung. Der Maler signiert das Bild.

**Schlussphase:** Nun werden die Bilder vom Malbrett abgelöst, hinter ein Passepartout gelegt und betrachtet. Die Gruppe bestaunt die einzelnen Ergebnisse (➤ Abb. 13.5).

Ein Gedicht kann die Gestaltung der Spirale verbal unterstützen:

**Die Spirale**

*Die Spirale beginnt,*
*ganz klein und ganz rund–*
*wird weiter und weiter–*
*gestaltet das Rund!*
*Wird runder und größer–*
*Schau hin, was passiert-*
*Sie rundet sich rund*
*und rundet sich – rund*
*vollendet das Rund -*
*wie's Leben so spielt!*

Heike Lutzeyer

**WEITERFÜHRENDE TECHNIKEN/VARIANTEN**

Anstatt mit Deorollern kann die Spirale auch mit verschiedenen bunten Ölkreiden jeweils zum Gedicht übereinander gemalt werden (➤ Abb. 13.6).

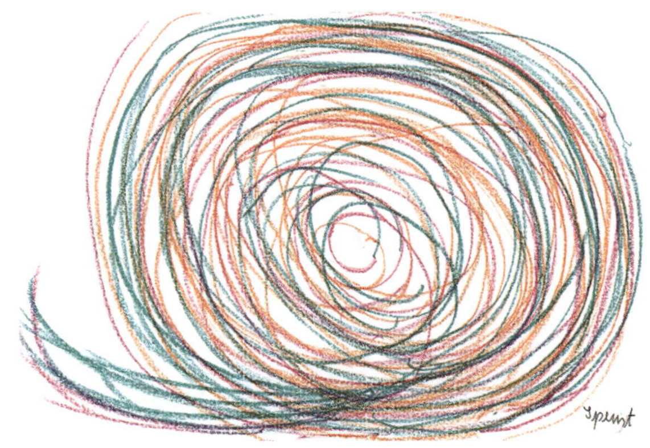


**Abb. 13.6** Bildbeispiel Spirale mit Ölkreiden (gemalt von Elfriede Spenst)

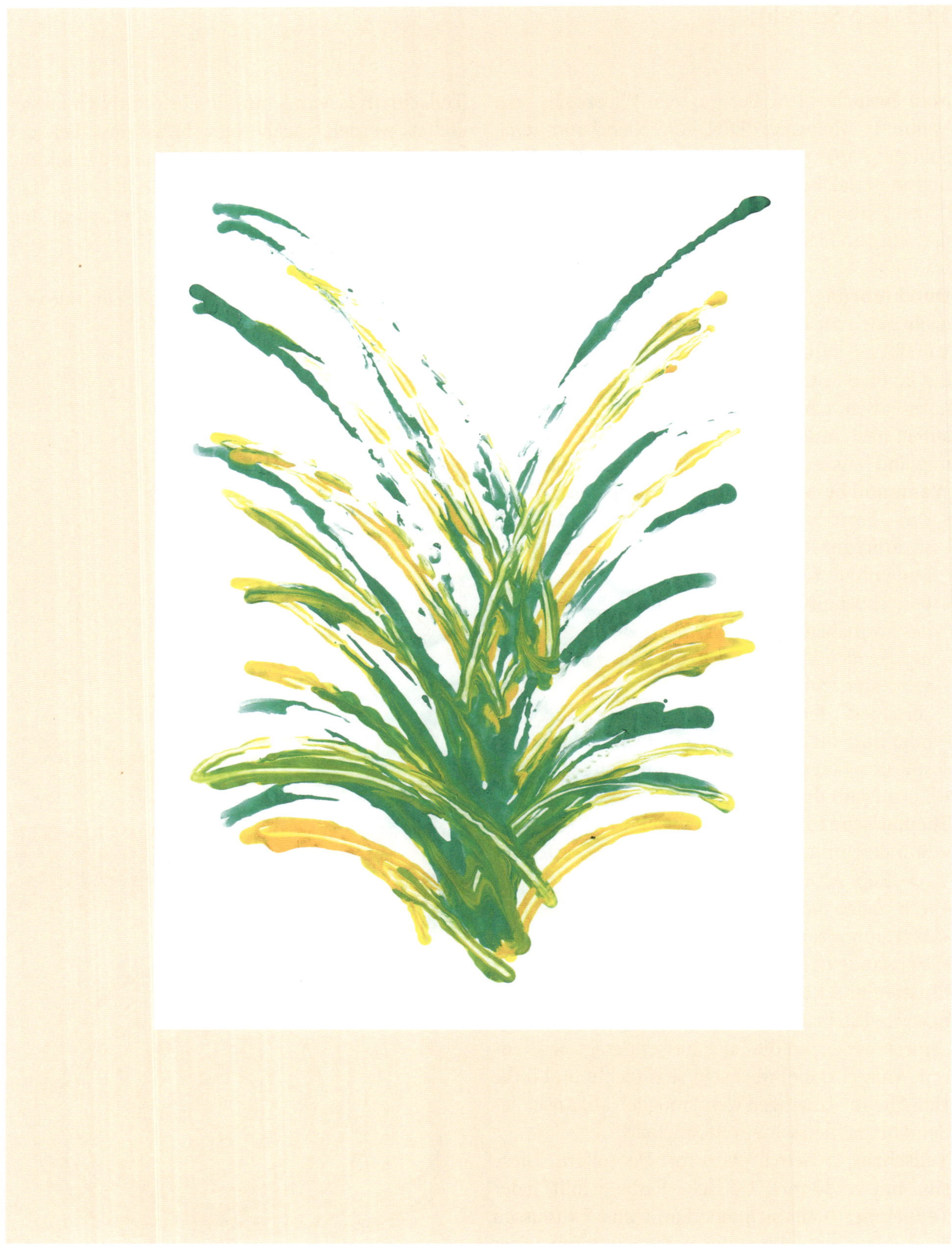

**Abb. 13.7** Fontäne

## 13.6 Die Fontäne

**Man braucht:** Pro Person: ein Wasserglas, ein Malbrett, Malpapier DIN A3, Klebeband, eine Schürze, Papiertücher, Gouache-Farben, Anschauungsmaterial: Beispielbild, Deoroller, mit verschiedenen Farben gefüllt, Tischstaffelei, CD, z. B. Radetzky-Marsch von Strauss, CD-Player.

**Durchführung:** Die Form ist stark energiespendend. Sie kann sehr befreiend wirken, nicht zuletzt durch die Strichführung, welche die Energie aus dem Zentrum nach außen kommen lässt. Gemalt wird vom Mittelpunkt (untere Kante des Hochformats) nach links und rechts oben die Form einer nach außen spritzenden Fontäne. Besonders beidhändig gemalt ist die Form enorm reizvoll.

**Wann und bei wem wende ich die Fontäne an?**

- Zum Aggressionsabbau
- Bei gehemmten, verhaltenen Personen
- Bei depressiven Personen

**Thematische Impulse können sein:**

- Silvester-Feuerwerk
- Springbrunnen, dazu ein Gedichtbeispiel „Der Römische Brunnen" von Conrad Ferdinand Meyer
- Geysire

**Einstieg und Einstimmung:** Jeder Teilnehmer erhält ein Tanzband, und wir schwingen zur Musik „Fontänen" in die Luft. Besser gesagt, wir machen ein Feuerwerk! Dabei wechseln sich rechte und linke Hand beim Schwingen wenn möglich ab. Es würde sich hier auch anbieten, mit beiden Armen gleichzeitig zu schwingen. Dafür benötigt man zwei kürzere Tanzbänder. Anschließend betrachten wir ein Beispielbild (Drucktechniken mit verschiedenen Materialien Malen zur Musik „Feuerwerksmusik" von G. F. Händel ➤ Kap. 10.8).

**Teilschritt 1:** Gemalt wird mit Deorollern. Diese sind mit verdünnter Gouache-Farbe gefüllt. Jeder Teilnehmer sucht sich eine Farbe aus. Es müssen im Verlauf unbedingt die Farben untereinander getauscht werden.

**Teilschritt 2:** Nun kann die Form farblich ausgestaltet werden, oder man belässt es bei der Malschwungübung. Der Maler signiert das Bild.

**Schlussphase:** Dann werden die Bilder vom Malbrett abgelöst, hinter ein Passepartout gelegt und betrachtet. Die Gruppe bestaunt die einzelnen Ergebnisse (➤ Abb. 13.7, ➤ Abb. 13.8).

**Der Römische Brunnen (letzte Fassung 1882)**

*Aufsteigt der Strahl und fallend gießt*
*Er voll der Marmorschale Rund,*
*Die, sich verschleiernd, überfließt*
*In einer zweiten Schale Grund;*
*Die zweite gibt, sie wird zu reich,*
*Der dritten wallend ihre Flut,*
*Und jede nimmt und gibt zugleich*
*Und strömt und ruht.*

Conrad Ferdinand Meyer

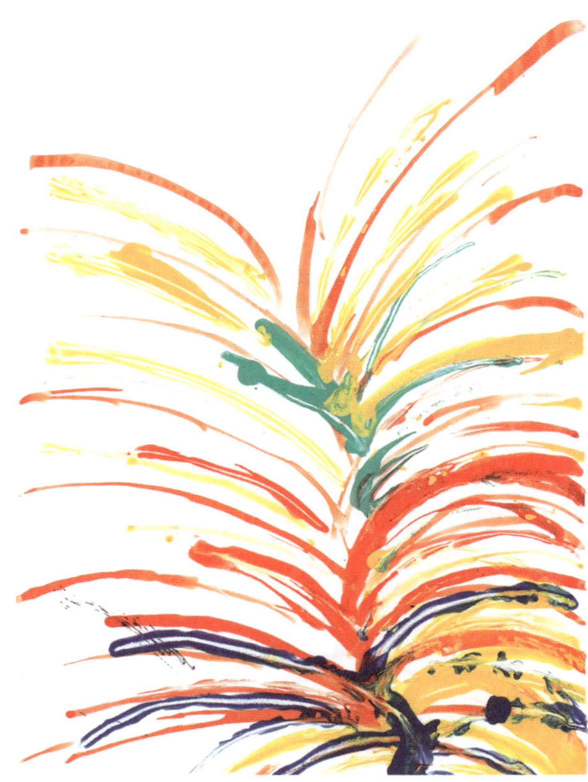

**Abb. 13.8** Beispiel von Elfriede Spenst – Fontäne

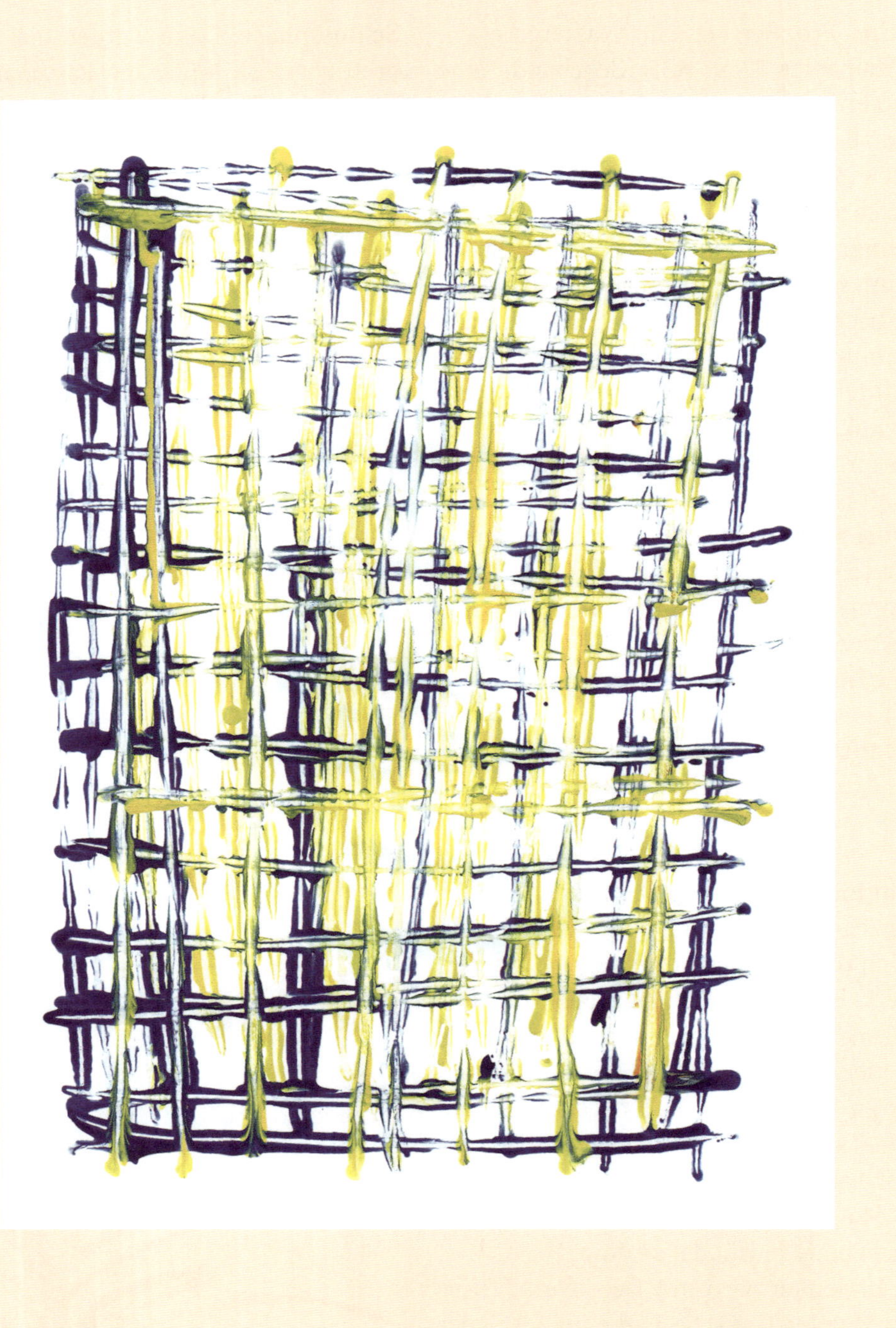

**Abb. 13.9** Bahnen ziehen

## 13.7 Bahnen – horizontal, vertikal, als Achse (Kreuz)

**Man braucht:** Pro Person: ein Wasserglas, ein Malbrett, Malpapier DIN A3, Klebeband, eine Schürze, Papiertücher, Gouache-Farben, Anschauungsmaterial: Beispielbild, Deoroller, mit verschiedenen Farben gefüllt, Tischstaffelei, CD, CD-Player.

**Durchführung:** Die Form verbindet oben und unten Vergangenes (links) und streckt sich nach der Zukunft aus (rechts). Sie wirkt stark ordnend und „Ich-stärkend“ (Rickert 2009, S. 115). Im Stehen, Sitzen oder Liegen balancieren wir stets unser Gleichgewicht aus. Unsere längste Achse ist die Wirbelsäule. Die Koordination der rechten und linken Körperhälfte lässt uns auch die zweite Achse, die zwischen den Armen durch den Brustraum führt, erfahren. Im Kreuzungsbereich der zwei Achsen zeigen wir auf uns selbst und sagen „Ich“. Auch in der Kinderzeichnung sind Kreuzungen und Leitern vertreten. Sie weisen auf eine körperliche und seelische Auseinandersetzung des Ichs mit der Umwelt und dem aktiv erfahrbaren äußeren Raum hin. Hier erlebt der Mensch sein Zentrum, sein seelisches „Eigensein“. (Rickert 2009, S. 114)

**Wann und bei wem wende ich das Bahnenziehen an?**

- Bei Gefühlen wie Desorientiertheit und Hilflosigkeit
- Zur Ich-Stärkung („ins Lot kommen“)

**Einstieg und Einstimmung:** Jeder Teilnehmer erhält ein Tanzband, und wir schwingen zur Musik „Bahnen nach rechts und links, auf und ab“ in die Luft. Besser gesagt, wir tanzen! Dabei wechseln sich rechte und linke Hand beim Schwingen wenn möglich ab (Bahnen malen – ➤ Kap. 13.10 „Farbmeditation“). Anschließend betrachten wir ein Beispielbild.

**Teilschritt 1:** Gemalt wird mit Deorollern. Diese sind mit verdünnter Gouache-Farbe gefüllt. Jeder Teilnehmer sucht sich eine Farbe aus. Es müssen im Verlauf unbedingt die Farben untereinander getauscht werden.

**Teilschritt 2:** Nun kann die Form farblich ausgestaltet werden, oder man belässt es bei der Malschwungübung. Beispielsweise können die entstandenen Vierecke mit verschiedenen Blautönen ausgemalt werden. Der Maler signiert das Bild.

**Schlussphase:** Nun werden die Bilder vom Malbrett abgelöst, hinter ein Passepartout gelegt und betrachtet. Die Gruppe bestaunt die einzelnen Ergebnisse (➤ Abb. 13.9, ➤ Abb. 13.10).

> Das Bildbeispiel zeigt deutlich, dass wir bei der Umsetzung unseres Impulses nicht unbedingt von unserer Vorstellung der Umsetzung ausgehen können. Es muss uns immer bewusst sein, dass wir mit demenziell erkrankten Personen arbeiten und dass die Ergebnisse von der eigenen Vorstellung und Aufgabenstellung in Bezug auf die Umsetzung deutlich abweichen können.

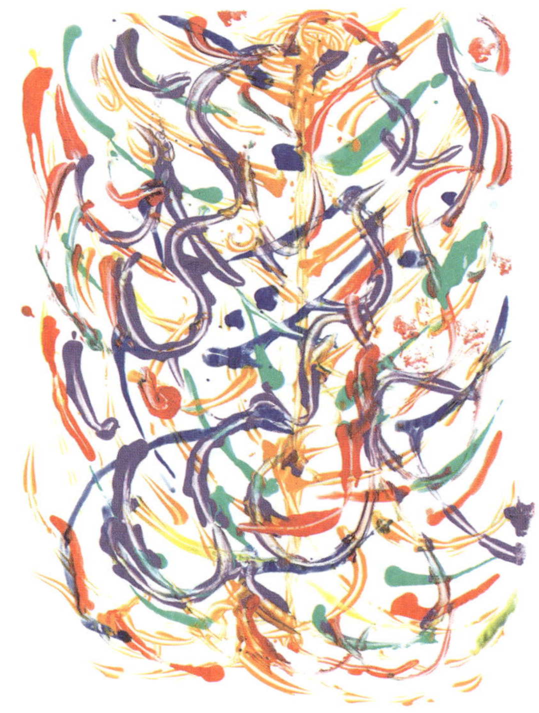

**Abb. 13.10** Beispiel „Deoroller Bahnenbilder“ (von Elfriede Spenst)

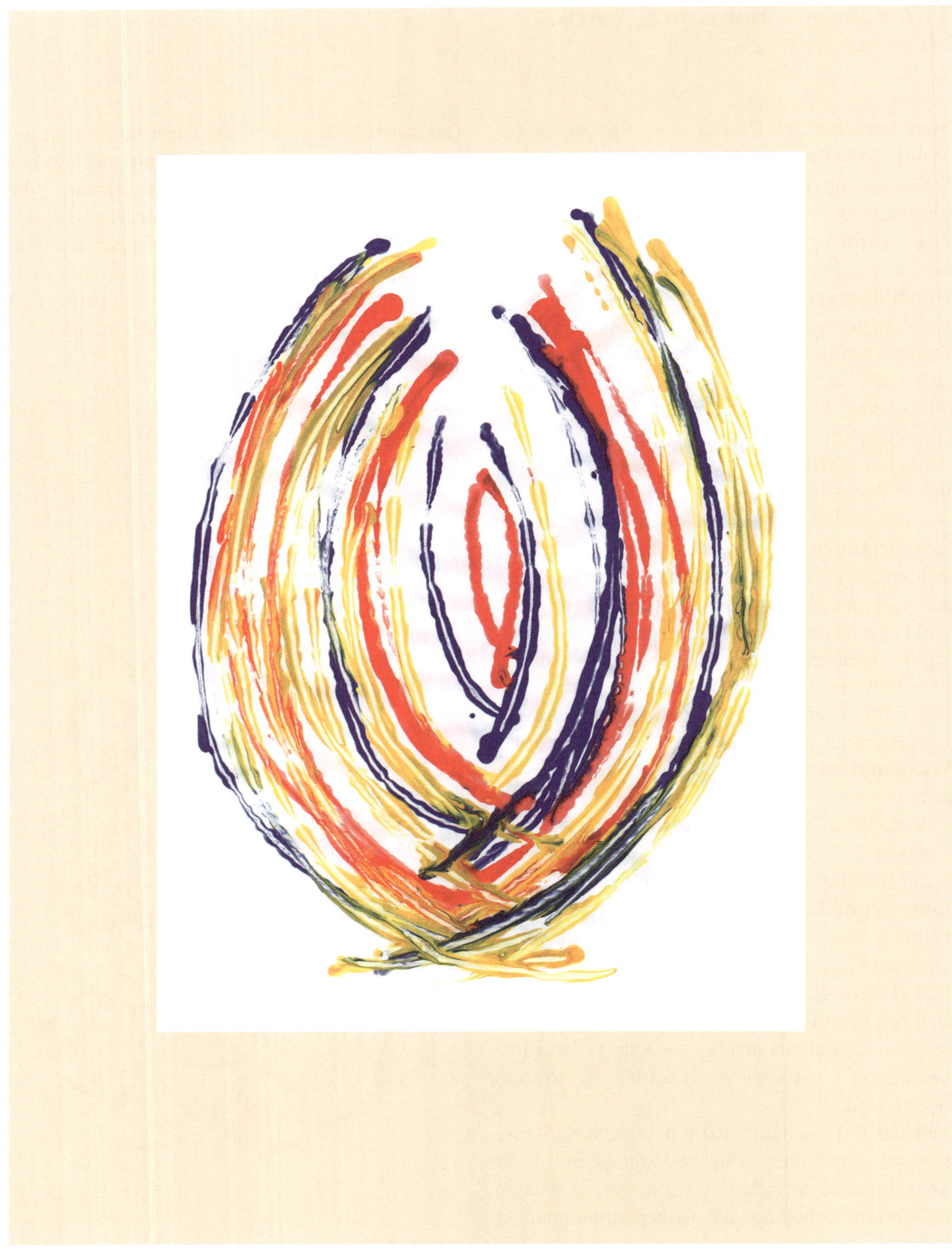

**Abb. 13.11** Zwiebel

## 13.8 Die Zwiebel – der Apfel

**Man braucht:** Pro Person: ein Wasserglas, ein Malbrett, Malpapier DIN A3, Klebeband, eine Schürze, Papiertücher, Gouache-Farben, Anschauungsmaterial: Beispielbild, Deoroller, mit verschiedenen Farben gefüllt, Tischstaffelei, CD, CD-Player.

**Durchführung:** Der Vorteil dieser Form liegt in der Verwässerung der Grundstruktur, die es mehr und mehr beim Malen zu verlassen gilt. Eigenständigkeit und Loslösen von fixen Vorbildern stehen malend im Vordergrund. Somit wird aber auch schon deutlich, dass dieses Verlassen der Struktur für manche Teilnehmer verunsichernd wirkt oder sogar als „Haltverlust" empfunden werden kann. Andererseits kann die Form der Zwiebel auch als Schutzhülle um einen verletzlichen Kern betrachtet werden, wie ein Verband, der in Schichten aufgetragen Halt und Stütze sein kann.

**Wann und bei wem wende ich die Zwiebel an?**

- Bei Personen mit zwanghaften Zügen
- Bei Personen mit einseitig ausgeprägter Persönlichkeit, z. B. Neigung zur Rechthaberei
- Bei Verunsicherung und Schutzbedürfnis (Hülle malen)

**Thematische Impulse können sein:**

- Eine Zwiebel
- Eine schutzgebende Hülle
- Variieren, verändern, handeln
- Sich an Gegebenem neu orientieren

**Einstieg und Einstimmung:** Jeder Teilnehmer erhält ein Tanzband, und wir schwingen zur Musik „Halbkreise" in die Luft. Besser gesagt, wir tanzen! Dabei wechseln sich rechte und linke Hand beim Schwingen wenn möglich ab. Es würde sich hier auch anbieten, mit beiden Armen gleichzeitig zu schwingen. Dafür benötigt man zwei kürzere Tanzbänder. Anschließend betrachten wir ein Beispielbild.

**Teilschritt 1:** Gemalt wird mit Deorollern. Diese sind mit verdünnter Gouache-Farbe gefüllt. Jeder Teilnehmer sucht sich eine Farbe aus. Es müssen im Verlauf unbedingt die Farben untereinander getauscht werden.

**Teilschritt 2:** Nun kann die Form farblich ausgestaltet werden, oder man belässt es bei der Malschwungübung. Der Maler signiert das Bild.

**Schlussphase:** Nun werden die Bilder vom Malbrett abgelöst und hinter ein Passepartout gelegt und betrachtet. Die Gruppe bestaunt die einzelnen Ergebnisse (➤ Abb. 13.11).

**! TIPPS ZUR DURCHFÜHRUNG**

Ein mögliches visuelles Transferbeispiel könnte es sein, Farbspuren um Apfelkerne zu ziehen und somit eine Frucht zu gestalten. Schicht für Schicht, evtl. Farbe für Farbe, entsteht ein großer Apfel. Mit dem altbekannten Kinderlied: „In einem kleinen Apfel…" können die Teilnehmer begleitet werden. Dies ist jedoch situativ auszuloten, ob es für die Gruppe passend und dadurch unterstützend wirkt.

*In einem kleinen Apfel, da sieht es lustig aus –*
*es sind darin fünf Stübchen, grad wie*
*in einem Haus.*
*In jedem Stübchen wohnen zwei Kernlein*
*braun und fein –*
*sie liegen drin und träumen*
*vom lieben Sonnenschein.*
*Sie träumen auch noch weiter,*
*gar einen schönen Traum,*
*wie sie einst mögen hängen*
*am lieben Weihnachtsbaum.*

An das Lied wie auch an die Bildgestaltung kann sich ein biografisches Gespräch anschließen, wobei sich die Teilnehmer über Weihnachtsschmuck, Äpfel und Kindheitserinnerungen an die Vorweihnachtszeit und über vieles mehr austauschen können.

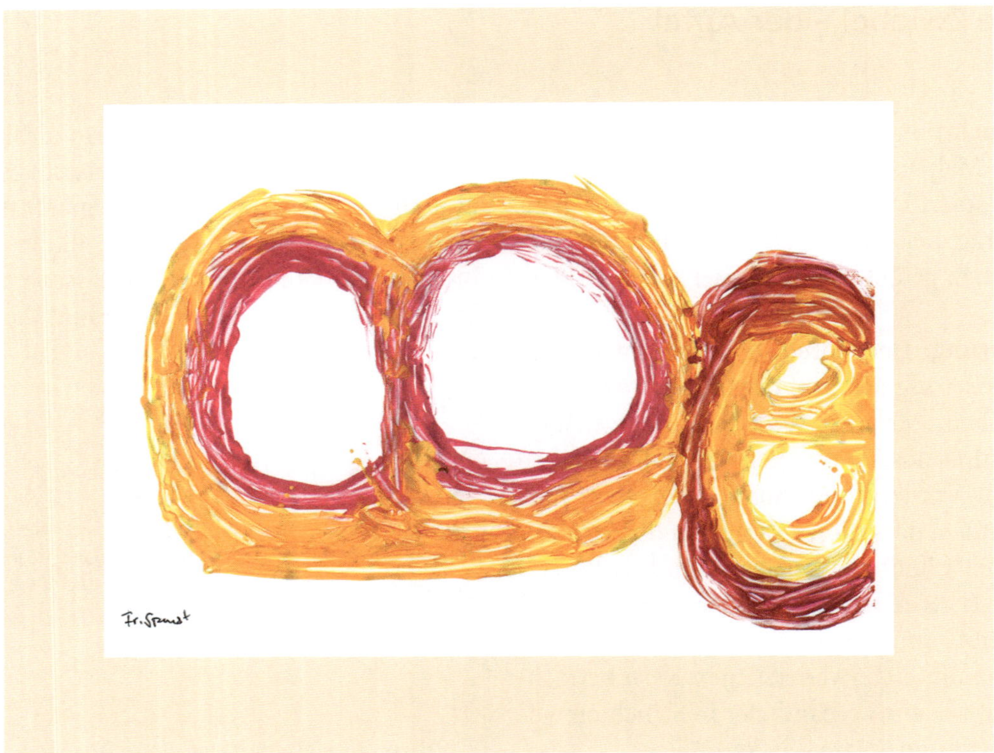


**Abb. 13.12** Beidhändiges Malen (von Elfriede Spenst)

## 13.9 Beidhändiges Malen

**Man braucht:** Pro Person: ein Wasserglas, ein Malbrett, Malpapier DIN A3, Klebeband, eine Schürze, Papiertücher, Gouache-Farben, Anschauungsmaterial: Beispielbild, Deoroller, mit verschiedenen Farben gefüllt, Tischstaffelei, CD, CD-Player.

**Durchführung:** Beidhändiges Malen ist nur bei körperlich guter Verfassung anwendbar, da beide Hände, Arme, der Schultergürtel und der Rücken am Malgeschehen beteiligt sind. Es fördert die Erfahrung der Symmetrie und das symbolhafte Denken. In den Bildern erkennt man häufig die „starke Seite" des Malenden, diese ist fast immer größer und besser ausgestaltet. Das symmetrische, beidhändige Malen stärkt die Orientierung im Raum und schafft durch die Gleichseitigkeit Orientierung und Sicherheit.

**Wann und bei wem wende ich beidhändiges Malen an?**

- Zur Förderung der Selbstbehauptung
- Ich-Kraft
- Zentrierung
- Bei Orientierungsproblemen

*„Die gemalte Form sagt etwas aus über die Ich-Struktur des Menschen; während die Bildthemen etwas über die Beziehung des ‚Ichs' zur Umwelt mitteilen."* (Rickert 2009, S. 126)

**Thematische Impulse können sein:**

- Schmetterling
- Herz
- Baum

**Einstieg und Einstimmung:** Jeder Teilnehmer erhält ein Tanzband, und wir schwingen zur Musik „symmetrische Formen" in die Luft. Besser gesagt, wir lassen Schmetterlinge tanzen! Dabei wechseln sich rechte und linke Hand beim Schwingen wenn möglich ab. Es würde sich hier auch anbieten, mit beiden Armen gleichzeitig zu schwingen. Dafür benötigt man zwei kürzere Tanzbänder. Durch die Bewegungsrichtung von „innen nach außen" entsteht eine „Öffnung" des Brustkorbs, was oftmals als sehr befreiend empfunden wird. Anschließend betrachten wir ein Beispielbild.

**Teilschritt 1:** Gemalt wird mit Deorollern. Diese sind mit verdünnter Gouache-Farbe gefüllt. Jeder Teilnehmer sucht sich eine Farbe aus. Es müssen im Verlauf unbedingt die Farben untereinander getauscht werden.

**Teilschritt 2:** Nun kann die Form farblich ausgestaltet werden, oder man belässt es bei der Malschwungübung. Der Maler signiert das Bild.

**Schlussphase:** Nun werden die Bilder vom Malbrett abgelöst, hinter ein Passepartout gelegt und betrachtet. Die Gruppe bestaunt die einzelnen Ergebnisse (➤ Abb. 13.12).

**! TIPPS ZUR DURCHFÜHRUNG**

- Die sprachliche Unterstützung des Malprozesses begleitet die Handlungsschritte der Teilnehmer und hält sie mit ihrer Aufmerksamkeit am direkten Geschehen in der Aktivierungsphase präsent.
- Auf Farbwechsel bzw. Austausch der Deoroller unterhalb der Teilnehmer ist zu achten, da die ausgetauschten Malmedien das Endergebnis an Buntheit und farbenfroher Gestaltung deutlich beeinflussen und in der anschließenden Betrachtung durch ihre bunte Vielfalt deutlich mehr überzeugen.

Begleitende Verse zum Malimpuls können sein:

*Von innen nach außen,*
*im Schwung, im Schwung –*
*wir malen und kreisen,*
*wir malen uns jung!*

Heike Lutzeyer

**! TIPPS ZUR DURCHFÜHRUNG**

Wiederholung des Verses nach jedem Arbeitsschritt, bzw. nach dem Farbenaustausch.

13

## 13.10 Wann und bei wem wende ich die Farbmeditation an?

### Farbmeditation mit Pflanzenfarbe, Methode nach R. Pfütz:

**Durchführung:** 3 × täglich 20 Min. Die Farbmeditation führt man in Kleingruppen von 2–3 Teilnehmern oder als Einzeltherapie durch. Die Pflanzenfarbe wird in ganz verwässerter Substanz angeboten. Die Farbwirkung wird durch das mehrmalige Überstreichen immer kräftiger. Das Bild wird 30 × überstrichen, das bedeutet, dass man 10 Tage einkalkulieren muss, bis das Bild fertiggestellt ist. (Rickert 2009, S. 71)

### Wirkung der Farbmeditation

**Entwicklung von Gefühlen wie:**

- Gelassenheit
- Ruhe
- Belebung
- Genuss

**Erfahrungen der Teilnehmer:**

- Jede kleine Bewegung, jedes Handeln hat auf das Gesamtbefinden einen Einfluss und erzeugt ein Ergebnis.
- Rickert beschreibt eine allgemeine Steigerung der Wahrnehmungsfähigkeit (sehen, riechen) sowie die Verfeinerung des Geschmacksinns. Sie bezieht die Wirkung vor allem auf die Nachbildwirkung der Farben (Komplementärfarben).

**Wann und bei wem wende ich Farbmeditationen an?**

- Bei Organerkrankungen
- Bei psychosomatischen Krankheiten
- Zum Appetitanregen und Schlaffördern
- Bei Asthma (zur Entspannung, Vertiefung der Atmung)

**! TIPPS ZUR DURCHFÜHRUNG**

Generell muss darauf hingewiesen werden, dass eine Überforderung der Teilnehmer vermieden werden sollte.

## 13.11 Geeignete Musik

### Wie wirken Taktarten auf Menschen?

Vorzugsweise sind Musikstücke in Dur auszuwählen. Das gilt generell für jede Musikbegleitung in der Seniorenarbeit. Die Molltonarten schlagen sich bewusst oder unbewusst auf die Gemütsverfassung nieder.

Ein $^2/_4$-Takt ist der Marschrhythmus, der sehr schnell aufgenommen wird, biografisch gesehen aber nicht immer unproblematisch ist. Er eignet sich für gerade und eckige Formen und für Formen mit klaren Schlusspunkten oder Akzenten. Ebenso der $^4/_4$-Takt.

Der $^3/_4$-Takt, der Walzertakt, geht direkt auf die Gemütsebene, beschwingt, löst, spielt. Er eignet sich für runde schwingende Formen. Die emotionale Wirkung des $^3/_4$-Taktes sollte jedoch nicht unterschätzt werden. Da kann schon auch mal eine Träne fließen, wenn man an den Hochzeitswalzer und den verstorbenen Mann denkt oder an freie, unbeschwerte Zeiten erinnert wird. Hier zeigt sich einfach, dass Musik auf unsere Seele wirkt, dass sie eine große Kraft und Intensität hat, uns zu berühren. Emotionen gehören zu uns Menschen, und es ist wichtig, sie auszuleben. Auch dieser Aspekt macht uns als Teil dieses Lebens aus und lebendig.

Der $^6/_8$-Takt ist eine wiegende Taktart. Wiegenlieder sind oft in dieser Taktart notiert. Er schwingt, beruhigt, tröstet, löst, lässt uns im „Schoß der Mutter ankommen". Er hat aber auch etwas Indifferentes, „Einlullendes". Von daher ist er auch nicht für alle Personen geeignet.

Nach meiner Erfahrung ist es gut, in einer Gruppenstunde, in der ja viele verschiedene Bedürfnisse und Geschmäcker zusammenkommen, mehrere Stücke anzubieten. Besonders geeignet finde ich auch gute Entspannungsmusik. Sie löst die Teilnehmer und schafft eine wunderbare Arbeitsatmosphäre.

**Folgende Musik kommt bei den Senioren gut an:**

- Ronald Binge: Edmond, Elizabethan Serenade
- Johann Strauss: alle Walzer, z. B. An der schönen blauen Donau, Persischer Marsch, Rosen aus dem Süden, Als flotter Geist, Unter Donner und Blitz
- Ludwig Gruber: Mei Muatterl war a Weanerin
- Anton Karas: Der dritte Mann
- Josef Strauss: Dorfschwalben aus Österreich
- Franz Lehár: Vilja-Lied, Lippen schweigen
- Emmerich Kálmán: Tanzen möcht' ich
- Ralph Benatzky/Robert Stolz: Im weißen Rößl
- Rudolf Sieczynski: Wien, Wien, nur du allein
- Ferry Wunsch: Heut' kommen d'Engerln auf Urlaub nach Wien
- Georg Friedrich Händel: Feuerwerksmusik, Wassermusik
- Bedřich Smetana: Die Moldau
- Johann Sebastian Bach: Die Brandenburgischen Konzerte
- Antonio Vivaldi: Die vier Jahreszeiten
- Antonin Dvořák: Slawische Tänze
- Peter Tschaikowsky: Nussknacker-Suite

*„Horch was kommt von draußen rein*
*Hollahi, hollaho*
*Wird wohl mein feinsliebchen sein*
*Hollahiaho…"*

($^4/_4$-Takt, Volkslied, Verfasser unbekannt)

Oder:

*„Heute hier, morgen dort*
*bin kaum da, muss ich fort…"*

($^2/_4$-Takt, Hannes Wader, 1972)

KAPITEL

# 14 Mandala

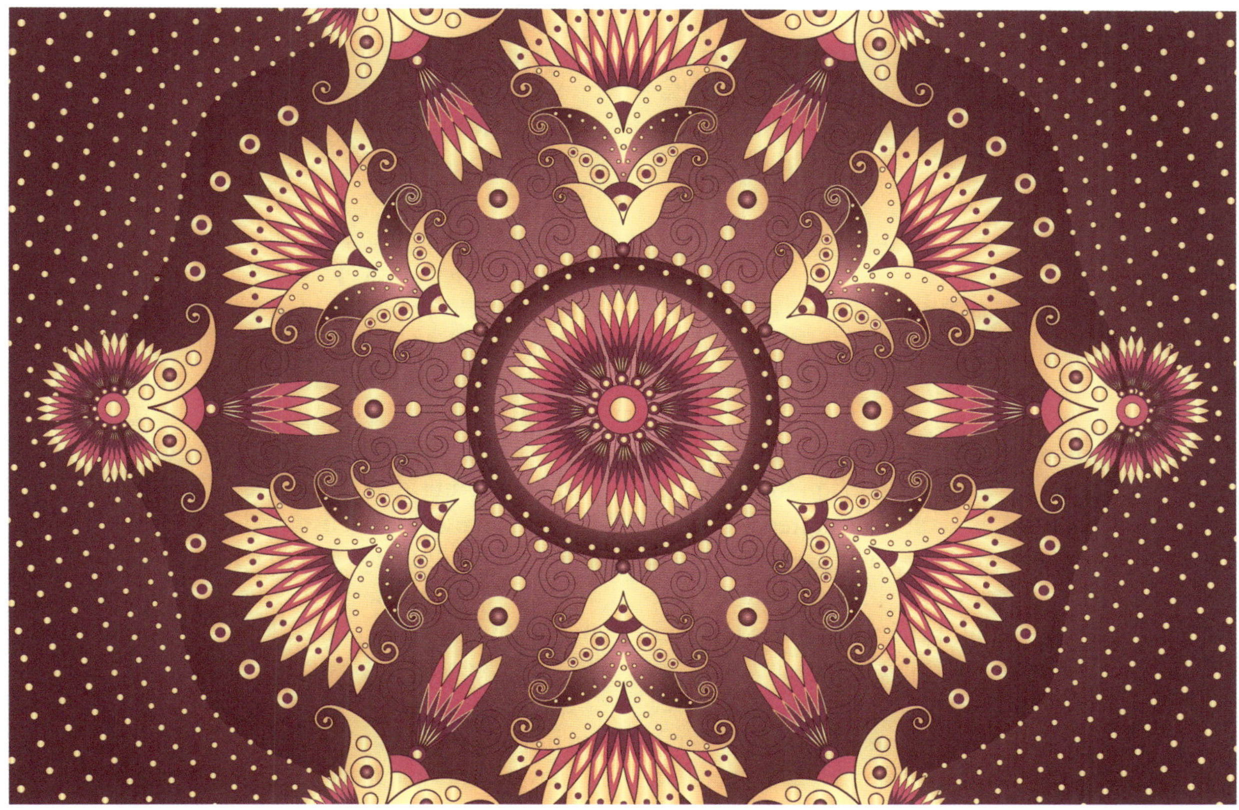

Das Ausmalen eines Mandalas stärkt die „Strukturierung der Person". Bei Angststörungen und Psychosen gibt die Gestaltung eines Mandalas Halt durch die archetypische Form des Kreises, die Ganzheit und geborgene Grenze ausstrahlt. Je nach individuellen Möglichkeiten bietet sich das Ausmalen eines auf DIN A3 kopierten Mandalas mit einfachen geometrischen Formen an oder das freie Gestalten des Mandalas mit Pinseln oder Stempeln. Nach Rickert (2009, S. 121) „fördert das Ausgestalten des Mandalas mit dreieckigen Formen die Entwicklung neuer Lebensimpulse". Es ist hilfreich, von innen nach außen mit der Gestaltung zu beginnen, und für das Gelingen wichtig, den Teilnehmern behilflich zu sein, den Mittelpunkt zu fixieren. Die Herausforderung ist groß, eine leere Fläche symmetrisch zu gestalten, und es erweckt je nach Person und Charakter auch Unzufriedenheit, wenn es am Ende nicht exakt ist und das Muster nicht aufgeht. Hier spielen Lebensgewohnheiten, Erziehung und Biografie sehr stark mit hinein.

Bei Traumaopfern entsteht beim freien Malen die Gefahr, von ihrem Trauma „überschwemmt" zu werden; es kann sie in der freien Gestaltung einholen. Hier gibt das Mandala mit seiner runden Form, egal ob mit oder ohne Einteilung, Halt und Sicherheit. (Rickert 2009, S. 121)

14

## 14.1 Das Mandala als Brückenglied

Mandalas in ihrer vorgefertigten Form geben Sicherheit. Das brauchen vor allem Teilnehmer der therapeutischen Malstunde, die erst kürzlich ins Heim gekommen sind und einen „Erstkontakt" mit dem Thema „Malen" wagen. Häufig spürt man die Neugier und das Interesse an diesem Malangebot, aber auch die Hürde, sich darauf einzulassen. Und seien wir einmal ehrlich: Entsprechen „Mandalas" dem Erfahrungskontext der Heimbewohner?

## 14.2 „Ich kann doch gar nicht malen!"

„Ich habe noch nie gemalt" … „In Zeichnen war ich immer schlecht" … „Ich hatte schon 40 Jahre keinen Pinsel mehr in der Hand" … Lauter Argumente, die von Bewohnern eingebracht werden, um das Angebot nicht wahrzunehmen. Schlechte Erinnerungen und schlechte Erfahrungen bilden eine Hürde, die – wenn sie im Alter überwunden wird – zu einer Ausheilung von schlechten Kindheitserlebnissen führen kann. Jedem Teilnehmer bleibt die Wahl und die Entscheidung, sich zu öffnen. Haben die Senioren jedoch einmal teilgenommen, wollen sie unbedingt in die Malgruppe aufgenommen werden. Ich habe mittlerweile mehr Interessenten, als ich in einer Gruppe aufnehmen kann.

Das Ausmalen von vorgefertigten Kopien bremst meiner Meinung nach den Gestaltungsausdruck der Teilnehmer und konfrontiert sie mit einem „Perfektions-Anspruch", den sie selbst nicht leisten können und der sie kontraproduktiv in ihrer Argumentation: „Ich kann nicht malen" bestätigt. Deshalb ist es viel besser, die vorgefertigten Kopien außen vor zu lassen und mit geeigneten Methoden den Teilnehmern den Zugang zu ihrem eigenen kreativen Ausdruckspotenzial zu ermöglichen.

Einerseits malen die Bewohner gerne ab und brauchen auch für ihr eigenes Gestalten einen realen Bezug, sei es ein Bild, ein Foto oder ein Gedicht, um in das Thema hineinzufinden. Als „Türöffner" kann alles Mögliche dienen. Ziel ist hier nur das individuelle Eintauchen in die gestellte Thematik. Haben sie diesen „Türöffner" ergriffen und verinnerlicht, erleben sie sich selbst als „sicher" in der gestellten Aufgabe. Diese methodische Vorgehensweise gibt ihnen Sicherheit und Zutrauen, zum Pinsel zu greifen. Oft ist es ja Jahre her, dass sie z. B. einen Klatschmohn in der Hand hielten – und nun sollen sie ihn malen?

Andererseits ist der individuelle Ausdruck der Malenden so überaus originell und überzeugend, dass ein vorgezeigtes Bildbeispiel auch kontraproduktiv wirken kann. Die Teilnehmer fangen an, ihr Werk mit dem Vorbild zu vergleichen, da kann man schon mal hören: „Ich habe es nicht präzise genug hinbekommen", und genau auf das kommt es ja bei der therapeutischen Malstunde nicht an. Wie im Impressionismus malen die Teilnehmer ihre momentane Gefühlswelt, ihren Eindruck, ihre Wahrnehmung der Dinge und der Umwelt. Dies alles kann sowohl gegenständlich wie abstrakt oder auch nur in der Auswahl der Farben seinen Ausdruck finden. Insofern ist eine Bildvorgabe immer aus beiden Seiten zu bedenken. Erstaunlich ist jedoch die Selbstreflexion der Teilnehmer.

Die Senioren sind stolz auf ihr Bild, stehen dazu, auch wenn es nicht ganz nach ihren Vorstellungen gelungen ist. Sie haben eine Gelassenheit in Bezug auf ihre Leistung, die meistens sehr lebensbejahend und herzlich ist. Es kann jedoch bei zur Zwanghaftigkeit neigenden Personen passieren, dass sie sich selbst ein (zu) hohes Ziel setzen und an der Umsetzung selbst an ihre Grenzen kommen. Das gibt Anlass für ein Gespräch. Wir reflektieren die Anforderungen, die man an sich selbst stellt und denen oft biografisch bedingte Handlungsmuster zugrunde liegen. Aber auch hier erreichen wir einen Zugewinn an Erkenntnis sowie Eigenwahrnehmung, bestätigen, was dem Teilnehmer oftmals bereits bewusst ist, und helfen ihm damit im Prozessverlauf der eigenen Biografiearbeit.

# Teil D
# Spezielle Aspekte

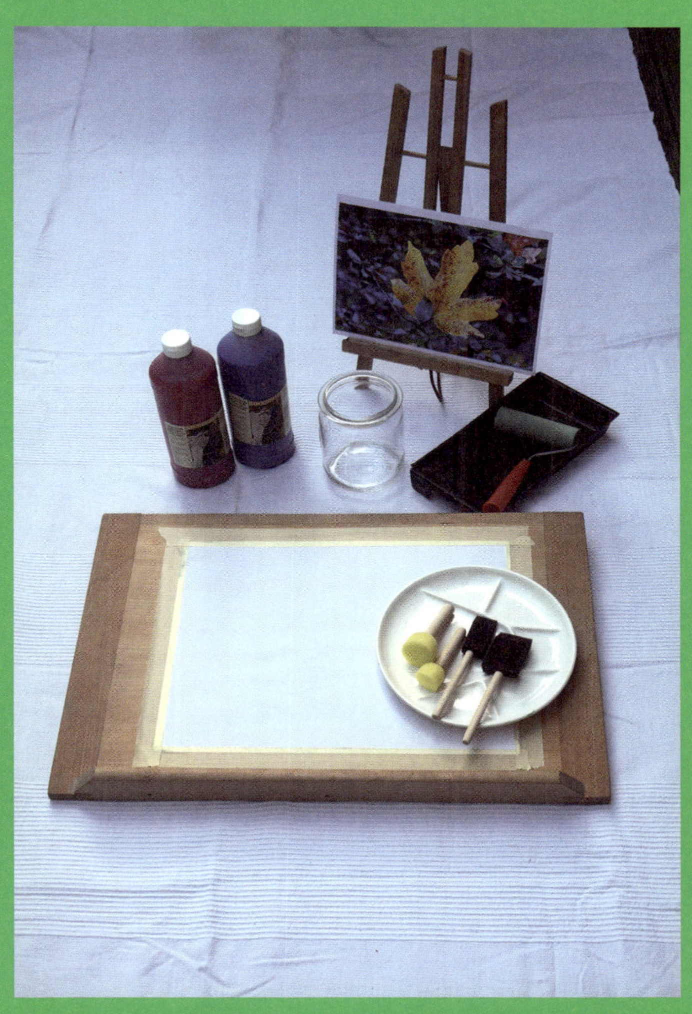

KAPITEL

# 15 Auf dem Weg zur Öffentlichkeitsarbeit – Wir stellen unsere Bilder aus

## 15.1 Der Anspruch an Kunst

In einem Zeitalter, in dem Demenz-Art ein Teil der Kunstszene ist und Bilder von Menschen mit Handicaps ausgestellt und verkauft werden, stellt sich meines Erachtens gar nicht erst die Frage, ob man mit Bildern von an Demenz erkrankten Menschen an die Öffentlichkeit gehen kann oder nicht.

Was uns vermutlich bei der Planung einer Ausstellung beschäftigt, ist die Frage: „Sind die Bilder Kunstwerke? Oder vertreten sie eher eine Lebenskunst?" Doch betrachtet man die Dinge genauer, so kann man dies bei jedem Bild der Kunstszene fragen. Der Kunstbegriff im Allgemeinen ist weit gefasst, jeder empfindet Bilder anders. Und jeder Mensch betrachtet diese mit anderen Augen. Ob ein Bild gefällt oder nicht, als Kunstwerk gilt oder nicht, unterliegt nicht nur dem handwerklichen Können des Künstlers und der Bildkomposition, sondern vor allem der Botschaft, die ein Bild transportiert – ob es uns persönlich und emotional anspricht, bereichert, formal, farblich oder technisch fasziniert. Es ist also unsere emotionale Beteiligung beim Betrachten eines Bildes, die ein Werk subjektiv zum Kunstwerk macht.

Bilder, die von Menschen mit Demenz gemalt sind, haben einen ganz eigenen Charme, sie berühren den Betrachter emotional. Ebenso außergewöhnlich sind manchmal die Farben und formalen Strukturen gewählt, die eine Bildkomposition entstehen lassen, die außergewöhnlich gut gelungen wirkt. Vielleicht ist es, wie in ➤ Kap. 2.6 beschrieben, die „Zufälligkeit" im Gestalten und die Tatsache, dass die Ratio bei der Gestaltung nicht die Oberhand gewinnen kann und zensiert. Auf jeden Fall möchte ich jeden ermutigen, mit den Bildern an die Öffentlichkeit zu gehen. Denn es stärkt das Selbstwertgefühl der Teilnehmer sehr, in der Öffentlichkeit präsent zu sein. Durch eine Ausstellung richtet sich der Fokus auf sie, und sie werden mit ihrem produktiven Tun von Außenstehenden wahrgenommen. Zeitungsartikel und Plakate machen darauf aufmerksam und fördern die Bekanntheit der Maltherapie bei Senioren.

Eine gute und gelungene Öffentlichkeitsarbeit ist für jedes Seniorenheim von großer Bedeutung. Im europäischen Ausland ist die Kunsttherapie in Seniorenheimen bisher weit mehr verbreitet als in Deutschland. Dies wird sich zukünftig sicher ändern, denn die Klientel der Senioren wandelt sich. Wellness und eine gepflegte Freizeitgestaltung sind den Senioren vertraut und spielen auch bei der Heimauswahl eine Rolle.

## 15.2 Das Malprojekt – eine Ausstellung wird geplant

Eine gute Grundlage für ein Heraustreten an die Öffentlichkeit bietet die Durchführung eines längerfristigen Malprojekts. Über einen Zeitraum von circa 12 Wochen beschäftigen sich die Teilnehmer mit einem vorgegebenen Thema und malen dazu Bilder.

- Das kann ein Künstlerporträt sein, wie Monet oder van Gogh. Die Teilnehmer malen thematische Ideen und Motive der Künstler nach und betrachten begleitend dazu ein Bilderbuch, das die Künstlerbiografie beschreibt, wie bereits in Kapitel 7 dargestellt (z. B. ➤ Kap. 7.1.1, ➤ Kap. 7.1.2, ➤ Kap. 7.6).

- Eine andere Vorgehensweise ist, den Textinhalt eines Liedes Vers für Vers zu gestalten. Vertraut sind den Teilnehmern meist auch Kirchenlieder. Beispielsweise eignet sich das Kirchenlied „Geh aus mein Herz und suche Freud“ von Paul Gerhardt sehr, einen „sommerlichen Schöpfungsreigen“ zu malen. Auch hier kann die Biografie des Dichters und Musikers betrachtet werden.
- Eine weitere thematische Möglichkeit wäre, das Thema „Schöpfung“ zu gestalten, z. B. anhand des biblischen Schöpfungsberichtes und des Bilderbuchs „Schöpfung“ von Rosine Wachtmeister.
- Zur thematischen Gestaltung eignen sich auch Märchen, egal ob traditionelle Märchen oder neue Märchen für Erwachsene. Die Teilnehmer lieben es, etwas erzählt zu bekommen, und lassen sich auf Bekanntes wie Unbekanntes gerne ein. Gute Erfahrungen habe ich mit dem „Märchen vom Löwenzahn“ von Suse Anthony gemacht. Das Märchen ist im Verlag am Eschbach erschienen.

Die beschriebenen Techniken der Kapitel 7–14 bieten eine große Bandbreite zur Gestaltung unterschiedlicher Bilder. Sie lassen sich an jedes Malprojekt anpassen. So besteht die Möglichkeit, mit unterschiedlichen Farben, Techniken und Materialien eine interessante Ausstellung zusammenzustellen.

## 15.2.1 Exemplarische Beispiele – Projekt 1: Claude Monet als Farbzauberer

**Thematisch eignen sich bei Claude Monet folgende Bildmotive zur Gestaltung:**

- Der Seerosenteich – Gestaltung mit Pastellkreiden (s. u.) (➤ Abb. 15.1)
- Die Iris – freie Gestaltung mit Gouache-Farben oder Pastellkreiden (s. u.)
- Der Klatschmohn (➤ Kap. 11.4), Seidenpapier-Technik
- Die Brücke
- Hortensien (➤ Kap. 11.1), Fächerpinsel
- Clematis (➤ Abb. 15.2)
- Blaue Wegwarte (➤ Abb. 15.3, ➤ Kap. 15.2.2)

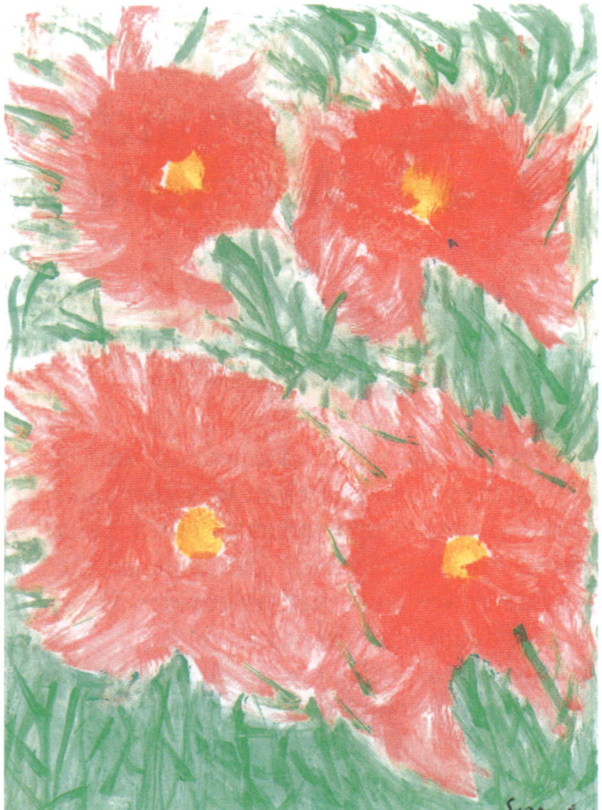

**Abb. 15.1** Seerosen/rosa Blumen (gemalt von Elfriede Spenst)

- „Farbspiele“ mit der Nass-in-Nass-Technik (➤ Kap. 8.1), thematisch könnte das Malangebot heißen: „Claude Monet als Farbzauberer“

### Der Seerosenteich – Gestaltung mit Pastellkreiden

**Man braucht:** Pro Person: ein Wasserglas, ein Malbrett, Malpapier DIN A3, Klebeband, eine Schürze, flache Borstenpinsel, z. B. Nr. 8, 14, 16, eine Schaumstoffwalze und eine Farbwanne, einen Malteller, Papiertücher, Gouache-Farben, Anschauungsmaterial: Blumen, Kalenderbilder, Kunstdrucke etc., das Bilderbuch: „Claude Monet: Der Farbzauberer“ (Koja 1996), Tischstaffelei, CD, CD-Player.

**Durchführung:** Durch die Vorübung, wie sie im Teilschritt 1 beschrieben wird, finden sich die Teilnehmer in die Form der Seerosenblüte ein. Die Pastellkreiden „verzeihen“ auch manche „Fehlrichtungen“ in der Gestaltung, da sie sich verreiben lassen und ein neuer Versuch gestartet werden kann. Oftmals sind es die räumlichen Anordnungen, die Menschen mit Demenz nicht mehr optimal wiedergeben können. Und das Motiv der Seerose ist für sie nicht einfach, da es die Bewegung „auf und ab" mit gleichzeitiger räumlicher Ausweitung fordert.

**Einstieg und Einstimmung:** Zuerst betrachten wir die Bilder von Monet, die er in verschiedenen Stimmungen zum Thema „Der Seerosenteich" gemalt hat. Es folgt eine Kurzbiografie über sein Leben, und es werden Bezüge zu den „schwierigen Zeiten" im eigenen Leben der Teilnehmer gezogen.

**Teilschritt 1:** Es werden Pastellkreiden ausgeteilt. Die Teilnehmer probieren die Pastellkreiden mit einer Übung des Formenzeichnens (in Form von Zickzacklinien) aus (➤ Kap. 13).

**Teilschritt 2:** Um schöne Farbübergänge zu schaffen, können die entstandenen Formen anschließend mit dem Finger verwischt werden.

**Teilschritt 3:** Nun beginnen wir mit der eigentlichen Thematik, dem Seerosenteich. Nachdem die Seerose in ihrer Gestalt besprochen und auf Bildern betrachtet wurde, geht es an das Gestalten. Die Teilnehmer markieren die Platzierung der Seerosen mit einem Bleistift und gestalten diese von innen nach außen aus. Hier wenden sie die Erfahrungen an, die sie in der Vorübung beim Formenzeichnen gesammelt haben.

**Teilschritt 4:** Wir betrachten und besprechen die Besonderheiten der Seerosenblätter. Dann erhalten die Teilnehmer grüne Pastellkreide nach Wahl. Nun beginnen sie, die Seerosenblätter großflächig um die Blüten anzulegen.

**Teilschritt 5:** Für den Hintergrund betrachten wir nochmals die Bilder von Monet. In zarten Blau- und Grüntönen legen wir den Teich an.

**Teilschritt 6:** Zum Schluss fixieren wir die Bilder mit Haarspray, um die Haltbarkeit zu gewährleisten. Der Maler signiert das Bild.

**Schlussphase:** Nun werden die Bilder vom Malbrett abgelöst, hinter ein Passepartout gelegt und betrachtet. Die Gruppe bestaunt die einzelnen Ergebnisse.

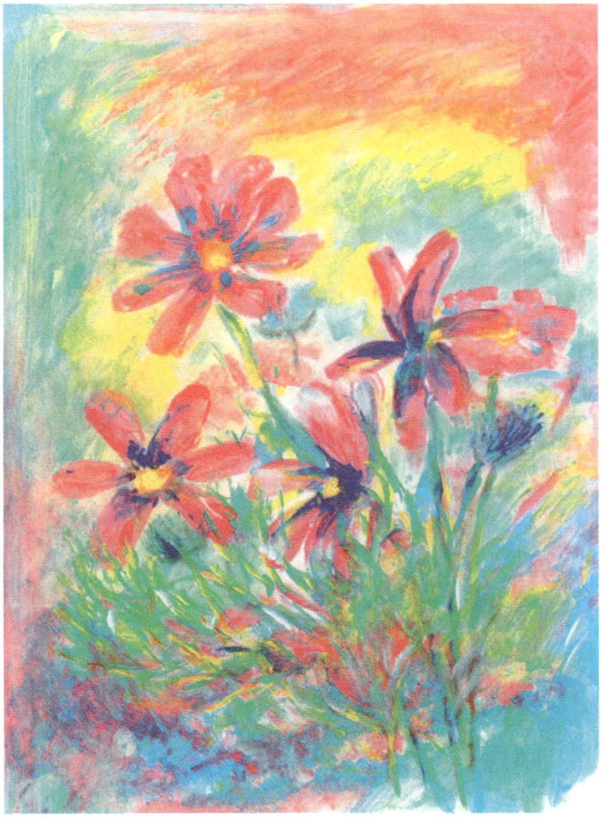

**Abb. 15.2** Clematis (gemalt von Hannel Nitschke-Illg)

### Die Iris

**Man braucht:** Pro Person: ein Wasserglas, ein Malbrett, Malpapier DIN A3, Klebeband, eine Schürze, flache Borstenpinsel, z. B. Nr. 8, 14, 16, eine Schaumstoffwalze und eine Farbwanne, einen Malteller, Papiertücher, Gouache-Farben, Anschauungsmaterial: Blumen, Kalenderbilder, Kunstdrucke etc., das Bilderbuch: „Claude Monet: Der Farbzauberer" (Koja 1996), Tischstaffelei, CD, CD-Player.

**Durchführung:** Als freie Maltechnik ist dieses Motiv etwas schwierig umzusetzen. Ich würde es aber in jedem Fall mit den Teilnehmern wagen. Es ist je nach Einschätzung der Teilnehmer vielleicht angebracht, einige Schablonen einer Irisblüte, wie unter ➤ Kap. 7.2 bei der „Schablonentechnik" beschrieben, bereitzuhalten. Wenn Teilnehmer überfordert sind, biete ich die Schablone an.

15

**WEITERFÜHRENDE TECHNIKEN/VARIANTEN**

Eine andere Variante wäre, die Iris mit Pastellkreiden malen zu lassen. Das Malen mit Pastellkreiden hat den Vorteil, dass die Gestaltung nicht so präzise und optisch eher verschwommen ist. Bei Motiven, die in ihrer originalen Gestalt eher schwierig zu treffen sind, ist das Ausweichen auf Pastellkreiden oft der „rettende Trick", damit die Teilnehmer ein Erfolgserlebnis haben.

**Einstieg und Einstimmung:** Zuerst betrachten wir die Bilder von Monet, die er in verschiedenen Stimmungen zum Thema „Iris" gemalt hat. Es folgt die Fortsetzung der Bilderbuchbetrachtung der Künstlerbiografie, wir betrachten eine Irisblüte genau und besprechen ihre Besonderheiten und den ersten Schritt der Gestaltung.

**Teilschritt 1:** Wir beginnen mit der Blüte. Jeder Teilnehmer erhält die Farbe Blau auf seinem Malteller und beginnt, die markante Form zu gestalten.

**Teilschritt 2:** Teilschritt 1 wird so oft wiederholt, wie die Teilnehmer Irisblüten auf ihrem Bild haben wollen.

**Teilschritt 3:** Die Farbe Grün wird ausgeteilt. Nun werden von jeder Blüte mit grüner Farbe Stiele von der Blüte bis zum „Boden" gemalt und die Blätter angelegt. Wenn nötig, muss man diese nochmals mit den Teilnehmern betrachten.

**Teilschritt 4:** Nun werden die Farben Weiß und Gelb ausgeteilt, die Irisblüte nochmals betrachtet und dann die farblichen Besonderheiten in die Irisblüte gemalt.

**Teilschritt 5:** Die Teilnehmer entscheiden sich für eine Hintergrundfarbe, dabei steht der Kursleiter beratend zur Seite. Mit der Schaumstoffwalze wird der Hintergrund aufgetragen. Die Teilnehmer entscheiden, ob dieser blass oder eher kräftig sein soll. Der Maler signiert das Bild.

**Schlussphase:** Nun werden die Bilder vom Malbrett abgelöst und hinter ein Passepartout gelegt und betrachtet. Die Gruppe bestaunt die einzelnen Ergebnisse.

### 15.2.2 Exemplarische Beispiele – Projekt 2: Die Schöpfung

**Thematisch eignet sich beim Thema „Die Schöpfung" die chronologische Darstellung des Schöpfungsberichts. Somit ergeben sich folgende Bildmotive zur Gestaltung:**

- Licht und Finsternis: Thema „Hell–Dunkel"/ Sonne z. B. mit der „Nass-in-Nass-Technik" gestaltet (➤ Kap. 8.1) oder Kratztechnik mit Gouache-Farben (➤ Kap. 7.8)
- Land und Wasser: ➤ Kap. 8.1, ➤ Kap. 8.2 Nass-in-Nass-Technik „Anlegen einer Landschaft mit Aquarellfarben"
- Gräser, Blumen, Pflanzen: freie Gestaltung oder Fächerpinseldruck (➤ Kap. 11.1), Rosen/Ranunkeln/Topfkratzer im Einsatz (➤ Abb. 15.4, ➤ Kap. 11.3) oder Malen mit Schwämmen – „Die Sonnenblumenbilder" (➤ Kap. 7.1.1)
- Bäume, Früchte: Edding-Technik (➤ Kap. 7.7)

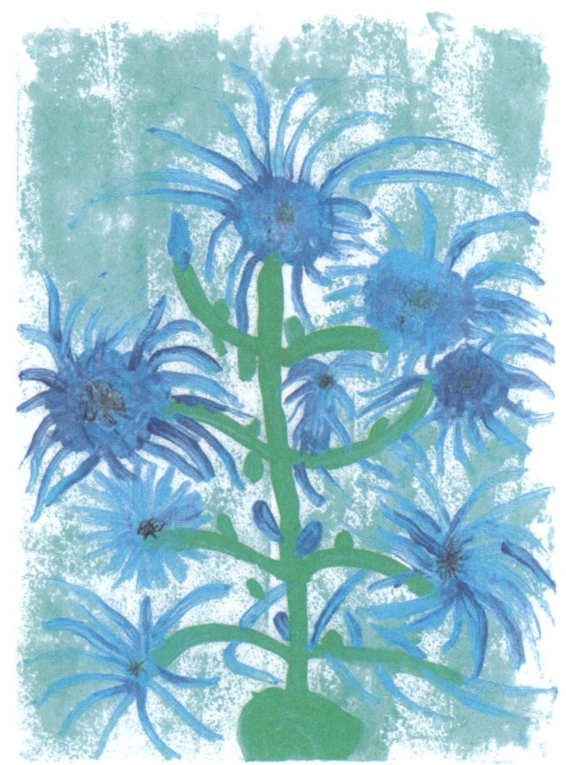

**Abb. 15.3** Blaue Wegwarte (gemalt von Elfriede Spenst)

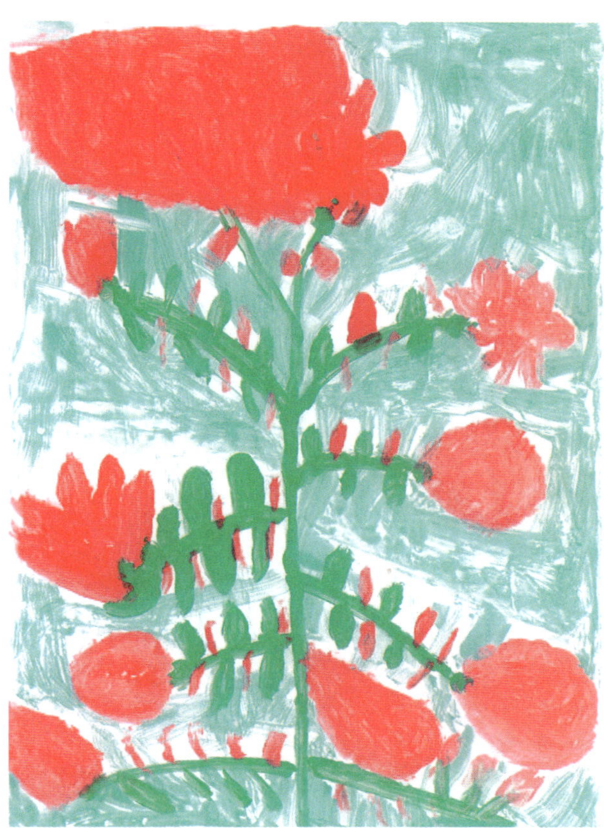

**Abb. 15.4** Rosa Blumen (gemalt von Elfriede Spenst)

- Die Gestirne, Mond und Sterne: „Absprengtechnik" (➢ Kap. 12.1), Tiere im Wasser/Fische mit Technik: „Schablonentechnik" (➢ Kap. 7.2), „Druckstöcke erstellen aus Moosgummi" (➢ Kap. 10.1) oder Frottage-Technik (➢ Kap. 9.2)
- Tiere in der Luft/Vögel, Schmetterlinge: freie Gestaltung oder Schmetterlinge, Sommerzeit „Bunte Schmetterlinge" (➢ Kap. 7.4), „Schablonentechnik" (➢ Kap. 7.2), „Druckstöcke erstellen aus Moosgummi" (➢ Kap. 10.1) oder Frottage-Technik (➢ Kap. 9.2)
- Tiere an Land: freie Gestaltung oder „Gedruckte Schnecke" (➢ Kap. 10.6)
- Der Mensch: freie Gestaltung oder Druckstock aus Wollschnüren „der Mensch" (➢ Kap. 10.4), „Malen auf Alufolie" (➢ Kap. 11.5) oder abstrakt gehalten: Edding-Technik 1 Künstlerporträt Friedensreich Hundertwasser: „Die Spirale" (➢ Kap. 7.6)

KAPITEL

# 16 Einzeltherapie

## 16.1 Biografiearbeit

Die Einzeltherapie unterscheidet sich in folgenden Punkten von der Gruppentherapie:

- Bei der Einzeltherapie fließen Lebenskonzept und Biografie der Teilnehmer in die Planung und in die Durchführung der therapeutischen Stunden vermehrt mit ein.
- Anforderungen des Alltags und des Lebenszusammenhanges, in dem die Teilnehmer stehen, können individueller behandelt werden.
- Auf die Tagesbefindlichkeit des Einzelnen kann besser eingegangen werden.
- Individuelle Förderung und Begleitung ist vermehrt Bezugspunkt für die künstlerisch therapeutische Arbeit.
- Je nach individuellen Fördermöglichkeiten, Bedürfnissen und Interessen wird der Therapieplan erstellt.

## 16.2 Auswirkung der psychosozialen Begleitung

- Auseinandersetzung mit der eigenen Biografie
- Aussöhnung/Versöhnung mit der eigenen Biografie
- Systematischer Gebrauch brachliegender Bewegungsmuster
- Körperentspannung und Spannungsgleichgewicht
- Erhaltung der Muskelkraft und motorischen Flexibilität
- Förderung der Körperhaltung/Finger- und Handmotorik
- Anregung für Herz und Kreislauf
- Anregung der geistigen Aktivität
- Handlungsplanung/Reaktionsvermögen
- Förderung der Anpassung an nicht kalkulierbare Ereignisse
- Stärkung des Selbstwertgefühls und des Selbstbewusstseins
- Freude über ein geschaffenes Werk

## 16.3 Praxisberichte/Erfahrungen

Das Angebot therapeutischer Malstunden – egal ob im Einzel- oder als Gruppenangebot – kann eine wertvolle Brücke in den neuen Lebensabschnitt darstellen. Man kommt mit anderen zusammen, die gleiche Interessen haben, man tauscht sich aus, man teilt sich mit. Eine kleine Gruppe kann integrierend, wohltuend und als Hilfe erfahren werden, da man sich zuerst nicht auf direktem Wege, sondern über den Bildweg annähern kann. Ich kann an dieser Stelle nur wiedergeben, was Angehörige gesagt und Pflegekräfte berichtet haben oder ich selbst beobachtet habe:

Ein gehörloser Bewohner redet seit der therapeutischen Malstunden viel und bewegt sich ganz eigenständig im Haus. Er hilft bei der Vorbereitung des Malangebots mit, wäscht die Malbretter ab und kommt dafür aus eigener Initiative eine Stunde früher zum Maltermin. Er trägt mir die Malutensilien zum Therapieplatz, ist rege und ganz aktiv, fällt den Pflegepersonen und den Angehörigen als „völlig verwandelt“ auf. Eine depressive

Frau beginnt, ihr Lebenskonzept neu und gestaltend in die Hand zu nehmen. Sie überwindet Ängste und entscheidet sich, herauszutreten und handelnd ihren Alltag zu gestalten. Sie erwirbt ein neues Selbstkonzept und verfolgt dies mit Willen und Tat. Eine pensionierte Kunstlehrerin lebt völlig in den Gestaltungselementen auf, versinkt buchstäblich im Tun. Eine Schlaganfallpatientin weiß ganz genau, welche Farbe sie wie und wo einsetzen will, gestaltet und legt die Flächen an. Sie kommt zu einem Schaffensprozess, sodass ihr die alte Würde und das alte Ansehen wiedergegeben werden, sie malt ausdrucksstarke Bilder.

KAPITEL

# 17 Die Wirkung der Farben

Es gibt zum einen allgemeingültige Interpretationen, wie Farben auf Menschen wirken, und zum andere solche, die der persönlichen Interpretation unterliegen, weil jeder Mensch die Farben individuell wahrnimmt und sie mit Gefühlen und Assoziationen verbindet. Doch auch die Farben selbst beeinflussen sich wechselseitig in ihrer Vielfalt und bilden durch das Mischen Farbstimmungen und Farbklänge. Diese werden dann entweder als harmonisch oder dissonant empfunden. Schon Goethe untersuchte die Wirkung von Farben in ihrer komplementären Eigenschaft und stellte Theorien über die Harmonie bzw. Wirkung von Farbzusammenklängen auf.

## 17.1 Harmonische Farbklänge

Goethe bezeichnet die Komplementärfarben als „harmonische Farbzweiklänge". Komplementärfarben sind:

- Rot-Grün
- Blau-Orange
- Gelb-Violett

Diese Farbzweiklänge nennt Goethe harmonisch, weil sie vom Auge selbst als Nachbildfarbe produziert werden. Dadurch sind immer alle drei Grundfarben (Rot, Blau, Gelb) enthalten und präsent. So entstehen spezifische Farbstimmungen, die individuell auf uns wirken.

In einer Studie hat R. Rickert mit einer Studentengruppe folgende Farbwirkungen herausgearbeitet:

**Gelb-Violett:** *Stärkster Hell-Dunkel-Kontrast, Leichte und Schwere, Licht und Finsternis. Wirkt am stärksten auf das Nervensystem, unterstützt klares Denken, den Ausgleich zwischen Extremen, fördert die Geschwindigkeit beim Malen.*

**Blau-Orange:** *Seelische Tiefe und Beweglichkeit werden angeregt und in Beziehung gebracht. Fördert die Muße beim Malen und sorgt für ausgedehnte Malprozesse, wirkt anregend und rhythmisierend auf Herz und Atem, ist emotional aktivierend und seelisch wärmend. Stärkster Warm-Kalt-Kontrast unter den Farben.*

**Rot-Grün:** *Thematisiert körperlich-seelisches Erleben und den Umgang mit den eigenen Kräften, fördert einen bodenständigen Umgang mit Gefühlen, trägt zur allgemeinen Stabilisierung bei. Es entstehen Außenweltbilder, wenn kleine Rots im Grün erscheinen. Wenn beide Farben in die Vermischung oder Verdunklung geführt werden, entstehen Innenweltbilder. (Rickert 2009, S. 98)*

Allen Komplementärfarbklängen ist gemeinsam, dass sie anregend und aktivierend wirken, weil sie beim Malen die Ergänzung der restlichen Farben des Farbkreises herausfordern. Dadurch wird die Bildgestaltung vielfarbiger, es entsteht farbliche Freiheit in der Bildkomposition. Das Auseinandersetzen mit Gegensätzen wie innen und außen und die aktive Auseinandersetzung mit der Farbe wirken seelisch harmonisierend und ausgleichend.

## 17.2 Charakteristische Farbklänge

Goethes charakteristische Farbklänge sind nach Rickert Farbzusammenstellungen, die sich ergeben, wenn eine Farbe im Farbkreis übersprungen wird. Sie sind nach Goethes Forschungen einseitig und wecken die Betonung und Herausbildung von spezifischen charakteristischen Stimmungen. Der Farbkreis nach Goethe ist folgendermaßen aufgebaut: Purpurrot steht oben und Grün unten. Auf dem linken Halbkreis gehen die Farben von Grün zu Gelb zu Rot über, auf dem rechten Halbkreis von Grün zu Blau zu Violett. (Rickert 2009, S. 98)

- Rot-Gelb: fröhlich, heiter, kindlich, extrovertiert, wärmend, luftig, hell …
- Gelb-Blau: kühl, hell, in der Dunkelheit, weit …
- Blau-Rot: tief, nachdenklich, dunkel, innerlich, schwer …
- Orange-Violett: introvertiert, warm, verinnerlichend, nah …
- Violett-Grün: ernst, sachlich, innerlich, dunkel, kühl, erwachsen …
- Grün-Orange: äußerlich, bodenständig, natürlich, klar …

Das Malen dieser Farbzweiklänge wird von manchen Malern als anstrengend erlebt. Sie wirken individualisierend, fördern das Ich-Erleben, die Bedeutsamkeit des Für-sich-selbst-Seins und die Stabilisierung durch Abgrenzung. Diese Farbklänge fordern zur Konkretisierung und Vergegenständlichung von Farbstimmungen und Motiven auf. Sie wirken Ich-stärkend.

Es ist aus meiner Sicht genau zu bedenken, mit wem wir diese Farbzweiklänge malen. Die Vorgehensweise ist unter Umständen problemorientiert. Weniger problemorientiert sind meiner Meinung nach die „charakterlosen Farbzweiklänge".

## 17.3 Charakterlose Farbzweiklänge

Charakterlose Farbzweiklänge sind nach Goethe die Farben, die im Sechsfarbenkreis nebeneinanderstehen.

- Gelb-Orange: locker, beweglich, strahlend, hell, luftig …
- Orange-Rot: aktivierend, anregend, impulsiv, laut, warm …
- Rot-Violett: dunkel, warm, intensiv, irreal, wichtig …
- Violett-Blau: nachdenklich, verinnerlicht, still, dunkel, kühl …
- Blau-Grün: kühl, gemächlich, langsam, wässrig …
- Grün-Gelb: heiter, jung, schnell, leicht …

Da die Farben im Farbkreis nahe zusammenliegen, wird mühelos ein farbliches Zusammenspiel erreicht. Auch Anfänger kommen hier zu guten Ergebnissen. Die Farbklänge wirken entspannend, lösend und fördern die Kommunikation der Teilnehmer. Die intensive Auseinandersetzung mit den Farben wirkt seelisch weitend, fördert Ruhe und Gelassenheit. Diese Maltechnik eignet sich für meditatives Malen sehr gut. Auch stellt sie eine optimale Methode dar, mit ganz schwachen Teilnehmern in der Einzelarbeit zu arbeiten. (Rickert 2009, S. 99)

## 17.4 Farben und ihre biografisch bedingte Bedeutung

Wir müssen in unserer Arbeit mit demenziell veränderten Menschen bedenken, in welcher Zeit sie gelebt und welche biografischen Erlebnisse unter Umständen die Farbwirkung assoziativ geprägt haben. Der Zweite Weltkrieg z. B. hat Einfluss auf die Farbwahrnehmung und Interpretation dieser Gesellschaft. Rot wird nicht nur mit Liebe und Schaffenskraft assoziiert, sondern durchaus auch mit Krieg, Blut, Feuer und Verletzungen verbunden. Wir müssen eine neue Sensibilität und Empathie entwickeln, um Menschen in dieser Lebensphase begleiten zu können.

### Mögliche negative Assoziationen

- Rot: Krieg, Blut, Feuer und Verletzungen
- Orange: das „Billige“, aufdringlich, zu kräftig
- Gelb: Neid, Eifersucht, „Judenstern“
- Grün: Arbeit in der Landwirtschaft
- Blau: Arbeitskleidung („der Blaumann“), „blau sein“, blaues Blut
- Violett: negative Glaubenserfahrungen
- Grau: Farbe der Gestapo, Alter
- Braun: Farbe des Nationalsozialismus, SS, Dreck, Kot, Arbeit
- Weiß: Reinheit, Hochzeit, Jungfräulichkeit
- Schwarz: Tod, Trauer, „alt sein“

KAPITEL

# 18 Jahreszeitliche Gedichte zur Inspiration

**Frühlingsbotschaft**

*Leise zieht durch mein Gemüt*
*Liebliches Geläute.*
*Klinge, kleines Frühlingslied,*
*Kling hinaus ins Weite.*
*Kling hinaus bis an das Haus,*
*Wo die Blumen sprießen!*
*Wenn du eine Rose schaust,*
*Sag, ich lass sie grüßen.*

(Heinrich Heine)

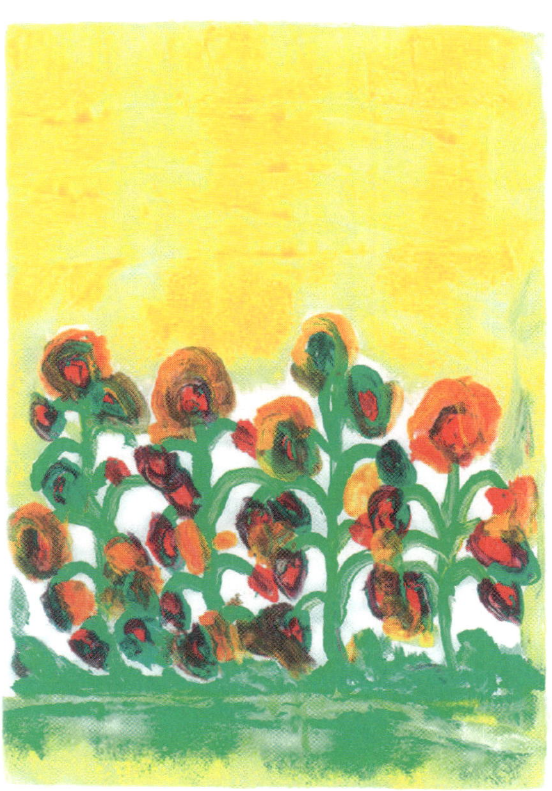

Ranunkeln (gemalt von Elfriede Spenst)

**Frühling**

*Nun ist er endlich kommen doch*
*In grünem Knospenschuh;*
*„Er kam, er kam ja immer noch",*
*Die Bäume nicken sich's zu.*
*Sie konnten ihn all erwarten kaum,*
*Nun treiben sie Schuss auf Schuss;*
*Im Garten der alte Apfelbaum,*
*Er sträubt sich, aber er muss.*
*Wohl zögert auch das alte Herz*
*Und atmet noch nicht frei,*
*Es bangt und sorgt: „Es ist erst März*
*Und März ist noch nicht Mai."*
*O schüttle ab den schweren Traum*
*Und die lange Winterruh:*
*Es wagt es der alte Apfelbaum,*
*Herze, wag's auch du.*

(Theodor Fontane)

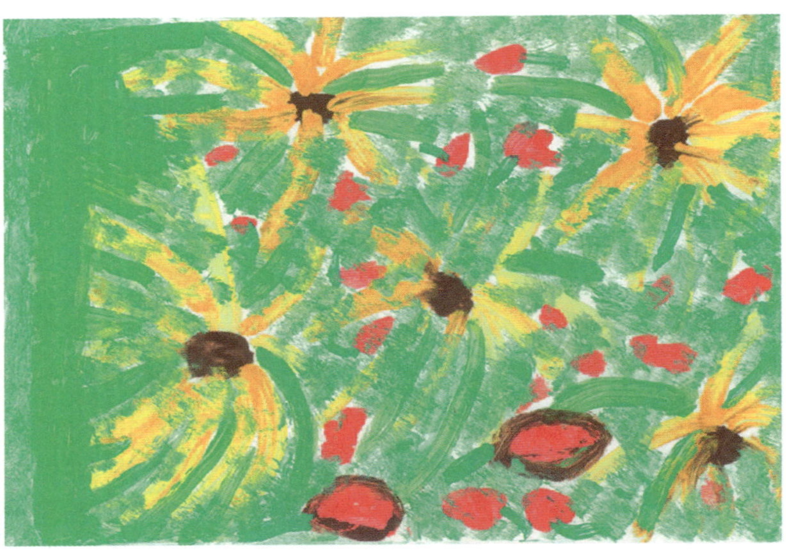

Sommerblumen (gemalt von Elfriede Spenst)



**Wie freu' ich mich der Sommerwonne!**

*Wie freu' ich mich der Sommerwonne,*
*Des frischen Grüns in Feld und Wald,*
*Wenn's lebt und webt im Glanz der Sonne*
*Und wenn's von allen Zweigen schallt!*
*Ich möchte jedes Blümchen fragen:*
*Hast du nicht einen Gruß für mich?*
*Ich möchte jedem Vogel sagen:*
*Sing, Vöglein, sing und freue dich!*
*Die Welt ist mein, ich fühl es wieder:*
*Wer wollte sich nicht ihrer freu'n,*
*Wenn er durch frohe Frühlingslieder*
*Sich seine Jugend kann erneu'n?*
*Kein Sehnen zieht mich in die Ferne,*
*Kein Hoffen lohnet mich mit Schmerz;*
*Da wo ich bin, da bin ich gerne,*
*Denn meine Heimat ist mein Herz.*

(Hoffmann von Fallersleben)

**An einem Sommermorgen**

*An einem Sommermorgen*
*da nimm den Wanderstab,*
*es fallen deine Sorgen*
*wie Nebel von dir ab.*
*Des Himmels heitre Bläue*
*lacht dir ins Herz hinein*
*und schließt, wie Gottes Treue,*
*mit seinem Dach dich ein.*
*Rings Blüten nur und Triebe*
*und Halme von Segen schwer,*
*dir ist, als zöge die Liebe*
*des Weges nebenher.*
*So heimisch alles klingt*
*als wie im Vaterhaus,*
*und über die Lerchen schwingt*
*die Seele sich hinaus.*

(Theodor Fontane)

**Oktoberlied**

*Der Nebel steigt, es fällt das Laub;*
*Schenk ein den Wein, den holden!*
*Wir wollen uns den grauen Tag*
*Vergolden, ja vergolden!*
*Und geht es draußen noch so toll,*
*Unchristlich oder christlich,*
*Ist doch die Welt, die schöne Welt,*
*So gänzlich unverwüstlich!*
*Und wimmert auch einmal das Herz,*
*Stoß an und lass es klingen!*
*Wir wissen's doch, ein rechtes Herz*
*Ist gar nicht umzubringen.*
*Der Nebel steigt, es fällt das Laub;*
*Schenkt ein den Wein, den holden!*
*Wir wollen uns den grauen Tag*
*Vergolden, ja vergolden!*
*Wohl ist es Herbst; doch warte nur,*
*Doch warte nur ein Weilchen!*
*Der Frühling kommt, der Himmel lacht,*
*Es steht die Welt in Veilchen.*
*Die blauen Tage brechen an,*
*Und ehe sie verfließen,*
*Wir wollen sie, mein wackrer Freund,*
*Genießen, ja genießen.*

(Theodor Storm)

**Herbstbild**

*Dies ist ein Herbsttag, wie ich keinen sah!*
*Die Luft ist still, als atmete man kaum,*
*Und dennoch fallen raschelnd, fern und nah,*
*die schönsten Früchte ab von jedem Baum.*
*O stört sie nicht, die Feier der Natur!*
*Dies ist die Lese, die sie selber hält,*
*Denn heute löst sich von den Zweigen nur,*
*Was vor dem milden Strahl der Sonne fällt.*

(Friedrich Hebbel)

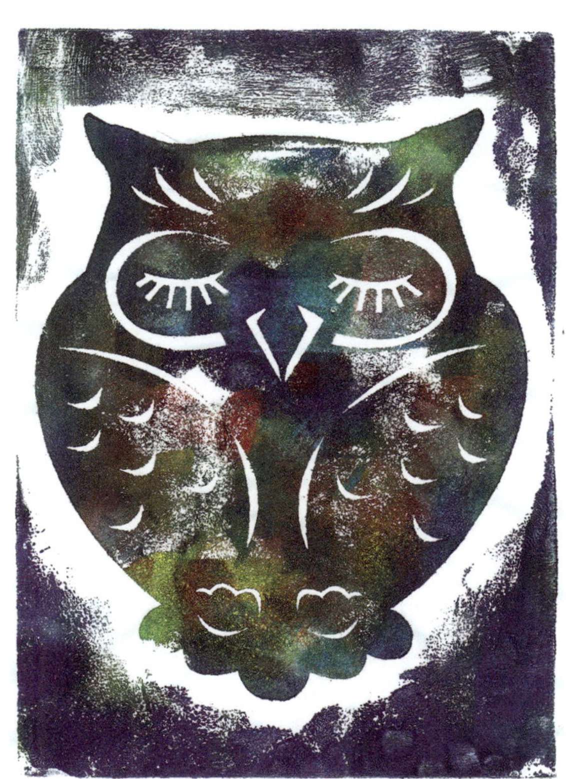

Druck „Eule"

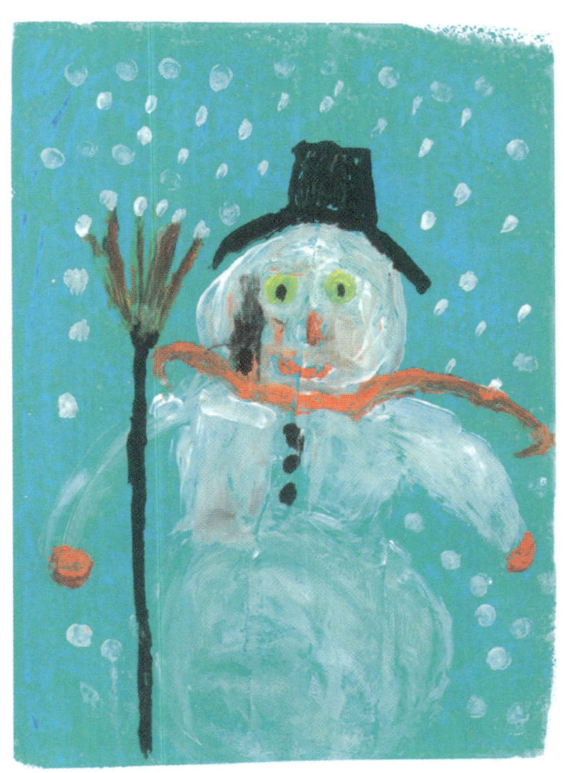

Schneemann (gemalt von Elfriede Spenst)

**Winternacht**

*Wie ist so herrlich die Winternacht*
*Es glänzt der Mond in voller Pracht*
*Mit den silbernen Sternen am Himmelszelt.*
*Es zieht der Frost durch Wald und Feld*
*Und überspinnet jedes Reis*
*Und alle Halme silberweiß.*
*Er hauchet über dem See, und im Nu,*
*Noch eh' wir's denken, friert er zu.*
*So hat der Winter auch unser gedacht*
*Und über Nacht uns Freude gebracht.*
*Nun wollen wir auch dem Winter nicht grollen*
*Und ihm auch Lieder des Dankes zollen.*

(Hoffmann von Fallersleben)



**Es treibt der Wind im Winterwalde**

*Es treibt der Wind im Winterwalde*
*die Flockenherde wie ein Hirt*
*und manche Tanne ahnt, wie balde*
*sie fromm und lichterheilig wird,*
*und lauscht hinaus;*
*den weißen Wegen streckt sie die Zweige hin,*
*bereit und wehrt dem Wind*
*und wächst entgegen*
*der einen Nacht der Herrlichkeit.*

(Rainer Maria Rilke)

**Ein bisschen mehr**

*Ein bisschen mehr Friede und weniger Streit,*
*Ein bisschen mehr Güte und weniger Neid,*
*Ein bisschen mehr Liebe und weniger Hass,*
*Ein bisschen mehr Wahrheit – das wäre doch was!*
*Statt so viel Unrast ein bisschen mehr Ruh',*
*Statt immer nur Ich ein bisschen mehr Du,*
*Statt Angst und Hemmung ein bisschen mehr Mut*
*Und Kraft zum Handeln – das wäre gut!*
*Kein Trübsal und Dunkel, mehr Freude und Licht,*
*Kein quälend Verlangen, ein bisschen Verzicht,*
*Und viel mehr Blumen, solange es geht,*
*Nicht erst auf Gräbern – da blüh'n sie zu spät!*

(Peter Rosegger)

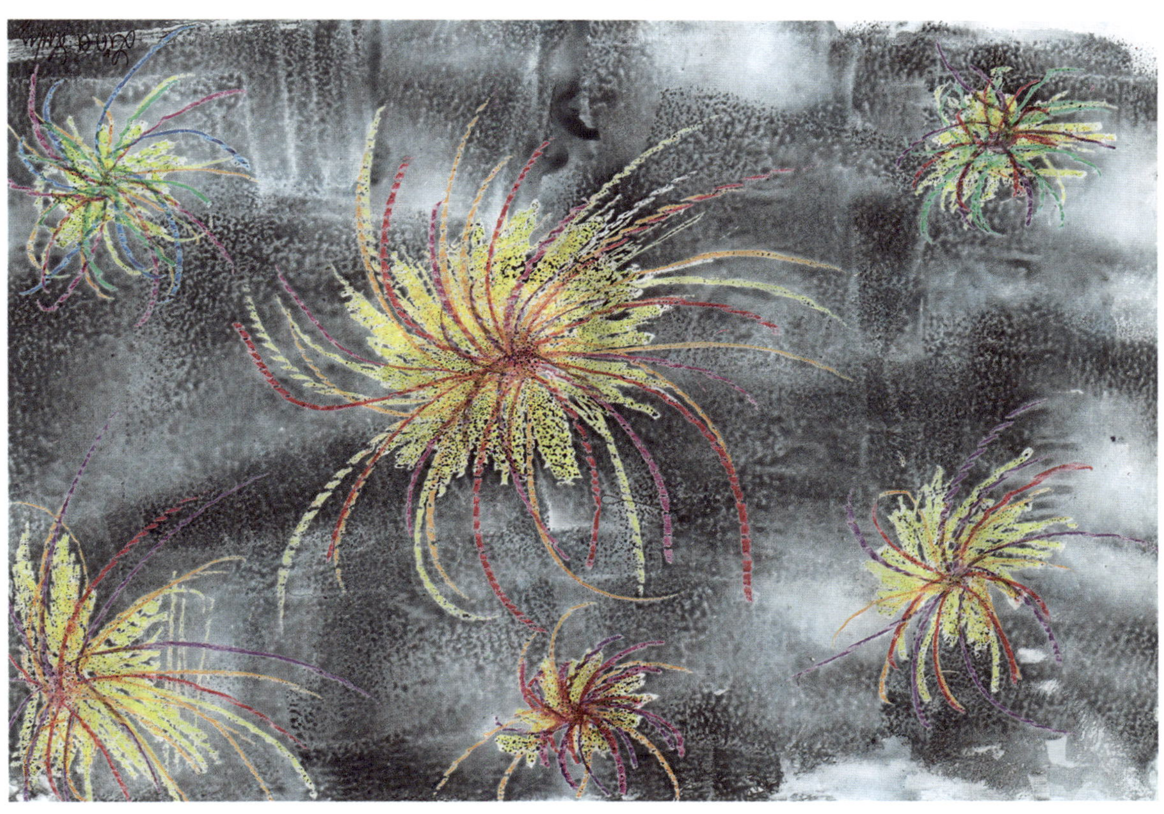

Neues Jahr (gemalt von Lina Lutzeyer)

## Literatur

Beuys J., 2005. VG Bild-Kunst, Bonn
Feil N., 1990. „Validation“ S. 36. Delle Karth Verlag, Wien
Feldenkrais M, 1978. „Bewusstheit durch Bewegung“, Suhrkamp Taschenbuch
Ganß M., 2013. „Demenz-Kunst und Kunsttherapie“ S. 34. Mabuse Verlag, Frankfurt am Main
Hörmann B., 2010. „Musizieren mit dementen Menschen“, Reinhardt Verlag
Kerres A., Falk J. und Kunz B., 1996. „Kommunikative Unterrichtsgestaltung“, Verlag Hagen
Kooij C. van der, 1996. „Gefühle und Intuition als Weg zur Kontaktaufnahme“; in GeroCare Report 2/96 (S. 7–17); KDK; Köln
Leutkart C., Wieland E, Wirtensohn-Baader I, 2003. Kunsttherapie – aus der Praxis für die Praxis – Materialien-Methoden-Übungsverläufe; Verlag Modernes Lernen
Pörtner M., 2006. „Alt sein ist anders“, S. 5–6 aus: Gesprächspsychotherapie und personenzentrierte Beratung Heft 1/2006; GwG.-Verlag
Rickert R., 2009. „ Lehrbuch der Kunsttherapie“, Param Verlag
Russel R., 2004. „Feldenkrais im Überblick“, Jungfermann Verlag
Schmidt-Hackenberg U, 2010. „Malen mit Dementen“, Vinzenz-Verlag
Sulser R., 2007. „Ausdrucksmalen für Menschen mit Demenz“, Huber-Verlag
Theune W., 2009. Motogeragogik, Seminarunterlagen, Elsevier-Verlag

## Weiterführende Literatur für die Aktivierung alter Menschen

Stroot A., 2013. „5-Minuten-Vorlesegeschichten für Menschen mit Demenz: Alltägliches“, Verlag an der Ruhr
Jettenberger, M., 2013. „Geschichten und Gedichte für die Altenpflege“. Elsevier-Verlag
Jettenberger, M., 2012. „Malen – Erinnern – Leben“. Elsevier-Verlag
Kießling, H.; Kießling, B.; Osten, B., 2015. „Malen mit Demenz“. Mabuse Verlag
Friese A., 2009. „Frühlingsgefühle: 28 Kurzaktivierungen im Frühling für Menschen mit Demenz“. Vincentz-Verlag
„Erinner Dich! – 38 Paare suchen und finden“. 2006. Elsevier-Verlag.
Lindner E., 2013. „Aktivierung in der Altenpflege“. Elsevier-Verlag
Dellermann, K.; Engemann, G., 2011. „Aktivierungskarten für die Seniorenarbeit“. Elsevier-Verlag
Paul L., 2015. „Das große Beschäftigungs- und Ideen-Buch für Menschen mit Demenz“. SingLiesel Verlag
Eichenseer, B.; Gräßel, E., 2015. „Aktivierungstherapie für Menschen mit Demenz“. Elsevier-Verlag

## Gedichte/Internetportal

www.aphorismen.de/Gedichte

## Bildbände

Anthony S. „Das Märchen vom Löwenzahn“, Verlag am Eschbach 2006
Breunesse C. „Zu Besuch bei Vincent van Gogh“, Prestel Verlag 1997
Koja S. „Claude Monet: Der Farbzauberer“, Prestel Verlag 1996
Kutschbach D. „Der Blaue Reiter“, Prestel Verlag 1996
Rand H. „Hundertwasser“, Benedikt Taschen Verlag 1991
Schiller F. (Autor), Berghahn K. L. (Hrsg.): Über die ästhetische Erziehung des Menschen in einer Reihe von Briefen. Reclam, Stuttgart 2008, ISBN 978-3-15-018062-4 (EA Tübingen 1795)
Wachtmeister R. „Die Schöpfung“, Pattloch Verlag 1998

# Register